教育部职业教育与成人教育司推荐教材
全国卫生职业院校规划教材

供中职护理、助产等相关专业使用

成 人 护 理

（上册）

（第三版）

主　编　刘海燕
副主编　王传南　张英男
编　者（按姓氏汉语拼音排序）
　　　　刘海燕（广西医科大学护理学院）
　　　　庞远雄（玉林市卫生学校）
　　　　饶建军（北京卫生职业学院）
　　　　隋　霄（黑龙江省林业卫生学校）
　　　　孙晓丽（湖北三峡职业技术学院医学院）
　　　　王传南（玉林市卫生学校）
　　　　王旭振（山东省青岛卫生学校）
　　　　吴　慧（惠州卫生职业技术学院）
　　　　曾　健（广西医科大学护理学院）
　　　　张英男（兴安职业技术学院医学分院）
　　　　张志萍（宿州卫生学校）
　　　　周雅清（黑龙江省林业卫生学校）

科 学 出 版 社
北　京

内 容 简 介

本书是全国卫生职业院校规划教材之一。全书分上、下两册,上册内容包括:绪论、休克、水电解质及酸碱失衡患者的护理、围术期患者的护理及手术室护理工作、麻醉患者的护理、外科感染和损伤患者的护理、呼吸系统疾病患者的护理、消化系统疾病患者的护理、循环系统疾病患者的护理、泌尿及男性生殖系统患者的护理。每一章均有案例、考点提示和自测题。同时,本教材配有全部教学内容的PPT课件。

本书可供中职护理、助产等专业使用。

图书在版编目(CIP)数据

成人护理·上册/刘海燕主编.—3版.—北京:科学出版社,2013.1
教育部职业教育与成人教育司推荐教材·全国卫生职业院校规划教材
ISBN 978-7-03-035911-7

Ⅰ.成… Ⅱ.刘… Ⅲ.护理学-中等专业学校-教材 Ⅳ.R47

中国版本图书馆CIP数据核字(2012)第258200号

责任编辑:许贵强 丁海燕/责任校对:包志虹
责任印制:赵 博/封面设计:范璧合

科 学 出 版 社 出版
北京东黄城根北街16号
邮政编码:100717
http://www.sciencep.com

双青印刷厂 印刷
科学出版社发行 各地新华书店经销
*
2003年3月第 一 版 开本:787×1092 1/16
2013年1月第 三 版 印张:14 3/4
2016年6月第十五次印刷 字数:350 000

定价:38.00元
(如有印装质量问题,我社负责调换)

前　言

《成人护理》是护理专业的一门主干专业课程,主要内容包括成人护理的基本理论、基本知识和基本技能。全书共分两册,上册主要介绍了内科、外科患者的护理。其主要任务是使学生树立"以人的健康为中心"的护理理念,运用护理程序,参与实施整体护理,为护理对象提供减轻痛苦、促进康复的服务。

本教材强调适应中等卫生职业教育、教学的发展趋势,体现了"以就业为导向,以能力为本位,以发展技能为核心"的职业教育培养理念。在编写内容上满足中等卫生职业教育(护理专业)的教学需要,理论知识体现"必需、够用",强化技能培养,突出实用性。在编写的风格上尽量体现为学生服务,符合学生的心理取向和所具备的认知前提,采用简洁明了、通俗易懂、深入浅出的表达方式。在内容的编排上贴近临床实际、运用护理程序、淡化学科意识、突出患者护理、链接相关知识;在重点内容中注有"考点提示";每一章节前提供典型案例,以个案情景导入课程内容,节后有该案例的分析,提供学生复习思考,体现理论联系实际的教学理念。另外,还配有目标检测、实习指导和PPT课件等。

本教材是在第二版教材的基础上进行修正、编写的,目标检测和教学内容涵盖了全国护士执业资格考试新大纲考点。本教材编写过程中得到了编者所在单位和科学出版社的大力支持。编写期间作者参考了大量国内有关教材和书籍,在此深表谢意。同时感谢上一版作者王兴华、王怡仙、韦天德、尹春霞、田桂莲、米振生、江乙、张风平、张华国、周庆云、秦洪江、彭兰地、谢冬媛、潘长玲所做的工作。

由于编者水平有限,编写时间仓促,错误和疏漏之处在所难免,恳请同仁指正。

编　者

2012 年 9 月

目　　录

绪　论

　　成人护理是介绍成人常见疾病及其护理的基本理论、基本知识及基本技能,是护理专业主干课程之一。通过本门课程的学习,使学生能运用护理程序,对成人常见疾病实施整体护理。

（一）成人护理的内容

　　《成人护理》是为中等卫生职业教育护理专业学生编写的一门临床护理课程教材,以"生命周期模式"编写,所涉及的范围较广,内容丰富,知识体系整体性较强。本课程淡化了学科界限,将成人常见疾病的护理按照系统疾病编写,涵盖了以往中等职业教育护理专业课程的内科护理学、外科护理学(含皮肤病护理)、妇产科护理学、耳鼻喉口腔护理学等课程内容。全书分上、下两册。《成人护理》(上册)含第1~10章。第1章绪论,介绍成人护理的内容,成人护理的学习目的、要求和方法;第2~10章分别为休克、水电解质及酸碱失衡患者的护理、围术期患者的护理、麻醉患者的护理、外科感染和损伤患者的护理、呼吸系统疾病患者的护理、消化系统疾病患者的护理、循环系统疾病患者的护理、泌尿及男性生殖系统疾病患者的护理。

（二）成人护理的教学目的、要求和学习方法

　　成人护理的教学目的是使学习者能够领会和掌握成人护理的基本理论、基本知识和基本技能,根据成年人的生理、心理、社会、文化等方面的特征,运用护理程序的方法提供个体化的整体护理,帮助他们解决现存的或潜在的健康问题。

　　通过本课程的学习,要求学生应达到如下目标:

　　1. 知识目标　学生应掌握成人常见疾病患者的专科护理理论、知识和技能,能够对患者进行全面的护理评估、采取护理措施及健康教育。

　　2. 能力目标　在掌握、熟悉和了解常见病、多发病患者的护理知识的同时,要求学生掌握专科护理技术及多项操作的护理配合,运用沟通交流技巧与患者及其亲属进行交流。

　　3. 素质目标　学生应具备知识的灵活运用和综合运用能力,培养学生实施各项护理操作时的慎独精神、体现人文。在教学过程中突出职业道德教育,重视诚信意识等人文培养。

　　学习成人护理,应淡化学科意识,增强整体观念。必须坚持理论与实践相结合的原则。教师应根据教学内容灵活选用讲授、讨论、自学、临床见习或临床实习等教学方法,运用现代化的教学手段,以临床案例导入课程,以解决案例中患者的健康问题为主要任务,与医院护理工作流程相结合,使学校教学与护理工作岗位"无缝对接",在教学中实行"教、学、做"一体的教学模式,学生应积极主动地参与到教学过程中,在"学中做"、"做中学",提高主动获取信息、利用信息的能力,理论联系实际的能力,以及提出问题、分析问题和解决问题的能力。

（三）临床护士的基本素质

　　由于成人疾病复杂多变,又有潜在并发症的危险。人们对健康服务项目的需求越来越多,对健康服务质量的要求也越来越高。为适应和满足社会对临床护理工作的要求,临床护

士应具备以下几项素质：

1. 具备良好的身心素质　具有健康的体魄、开朗的性格；具有良好的适应能力；愿意并能愉快地与他人合作，保持自信、乐观、豁达的精神状态。能适应临床各科的工作特点和节奏，能承受挫折和工作压力。

2. 具有扎实的专业素质　临床护士不仅要掌握基础医学和临床医学的理论基本知识、护理理论知识和护理操作技能，还有掌握成人护理专业理论知识和专科护理技术等相关知识，将所学的知识应用于临床实践，提高临床观察、综合、分析和判断能力，运用护理程序对护理对象实施整体护理的能力。

3. 具有高度的责任感　由于成人疾病急症多、病情变化快，护理工作量大，稍有疏忽就会丧失抢救和治疗患者的时机。因此，临床护士要有高度的责任感，忠于职守，用职业良心和职业情感对待每位患者及其家属。

（刘海燕　王传南）

第2章

休克患者的护理

休克是机体受到有害因素的强烈作用后,有效循环血量不足,导致全身器官组织微循环障碍,细胞代谢紊乱和内脏器官功能受损为特点的临床综合征。其典型表现为表情淡漠、面色苍白、皮肤湿冷、脉搏细速、呼吸急促、血压下降、尿量减少并酸中毒。

(一)护理评估

根据引起休克的病因不同,主要分为低血容量性、感染性、神经源性、过敏性和心源性休克。

1. 致病因素

(1)低血容量性休克:因大量出血、大面积烧伤、严重腹泻或呕吐、内脏器官破裂等导致血容量急剧减少而引起休克。

考点:休克的类型

(2)感染性休克:常由于严重的细菌感染引起,如胆道梗阻化脓性感染、严重烧伤或某些感染病灶引起脓毒血症并发展为休克。

(3)神经源性休克:常因剧烈疼痛、脊髓损伤或麻醉意外等刺激,引起反射性周围血管扩张和有效血容量减少所致的休克。

(4)过敏性休克:常因接触、进食或注射某些致敏物质如青霉素、血清制剂等,使血管扩张、血压下降而产生休克。

(5)心源性休克:常见于急性心肌梗死、严重心律失常、心脏压塞等,由于心功能不全,导致心排血量急剧减少而引起的休克。

2. 身体状况

因休克的发病原因不同,临床表现各异,但其共同的病程演变为休克早期、休克期和休克晚期。

(1)休克早期:由于机体的代偿作用,患者中枢神经系统兴奋性增高,交感-肾上腺轴兴奋,表现为烦躁不安、面色苍白、四肢湿冷、脉搏增快(>100 次/分)、呼吸加快,血压变化不大,但脉压缩小(<30mmHg①),尿量正常或减少(25~30ml/h)。若处理及时,休克多可很快得到纠正。否则,病情继续发展,很快进入休克期。

(2)休克期:表现为表情淡漠,反应迟钝,皮肤发绀,四肢冰冷,脉搏快弱(>120 次/分),呼吸急促,尿量减少,浅静脉萎陷。只要抢救措施及时和正确,常能好转。

(3)休克晚期:表现为意识模糊或昏迷,全身皮肤、黏膜出现淤斑,四肢厥冷,脉搏微弱,血压测不出,无尿。此期常继发多系统器官功能衰竭而死亡。

3. 辅助检查

(1)外周血液检查:红细胞计数、血红蛋白值下降提示有失血;血细胞比容增高提示有血

---

① 1mmHg≈0.133kPa

浆丢失。白细胞计数和中性粒细胞比例增高常提示感染的存在。

（2）血清电解质测定：可了解体液电解质平衡失调的程度。

（3）动脉血气分析：有助于了解酸碱平衡失调状况。

（4）DIC的监测：包括血小板、出凝血时间、纤维蛋白原、凝血酶原时间及其他凝血因子。

（5）中心静脉压（CVP）：代表右心房或胸腔段腔静脉内的压力，其变化可反映血容量和右心功能。正常值 $5\sim12$ cmH$_2$O（$0.49\sim1.18$kPa）。CVP 降低表示血容量不足；增高提示有心功能不全。

（6）肺毛细血管楔压（PCWP）：反映肺静脉、左心房和右心室压力。PCWP 降低表示血容量不足，增高提示肺循环阻力增加。

（二）护理问题

1. 体液不足　与急性或大量失血、失液有关。

2. 组织灌注量改变　与微循环障碍有关。

3. 潜在并发症　感染、压疮、多系统器官（肾、肺、心等）功能衰竭。

（三）护理目标

患者能维持足够的循环血量，生命体征平稳；微循环得到改善，重要器官灌流有所好转。

（四）护理措施

1. 生活护理

（1）保暖：对体温过低、畏寒的患者，应采取适当的保暖措施，如调整室温或给患者加盖被褥；但禁忌任何形式的体表加温，以防造成皮肤血管扩张，重要脏器的血流灌注减少，增加局部组织氧耗，加重组织缺氧。

（2）体位：宜采取平卧位或者休克体位，头和躯干抬高 $20°\sim30°$，下肢抬高 $15°\sim20°$ 的体位，以增加回心血量，防止脑水肿，改善呼吸功能。

2. 心理护理　适当向患者介绍病情和治疗进展情况，取得患者的信任，能够积极配合各项的医护操作。了解患者及家属心理状态，相应缓解其焦虑和恐惧。对患者和家属，护理的言行举止礼貌恰当。

3. 配合治疗

（1）病因治疗：①控制感染：对于感染性休克在未确定病原菌前，先根据病情联合使用广谱抗生素，再根据药物敏感试验结果选用抗生素。②手术治疗：创伤性休克时，需借助手术对损伤组织进行修复、止血、去除失活组织和积血，清除异物、引流各种渗出液。③解毒或抗过敏：毒蛇咬伤后，选用抗毒血清；对过敏性休克患者，使用抗过敏药物。④止血：大出血患者，需采用有效方法进行止血。

（2）补充血容量：扩容是治疗休克基本措施。常用晶体液、血浆、全血、能量合剂、脂肪乳剂、氨基酸液等，据具体需要选定，如失血性休克患者在等待交叉配血时，输液最好选用平衡盐溶液 。护理措施：采用 $2\sim3$ 条静脉输液，升高输液瓶，阀门全开放，进针处的近侧段热敷，正压输液（需专人护理），选粗针头或较粗静脉输液。一旦血压正常稳定，改为常规速度输液。掌握输液原则，即"先快后慢，先晶后胶，先盐后糖（高渗先糖后盐），液种交替，见尿补钾"。并做到边输液、边观察、边调整，防止过度输液造成心肺功能衰竭；也防止输入液量不足，休克改善不彻底。为了安全输液，除观察患者一般情况外，尚须参考血压、中心静脉压（CVP）、尿量；而决定安全输液较重要且可靠的指标是尿量。休克在补足血容量，血压恢复正常后尿量仍少，应怀疑肾衰竭。

（3）纠正体液紊乱：缺水、电解质低于正常需相应补充,过多时,需限制入量、促进排出;酸中毒时要补碱、改善肾肺功能。

（4）血管活性药物的使用：在充分扩容的前提下适当的应用。常用的血管扩张剂有多巴胺、山莨菪碱、酚妥拉明、硝普钠等。常用的血管收缩剂有肾上腺素、去甲肾上腺素、间羟胺等。使用血管活性药物,要从小剂量开始,准确记录给药时间、剂量、速度及血压变化。

（5）给氧：休克时患者全身组织缺氧,应常规给氧,以提高动脉血中氧含量,氧流量 6～8L/min,情况好转后改为间歇给氧或停止吸入。输氧管接触鼻前庭皮肤时间过长,患者不适时,要及时调整。使用呼吸机给氧时,要调好其频率、湿度、供氧量,并保持其呼吸道通畅。

4. 病情观察　每 15～30 分钟测量体温、呼吸、脉搏、血压 1 次。观察患者的意识、神志、面唇色泽、肢端皮肤温度、瞳孔及尿量等。有引流管时,则观察记录引流物的性状和数量。若患者由烦躁转为平静,肢端皮肤由厥冷变为温暖,尿量＞30ml/h,提示休克好转。

5. 健康指导　对有药物过敏史患者,需在出院病历上注明;预防外伤;汽车运送重患者时,患者脚部置于车头方向,预防休克;积极锻炼身体,增强体质,抵御各种不良条件的影响;若休克造成某些重要脏器损害,须定期到医院复查,避免各种损害该脏器的药物、食物、工种、环境。

（五）护理评价

患者能否维持足够的循环血量,生命体征是否平稳,微循环是否得到改善,重要器官灌流有无好转。

小结

休克常见类型是低血容量性休克、感染性休克、神经源性休克、过敏性休克和心源性休克。休克按病程分为休克早期、休克期和休克晚期。休克早期属代偿阶段,休克期和休克晚期均属失代偿阶段。休克可引起组织细胞的损伤,反映在身体某个重要脏器,则有相应表现,及时发现并正确诊断,采取有效的抗休克治疗和护理措施,可中止或延缓组织细胞的损伤,为治愈或获得良好疗效打下基础,病因治疗是休克治疗的根本。

自测题

A₁ 型题

1. 休克早期的主要临床表现哪项是错误的（　　　）
   A. 精神兴奋、烦躁不安
   B. 面色苍白
   C. 皮肤湿冷
   D. 脉细数、血压明显下降
   E. 尿量减少到 20ml/h 以下

2. 急性出血患者开始出现低血压时,其失血量至少已达循环量的（　　　）
   A. 10%　　　B. 20%　　　C. 30%
   D. 40%　　　E. 50%

3. 治疗休克时首先采取的措施是（　　　）
   A. 恢复循环血容量　　　B. 给氧
   C. 给予扩血管药　　　D. 给予缩血管药
   E. 给予强心剂

4. 决定休克患者补液量较可靠的依据是（　　　）
   A. 血压　　　　　　B. 尿量
   C. 中心静脉压　　　D. 脉搏
   E. 精神状态

5. 休克患者扩容治疗时,最重要的观察指标是（　　　）
   A. 神志　　　　　　B. 肤色
   C. 体温　　　　　　D. 血压
   E. 尿量

6. 各种类型休克的共同特点是（　　　）
   A. 心排出量减少
   B. 有效循环血量减少
   C. 外周血管阻力升高
   D. 血压下降
   E. CVP 降低

7. 休克在补足血容量,血压恢复正常后尿量仍少,
常见的原因是(　　)
A. 心功能不全　　　　B. 肾衰竭
C. 肝衰竭　　　　　　D. 血钠减少
E. 肺衰竭

8. 失血性休克患者在等待交叉配血时,输液最好
选用(　　)
A. 5%葡萄糖等渗盐水
B. 5%碳酸氢钠溶液

C. 平衡盐溶液
D. 低分子右旋糖酐
E. 等渗盐水

9. 预防休克的措施错误是(　　)
A. 汽车运送时,患者头部置于车头方向
B. 保暖、止痛
C. 输液、输血
D. 控制原发疾病
E. 预防过敏反应

（庞远雄）

第3章

水、电解质及酸碱平衡失调患者的护理

体液是由水和溶解于其中的溶质(电解质、低分子有机化合物以及蛋白质等)组成的人体内环境。人体的新陈代谢正是在这种液态的内环境中进行的,体液的容量、渗透压、离子浓度和酸碱度的相对恒定是维持细胞、组织、器官新陈代谢和生理功能正常进行的基本保证。疾病和外界环境的剧烈变化常会造成体液平衡的紊乱,引起严重后果,甚至危及生命,故水、电解质和酸碱平衡问题在临床上具有十分重要的意义。

第1节 体液的正常代谢

(一)体液分布

人体内体液的总量因性别、年龄及胖瘦而异。通常成年男性的体液量约为体重60%,而成年女性体液含量约占体重的55%。体液可以分为细胞内液和细胞外液。细胞内液在男性占体重40%,女性占35%。细胞外液占体重20%,细胞外液又可以分为血浆和组织间液两部分。血浆约占体重的5%,组织间液约占体重的15%。

考点:正常成人的体液分布情况

(二)水平衡

人体内环境的稳定有赖于体内水分的恒定,人体每日摄入一定量的水,同时也排出相应量的水,达到每天出入水量的相对恒定(表3-1)。

表3-1 正常成人每天水出入量的平衡

类别	摄入水(ml)	类别	排出水(ml)
饮水	1000～1500	尿量	1000～1500
食物含水	700	粪便	150
代谢氧化内生水	300	皮肤蒸发	500
		呼吸道蒸发	350
总入量	2000～2500	总出量	2000～2500

(三)电解质和渗透压

体液的主要成分是水和电解质。细胞外液中的主要阳离子为 Na^+,主要阴离子为 Cl^-、HCO_3^- 和蛋白质。细胞内液中的主要阳离子为 K^+ 和 Mg^{2+},主要阴离子为 HPO_4^{2-} 和蛋白质。由于细胞膜是半透膜,上述这些"粒子"分布在细胞膜的内外,会对细胞内外的水分产生吸引力,该吸引力称之为渗透压。

1.Na^+ 的平衡 Na^+ 是细胞外液的主要阳离子,血浆正常值为 $135\sim150mmol/L$,正常成人每天需氯化钠量为 $5\sim9g$,相当于 0.9% 氯化钠溶液 $500\sim1000ml$。Na^+ 在维持细胞外液渗透压和容量中起决定性作用，Na^+减少可引起细胞外液渗透压下降、细胞水肿；Na^+增多则造成细胞外液渗透压升高、细胞脱水。

考点：血钠、血钾的正常值，机体对钠、钾的需要量

2. K^+的平衡 K^+是细胞内液的主要阳离子，正常值为$3.5\sim5.5$mmol/L，正常成年人每天需氯化钾$2\sim3$g，相当于10%氯化钾溶液$20\sim30$ml。K^+主要维持细胞内液的渗透压和容量；K^+还能增加神经-肌肉的兴奋性，维持细胞的正常代谢，对心肌有抑制作用。

3. 渗透压 体液中的蛋白质主要形成胶体渗透压，钠、钾离子主要形成晶体渗透压，正常成年人渗透压$290\sim310$mmol/L。

（四）酸碱平衡

正常血液pH值在$7.35\sim7.45$。机体主要通过血液缓冲系统、肺和肾三个途径来维持体液的酸碱平衡。

1. 血液缓冲系统 具有作用快、持续时间短暂的特点，其主要缓冲对是HCO_3^-/H_2CO_3，其比值决定了血浆pH值，当HCO_3^-/H_2CO_3比值保持于$20:1$时，血浆pH值维持7.4。

2. 肺 主要通过调节CO_2的排出量调节酸碱平衡。当体内$PaCO_2$降低时，呼吸中枢受到抑制，呼吸变浅变慢，减少CO_2排出，以保持体内H_2CO_3；当体内$PaCO_2$升高时，呼吸中枢兴奋，呼吸加深加快，CO_2排出增加，以减少体内H_2CO_3。

3. 肾 主要通过Na^+-H^+交换、HCO_3^-重吸收、分泌NH_4^+和排泄有机酸四种方式调节体内酸碱失衡。

第2节 水和钠代谢失衡患者的护理

案例3-1

患者，男，32岁。因腹痛、腹泻2天，头晕、乏力1天入院。患者自述2天前与友人聚餐饮酒，当天夜里即感腹痛，以左下腹明显，以隐痛、胀痛为主，尚可忍受。不久后出现腹泻，解稀水样便，无黏液脓血，无呕吐，便后腹痛稍缓解，但不久后再次出现腹痛腹泻，当晚至今日共腹泻8次，并出现头晕、眼花、乏力，伴恶心、尿量减少。入院后护理体检：T 38.0℃，R 20次/分，P 110次/分，Bp 90/75mmHg，体重60kg。懒言少语，眼窝凹陷、皮肤弹性差、肌肉软弱无力，肠鸣音减弱，腹壁反射消失。浅静脉萎陷，血Hb 170g/L，血Na^+135mmol/L，血浆渗透压310mmol/L，尿比重1.030。入院诊断：1. 食物中毒；2. 急性脱水。

问题：1. 该患者属于哪一种类型的脱水，程度如何？
    2. 该患者最主要的治疗方案是什么？

细胞外液中，水和钠的关系非常密切，一旦发生代谢紊乱，缺水和缺钠常同时发生。根据引起水、钠代谢紊乱的原因不同，造成机体缺水和缺钠的比例也不同，既可水和钠按比例丧失，也可缺水少于缺钠，或多于缺钠。这些不同缺失的形式所引起的病理生理变化和临床表现有所不同。

（一）护理评估

考点：三种脱水的常见原因

1. 致病因素 水、钠代谢紊乱可以分为下列几种类型：

（1）等渗性脱水：又称为急性脱水。水和钠成比例丢失，血清钠在正常范围，细胞外液渗透压保持正常，是临床上最为常见的脱水类型。如大量呕吐腹泻、急性腹膜炎、肠外瘘、大面积烧伤早期等。

（2）高渗性脱水：又称为原发性脱水，水和钠同时丢失，但失水多于失钠，血清钠＞

150mmol/L,细胞外液渗透压增高。如食管癌致吞咽困难,危重症患者给水不足,长期高浓度肠内营养,高热大量出汗,气管切开,糖尿病未控制致大量尿液排出等。

(3)低渗性脱水:又称为慢性脱水,水和钠同时丢失,但失钠多于失水,血清钠<135mmol/L,细胞外液渗透压降低。多由体液的慢性丢失引起,如反复呕吐腹泻,长期胃肠减压,慢性肠梗阻,创面的慢性渗出,排钠利尿剂的使用,液体补充过程中只补水分而未补充钠盐等。

(4)水中毒:又称为稀释性低血钠,是一种特殊类型的水钠代谢失衡,较少发生,系指机体的摄入水总量超过了排出水量,以致水分在体内潴留,引起细胞外液渗透压下降和循环血量增多。由各种原因所致的抗利尿激素分泌过多;肾功能不全,排尿能力下降;机体摄入的水分过多等引起。

2. 身心状况

(1)等渗性脱水:①轻度脱水:恶心、厌食、乏力、少尿,口渴不明显。脱水量为体重2%~4%。②中度脱水:出现典型脱水征,如皮肤黏膜干燥、皮肤弹性差、舌纵沟增多、眼窝下陷等;血容量不足的表现,如脉搏细速、肢端湿冷、血压不稳或下降、尿量减少、比重增高等。脱水量为体重4%~6%。③重度脱水:出现典型休克表现。脱水量为体重6%以上。

(2)高渗性脱水:①轻度脱水:口渴,少尿。脱水量为体重2%~4%。②中度脱水:口渴明显,少尿、比重高,出现典型脱水征。脱水量为体重4%~6%。③重度脱水:上述症状外进一步加重,并出现脑功能障碍,如躁狂、幻觉、谵妄、高热、昏迷等,严重者血压下降,甚至休克。脱水量为体重6%以上。

(3)低渗性脱水:①轻度缺钠:头晕、乏力、恶心、手足麻木、表情淡漠等;尿量正常或增多、比重降低。血清 Na^+ 在130~135mmol/L,每千克体重丢失 Na^+ 的量相当于NaCl 0.50g。②中度缺钠:除上述症状进外,并有食欲缺乏、恶心、呕吐等;尚可出现脱水征和血容量不足的表现;尿量减少、比重降低。血清 Na^+ 在120~130mmol/L,每千克体重丢失 Na^+ 的量相当于NaCl 0.50~0.75g。③重度缺钠:上述症状进一步加重,并出现神经系统症状,如昏迷、肌肉抽搐、腱反射减弱或消失等;严重者可出现休克。血清 Na^+ 在<120mmol/L,每千克体重丢失 Na^+ 的量相当于NaCl 0.75~1.25g。

(4)水中毒:根据起病情况可分为急性水中毒和慢性水中毒两类。①急性水中毒:起病急;因脑细胞肿胀和脑组织水肿可造成颅内压增高,引起神经系统症状,如头痛、烦躁、谵妄、惊厥甚至昏迷,严重者可发生脑疝。②慢性水中毒:在原发病的基础上逐渐呈现体重增加、软弱无力、呕吐、嗜睡、泪液和涎液增多等。

(5)心理状况:体液失衡大多起病急骤,容易引起患者及家属的焦虑、恐惧。体液失衡常以疾病的并发症出现,因此常有原发疾病所致的心理与社会反应。

3. 辅助检查

(1)血常规:红细胞计数、血红蛋白量、血细胞比容增高,提示机体脱水造成血液浓缩。

(2)尿常规:尿量减少反映机体血容量不足;尿钠浓度、尿比重增高是肾脏浓缩尿液的结果,相反,尿钠浓度、尿比重下降是肾脏把机体过多的水分排出的缘故。

(3)血液生化检查:了解血清 Na^+ 和渗透压等检测结果有助于判断病情并及时处理。

(二)护理措施

1. 生活护理　协助患者采取适当体位,血压不稳者、意识障碍者应注意避免坠床。出汗时及时更换衣物,定时翻身,保持皮肤清洁干燥及完好。禁食者加强口腔护理。

考点:三种脱水的轻、中、重度临床表现

2. 心理护理 向患者及家属解释病情,消除患者及家属的紧张和焦虑,增强患者战胜疾病的信心。

3. 治疗配合

(1) 配合医师积极处理原发病,防止脱水进一步加剧。

(2) 实施液体疗法:补液时必须解决补多少、补什么、怎么补等方面的问题。

1) 补多少:即补液的总量,一般包含三部分:①生理需要量。指正常每日需要量,一般成人每日需要水约 2000ml,氯化钠 5~9g,氯化钾 2~3g,葡萄糖 100~150g 以上。②累积损失量。指从发病到就诊时累计已损失的体液总量。对等渗性脱水、高渗性脱水患者可按照脱水程度计算,轻、中、重度脱水补充的液体量分别为体重的 2%~4%、4%~6%、6% 以上;对低渗性脱水患者按照缺钠程度估计失盐量,再将其转换为等渗盐水量。③继续损失量。指患者就诊后在治疗过程中体液继续有丢失。如患者发热,体温每升高 1℃,每日每千克体重皮肤蒸发水分增加 3~5ml;如果出汗湿透一身内衣,约丢失体液 1000ml;气管切开每天呼吸道丢失水分 700~1000ml。

考点:发热、大汗、气管切开时体液丢失量

补液总量的计算:第 1 日补液量＝生理需要量＋1/2 累积损失量;第 2 日补液量＝生理需要量＋1/2 累积损失量＋前 1 日继续损失量;第 3 日补液量＝生理需要量＋前 1 日继续损失量。补液纠正脱水关键是第 1 天。

2) 补什么:即补液的种类。①生理需要量:一般成人可给予 0.9% 氯化钠溶液或 5% 葡萄糖氯化钠溶液 500~1000ml,5%~10% 葡萄糖溶液 1500ml,10% 氯化钾溶液 20~30ml。②累积损失量:按脱水类型配置,等渗性脱水补充等渗盐水或平衡盐溶液;高渗性脱水补充 5% 葡萄糖溶液为主,适当补充氯化钠;低渗性脱水补充等渗盐水,严重者可补充高渗盐水。③继续损失量:根据实际丢失体液的成分配置。

3) 怎么补:体液补充以口服最安全,应尽量经口补液,不能口服或病情较重者则需要静脉补液。静脉补液需注意:①先盐后糖,但高渗性缺水例外;②先晶后胶,先输入晶体液以改善血液浓缩与微循环;③先快后慢,迅速改善缺水缺钠状态后,应减慢滴速,防心肺负担加剧;④液体交替,避免长时间输注单一液体所造成新的失衡;⑤尿畅补钾,一般要求尿量在 30~40ml/h 以上方可补钾。

考点:静脉补液原则

4) 水中毒的处理:严格限制进水量在 1000ml/天以下,严重者可静脉滴注 3%~5% 氯化钠溶液 200ml,选用呋塞米(速尿)、甘露醇等进行利尿、脱水治疗。

4. 病情观察

(1) 准确记录出入量:包括饮食、大小便、呕吐腹泻的液体量以及输液量,用于评估出入量是否平衡,及时调整补液方案。

(2) 保持输液通畅:根据病情调整输液速度;观察输液部位有无肿胀、疼痛、液体外漏等。

(3) 观察治疗反应:①观察有无输液反应、变态反应和急性肺水肿等。②生命体征及精神状态,如委靡、烦躁、嗜睡等症状有无好转。③脱水征象,如口渴、眼窝内陷、皮肤弹性等的恢复情况。④辅助检查,如尿量、尿比重、血清电解质、肝肾功能、心电图、中心静脉压等是否有所改善。

5. 健康指导 告知患者引起脱水和缺钠的常见原因,生产及生活中注意合理补充水分和盐分,积极防治体液失衡。

案例 3-1 分析

1. 患者属于中度等渗性脱水,依据如下:

(1) 有急性腹泻病史。

(2) 身体状况:①典型脱水征,如眼窝凹陷、皮肤弹性差、浅静脉萎陷;②血容量不足表现:头晕乏力,懒言少语、尿量减少;呼吸、脉搏增快,血压偏低。

(3) 辅助检查:血清钠、渗透压在正常值范围;血液浓缩,尿比重增高。

2. 患者中度脱水,最主要的治疗措施是实施静脉补液,补液纠正脱水关键是第 1 天,方案如下:

(1) 补多少:生理需要量为 2000ml;累积损失量约为患者体重(60kg)的 5%,相当于失水量为 3000ml。第 1 天补液总量＝生理需要量＋1/2 累积损失量,约 3500ml。

(2) 补什么:生理需要量可给予 5% 葡萄糖氯化钠溶液 500ml,5% 葡萄糖溶液 1500ml,10% 氯化钾溶液 30ml。累积损失量可给予 0.9% 氯化钠溶液或平衡盐溶液 1500ml。

(3) 怎么补:静脉补液遵循先盐后糖、先晶后胶、先快后慢、液种交替、尿畅补钾的原则。

第 3 节　钾代谢平衡失调患者的护理

钾是机体重要的矿物质之一,主要通过饮食摄入,肾脏排泄。体内 98% 的钾存在细胞内液中,2% 的钾存在细胞外液中,正常血清 K^+ 浓度为 3.5～5.5mmol/L。当血清 K^+ 浓度< 3.5 mmol/L 时,即为低钾血症;血清 K^+ 浓度> 5.5mmol/L 时,即为高钾血症,临床上以低钾血症多见。钾的生理功能包括:参与细胞代谢;维持细胞内液渗透压和酸碱平衡;维持神经肌肉兴奋性,但对心肌具有抑制作用。

考点: 正常血钾浓度

一、低钾血症患者的护理

(一) 护理评估

1. 致病因素

(1) 摄入不足:长期禁食、少食或静脉补充不足。

(2) 丢失过多:通过消化道丢失,如呕吐、腹泻、胃肠减压、肠瘘等;通过泌尿道丢失,如使用排钾利尿剂(呋塞米、依他尼酸)、糖皮质激素过多,急性肾衰竭多尿期等。

(3) 钾向细胞内转移:大量输注葡萄糖和胰岛素,或碱中毒。

考点: 低钾血症的原因

2. 身心状况

(1) 肌无力:一般先出现四肢软弱无力,以后可累及躯干和呼吸肌,一旦呼吸肌受累,可致呼吸困难或窒息。还可出现软瘫、腱反射减弱或消失。

(2) 消化道症状:胃肠道平滑肌受到抑制,表现为腹胀、便秘、恶心呕吐、肠鸣音减弱或消失等。

(3) 中枢神经系统症状:脑细胞代谢功能障碍,表现为淡漠、倦怠、嗜睡,甚至神志不清。

(4) 循环系统表现:第一心音低钝、心动过速、心律不齐,甚至心室颤动。

(5) 代谢性碱中毒:低钾血症可导致代谢性碱中毒。这是由于血钾降低时,细胞内的 K^+ 移出,而 H^+ 则进入细胞内,使细胞外的 H^+ 浓度降低;另外,肾脏远曲小管的 $Na^+ - H^+$ 交换增加,使 H^+ 排出增多,此时尿液却呈酸性,又称为反常酸性尿。

(6) 心理状况:由于患者乏力,生活不能自理,容易产生孤独无助感;静脉补钾每日总量和滴数的限制,可引起患者的烦躁,甚至有患者自行调整补钾滴速造成危险。

3. 辅助检查

(1) 血液生化检查:血钾低于 3.5mmol/L。

（2）心电图检查：T波低平或倒置，ST段下降，QT间期延长、U波出现（图3-1）。

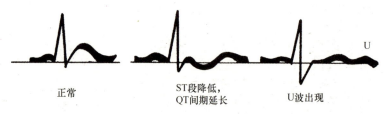

正常　　　　　　ST段降低，　　　　U波出现
　　　　　　　QT间期延长

图3-1　低钾血症心电图表现

（二）护理措施

1. 生活护理

（1）饮食：鼓励患者多进食肉类、牛奶、香蕉、橘子汁、番茄汁等含钾丰富食物。

（2）休息与体位：采取舒适体位，注意协助乏力、软瘫患者翻身，防止压疮形成。

（3）活动：病情允许者，循序渐进下床活动，加强陪护，避免意外伤害。

2. 心理护理　加强与患者交流，给予关爱和支持，向患者解释本病经过积极治疗是可以得到控制的。使患者保持良好的心态，树立战胜疾病的信心。

3. 治疗配合

（1）治疗原发病：如止吐、止泻，减少钾的继续丢失。

（2）及时补钾：补充血钾首选口服钾盐，常选用10%氯化钾溶液，10ml/次口服，一天3次，对不能口服或口服效果不佳者可选择静脉滴注。静脉补钾为防止高钾血症引起心脏骤停，必须遵循以下四个原则：①不宜过早：尿量达到30～40ml/h以上方可补钾；②不宜过浓：静脉滴注氯化钾的浓度不能超过0.3%，相当于500ml的溶液内最多溶解1.5g氯化钾，禁止将10%氯化钾溶液直接静脉注射；③不宜过快：静脉滴注氯化钾速度不能过快，一般不超过60滴/分；④不宜过多：一般每天补充氯化钾3～6g，严重缺钾者不宜超过8g。

考点：静脉补钾原则

4. 病情观察　严密观察患者的精神状态、生命体征、原发病情况、尿量，监测血钾水平以及心电图的变化。

5. 健康指导　向患者解释低钾血症发生原因，防治低钾血症的发生。能进食者尽量口服补钾，并指导患者进食含钾丰富食物。静脉补钾时告知患者及家属不能自行调节滴速。

二、高钾血症患者的护理

（一）护理评估

1. 致病因素

（1）摄入过多：静脉补钾过量，输入大量库存血液。

（2）排出减少：肾衰竭，或应用保钾利尿剂，如螺内酯、氨苯蝶啶等。

（3）钾向细胞外转移：溶血、大面积烧伤、严重挤压伤等大量红细胞、肌细胞等破坏，钾自细胞内逸出；严重酸中毒时也可以继发高钾血症。

考点：高钾血症最严重后果

2. 身心状况　患者出现神志淡漠、软弱无力、呼吸困难，甚至软瘫；可有腹胀、腹泻；严重高钾血症时可出现微循环障碍表现，如皮肤苍白、发冷、青紫及低血压等；血钾对心肌有抑制作用，可出现心搏徐缓、心律不齐，甚至心脏骤停。

3. 辅助检查

（1）血液生化检查：血钾高于5.5mmol/L。

（2）心电图检查：T 波高尖，QT 间期延长，QRS 波群增宽，PR 间期延长（图 3-2）。

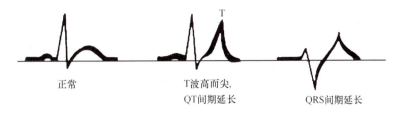

正常　　　　　　　　T波高而尖，　　　　QRS间期延长
　　　　　　　　　　QT间期延长

图 3-2　高钾血症心电图表现

（二）护理措施

1. 生活护理

（1）饮食：禁食含钾丰富食物如水果、蔬菜、豆类等。

（2）休息与体位：一般采取半卧位，注意协助乏力、软瘫患者翻身，防止压疮形成。

（3）活动：病情允许者，循序渐进下床活动，加强陪护，避免意外伤害。

2. 心理护理　加强护患沟通，缓解患者心理压力，减轻其焦虑情绪，增强患者的治疗信心。

3. 治疗配合

（1）禁钾：停用一切含钾药物，如青霉素钾盐，不输入库存血。

（2）转钾：将钾转入细胞内，常用方法：①静脉输注 5％碳酸氢钠溶液以碱化细胞外液，可使钾转入细胞内，增加肾小管排钾。②给予 10％葡萄糖溶液 500ml 或 25％葡萄糖溶液 200ml 加胰岛素 10U 静脉滴注（5g 葡萄糖加 1U 胰岛素），可促使钾转入细胞内。

（3）排钾：①口服阳离子交换树脂聚磺苯乙烯，15g/次，4 次/日，从消化道排出大量钾离子；如便秘，可口服山梨醇或甘露醇导泻。②最有效的方法为透析疗法。

（4）抗钾：10％葡萄糖酸钙溶液 20ml 加等量 5％葡萄糖溶液稀释，缓慢静脉注射，可对抗钾离子对心脏的抑制作用。

4. 病情观察　注意观察患者的意识、生命体征，定时检测血钾水平，复查心电图等。

5. 健康指导　向患者及家属解释高钾血症的原因和危害；指导肾功能不全患者限制钾的摄入，定期复查。

第 4 节　酸碱平衡失调患者的护理

体液适宜的酸碱度是细胞进行正常新陈代谢的重要保证。在物质代谢过程中或者某些病理状态下会产生酸性和碱性物质，机体主要依靠缓冲系统、肺、肾三者进行调节，但如果超过了机体的调节的代偿能力，即可导致酸碱失调。临床上酸碱失衡可分为代谢性酸中毒、代谢性碱中毒、呼吸性酸中毒和呼吸性碱中毒四种，有时可同时存在两种以上的酸碱失衡，称为混合型酸碱失衡。

评估患者有无酸碱失衡、酸碱失衡的程度、类型等主要取决于 pH、HCO_3^-、$PaCO_2$ 三大基本要素。pH 正常范围为 7.35～7.45，pH＜7.35 为酸中毒，pH＞7.45 为碱中毒。HCO_3^- 正常值 22～27mmol/L，HCO_3^- 原发性减少或增加，引起的是代谢性酸中毒或代谢性碱中毒。动脉血 $PaCO_2$ 正常值 35～45mmHg，$PaCO_2$ 原发性增加或减少，引起的是呼吸性酸中毒或呼吸性碱中毒。

一、代谢性酸中毒患者的护理

（一）护理评估

1. 致病因素

（1）酸性物质产生过多：休克、严重感染、高热、饥饿、糖尿病等机体产生过多的乳酸和丙酮酸。

（2）碱性物质丢失过多：严重腹泻、肠梗阻、肠瘘等。

（3）肾功能不全：肾功能不全导致酸性物质排泄障碍。

2. 身心状况

考点：代谢性酸中毒最典型的呼吸改变

（1）呼吸代偿的表现：酸中毒时，肺脏代偿，加速排出 CO_2，典型表现为呼吸加深加快（Kussmaul 呼吸）。如为饥饿、糖尿病等造成的体内酮体产生过多，呼吸可有烂苹果味。

（2）心血管系统表现：心率增快，血压下降，面色潮红，口唇呈樱桃红色。休克患者酸中毒时，因缺氧而发绀。

（3）中枢神经系统抑制：头痛、头昏、嗜睡，甚至昏迷。

（4）心理状况：酸中毒常起病急，症状重，加上原发病，患者可出现紧张、焦虑或恐惧。

3. 辅助检查 血 pH 下降，HCO_3^- 下降，$PaCO_2$ 继发性下降，血钾升高。

（二）护理措施

1. 生活护理 酸中毒患者往往精神委靡、乏力，需协助患者采取舒适体位，经常翻身，防止压疮形成；加强陪护，防止意外伤害的发生。

2. 心理护理 加强与患者沟通，消除患者紧张、焦虑情绪，并给予鼓励、支持，增强对康复的信心。

3. 治疗配合

（1）积极治疗原发病，去除病因。

（2）适当补液以纠正脱水，轻度代谢性酸中毒往往可以随之纠正。

（3）补充碱性液，一般对病情较重者需遵医嘱及时补充碱性液体，常用 5‰碳酸氢钠溶液，该溶液宜单独使用，滴速应缓慢，定时复查血气分析以调整方案。

4. 病情观察 注意观察患者呼吸、脉搏、心率、血压、面色、口唇颜色、头痛、嗜睡等症状和体征有无好转。定时检测血清电解质、血气分析等。

5. 健康指导 向患者解释代谢性酸中毒原因，呕吐、腹泻、肠梗阻等患者应尽早治疗避免酸中毒的发生；糖尿病患者注意控制好血糖，均衡饮食，预防酮症酸中毒。定期检查，关注肺、肾等重要脏器功能，维持酸碱平衡的正常调节功能。

二、代谢性碱中毒患者的护理

（一）护理评估

1. 致病因素

（1）酸性物质丢失过多：长期胃肠减压、幽门梗阻等使酸性胃液大量丢失。

（2）碱性物质摄入过多：常见于静脉补碱过量。

（3）低钾血症：血钾降低时，细胞外液中的 H^+ 向细胞内转移，以致碱中毒。

2. 身心状况

（1）患者呼吸浅慢，以减少 CO_2 排出。

（2）碱中毒时，氧与血红蛋白的结合力增强不易分离，导致组织缺氧。脑组织因氧供不足，患者出现头晕、嗜睡、精神错乱或昏迷。

（3）碱中毒时，血钙离子浓度下降，患者可出现低钙血症表现，如手足麻木、抽搐、肌肉痉挛、腱反射亢进等。

（4）心理状况：患者焦虑、易激、烦躁不安。

3. 辅助检查　血 pH 升高，HCO_3^- 升高，$PaCO_2$ 继发性上升，血钾下降。

（二）护理措施

1. 生活护理　鼓励患者多进食含钾、钙丰富食物；对意识障碍、抽搐患者加强陪护，防止坠床等意外伤害。

2. 心理护理　加强与患者沟通，消除患者紧张、焦虑情绪，并给予鼓励、支持，增强对康复的信心。

3. 治疗配合　①积极治疗原发病，去除病因。②病情较轻者，补充等渗盐水和适量氯化钾后可改善症状；重症患者可口服氯化铵 1～2g，3 次/天；必要时可静脉滴注 0.1～0.2mmol/L 稀盐酸溶液。③对症处理，有手足抽搐者，遵医嘱予 10% 葡萄糖酸钙溶液 20ml 静脉推注。

4. 病情观察　注意观察呼吸、手足抽搐、腱反射及头痛、嗜睡等症状和体征有无好转。定时检测血清电解质、血气分析等。

三、呼吸性酸中毒患者的护理

因呼吸道梗阻、胸部外伤、术后肺不张及肺炎等导致呼吸功能障碍，CO_2 蓄积体内，使血 $PaCO_2$ 升高。主要表现为：呼吸困难、胸闷、发绀、乏力、头痛，甚至谵妄或昏迷。护理要点：及时配合治疗消除病因，改善呼吸道通气并给氧；对于已造成的酸中毒视程度必要时补液、补碱。

四、呼吸性碱中毒患者的护理

多见于高热、癔症、颅脑损伤、呼吸机使用不当等，因肺通气过度，使明显血 $PaCO_2$ 降低，引起低碳酸血症。主要表现为呼吸深快或不规则，肌肉震颤或手足麻木、抽搐，发生头昏、晕厥、表情淡漠或意识障碍。护理要点：以配合治疗原发疾病为主，必要时用纸袋罩住口鼻进行呼吸，以增强呼吸道无效腔，提高血 $PaCO_2$；也可以给予含 5% CO_2 的氧气吸入；对于已造成的碱中毒视程度必要时补液、补酸。

小结

本章重点学习的是三种类型的脱水、低钾血症、代谢性酸中毒患者的护理评估、护理问题及护理措施。水、钠代谢失衡根据水钠丢失比例不同，可分为等渗、高渗、低渗性脱水三种类型，每种类型脱水根据临床程度不同又可分为轻、中、重三度。治疗脱水最主要的方法就是液体疗法，进行液体疗法时应注意补多少、补什么、怎么补等问题。补多少主要根据临床脱水程度来确定补液量；补什么主要按照脱水的性质配置；液体补充首选口服补液，必须进行静脉补液时应遵循：先盐后糖、先晶后胶、先快后慢、液种交替、尿畅补钾的原则，补液过程中注意记录出入量、观察治疗反应等。低钾血症患者补充血钾首选口服钾盐，必须进行静脉补钾时必须注意：不宜过早、不宜过浓、不宜过快、不宜过多。高钾血症患者最主要的危险是心脏骤停，主要处理措施是：禁钾、转钾、排钾、抗钾。代谢性酸中毒是 HCO_3^- 原发性减少引起的，其主要表现是呼吸功能代偿、心肌抑制、血管扩张，中枢神经系统抑制。轻度代谢性酸中毒通常予以补液纠正缺水后得以纠正，重度代谢性酸中毒可补充 5% 碳酸氢钠溶液。

自测题

A_1 型题

1. 正常人每日生理需要的水摄入量是（　　）
    A. 500ml　　　B. 1000ml　　　C. 1500ml
    D. 2000ml　　　E. 3000ml

2. 男性成人体液总量占体重的（　　）
    A. 20%　　　B. 40%　　　C. 60%
    D. 50%　　　E. 30%

3. 成人细胞外液占体重的（　　）
    A. 20%　　　B. 40%　　　C. 60%
    D. 80%　　　E. 50%

4. 成人每日氯化钠的生理需要量为多少克（　　）
    A. 3～4g　　　B. 5～9g　　　C. 10～20g
    D. 20～30g　　　E. <3g

5. 高渗性脱水最早出现的症状是（　　）
    A. 口渴
    B. 尿量减少
    C. 有效循环量减少
    D. 氮质血症
    E. 狂躁、精神兴奋

6. 口渴、尿少、比重高、皮肤弹性差是（　　）
    A. 高渗性脱水
    B. 低渗性脱水
    C. 等渗性脱水
    D. 高钾血症
    E. 低钾血症

7. 代谢性酸中毒特征性的表现是（　　）
    A. 呼吸深快，伴有酮味
    B. 呼吸浅慢
    C. 心率加快，血压下降
    D. 疲乏无力
    E 尿量减少

8. 治疗重度低渗性脱水患者，首先应输入的液体是（　　）
    A. 5%葡萄糖溶液
    B. 5%葡萄糖氯化钠溶液
    C. 平衡盐溶液
    D. 3%氯化钠溶液
    E. 复方氯化钠溶液

9. 静脉注射高浓度钾主要危险是（　　）
    A. 静脉疼痛和血栓　　　B. 静脉炎
    C. 呼吸麻痹、窒息　　　D. 软瘫
    E. 心脏骤停

10. 以下补液原则，哪项是错误的（　　）
    A. 先盐后糖　　　B. 先胶后晶
    C. 液种交替　　　D. 尿畅补钾

E. 先快后慢

11. 下列哪项是等渗性脱水的病因（　　）
    A. 频繁呕吐
    B. 高热
    C. 慢性腹泻
    D. 长期胃肠减压
    E. 消化道瘘

12. 代谢性碱中毒常伴有（　　）
    A. 低钠血症
    B. 高钠血症
    C. 低钾血症
    D. 高钾血症
    E. 高氯血症

A_2 型题

13. 患者体重 60kg，体温持续 39℃，晚间用退热药后，大汗淋漓，渗湿贴身衣裤，估计以上额外失水量约为（　　）
    A. 500ml
    B. 800ml
    C. 1000ml
    D. 1500ml
    E. 2000ml

14. 患者高热 2 天，极度口渴，尿少，比重高，血清钠 156mmol/L，应先给输入（　　）
    A. 50%葡萄糖溶液
    B. 5%葡萄糖溶液
    C. 5%葡萄糖氯化钠溶液
    D. 3%～5%氯化钠溶液
    E. 0.9%氯化钠溶液

15. 患者，女，40 岁。频繁呕吐、严重腹泻。血清钠 135mmol/L，血清钾 3mmol/L。应考虑患者是（　　）
    A. 高钾血症、等渗性脱水
    B. 低钾血症、高渗性脱水
    C. 高钾血症、高渗性脱水
    D. 低钾血症、等渗性脱水
    E. 低渗性脱水

16. 患者，男，30 岁。下肢严重挤压伤后发生急性肾衰竭，少尿期不可能出现的是（　　）
    A. 尿比重低
    B. 低钾血症
    C. 低钠血症
    D. 代谢性酸中毒
    E. 氮质血症

A_3/A_4 型题

（17、18 题共用题干）

患者，男，25 岁。骨折术后 2 天，一直予以补液治疗，尿量多，疲乏无力，懒言少语。查体时发現其肌张力下降、腹胀、肠鸣音减弱,心音低钝。

17. 该患者可能存在(　　)

　　A. 低血糖　　　　B. 高钠血症

　　C. 低钠血症　　　D. 代谢性酸中毒

　　E. 低钾血症

18. 该患者应该选用下列哪种液体进行
　　治疗(　　)

5％葡萄糖溶液

B. 10％葡萄糖溶液

C. 10％氯化钾溶液

D. 0.9％氯化钠溶液

E. 5％碳酸氢钠溶液

（曾　健）

3章　水、电解质及酸碱平衡失调患者的护理

17

第4章

围术期患者的护理及手术室护理工作

案例4-1

患者,男,55岁,腹痛2个月收入院。患者2个月前无明显诱因出现腹痛,大约持续半小时后缓解;其后1个月反复出现腹痛,主要为中上腹胀痛,伴烧灼感、反酸、呃逆,无恶心、呕吐,无黑便、腹泻。患病以来精神、睡眠、食欲不佳,二便无异常,体重减轻5kg。查体:T 36.6℃,P 82次/分,R 20/分,Bp 120/80mmHg。营养差,神清,浅表淋巴结未扪及,心肺无异常,腹软,无压痛、反跳痛、肌紧张,腹部未扪及确切包块,肝脾未扪及,Murphy征阴性,肠鸣音正常。

辅助检查:血常规:RBC 3.15×10^{12}/L,Hb 104g/L,PLT 2.27×10^9/L,WBC 6.0×10^9/L,N 0.65,L 0.30。胃镜下取组织病理诊断:胃癌。

问题:1. 该患者的手术属于哪一类?

2. 该患者的主要护理问题是什么?

3. 患者的术前护理重点内容有哪些?

4. 术后的可能并发症有哪些?

5. 简述该患者术后切口拆线的时间。

外科疾病的主要治疗手段是手术。按照手术的期限性分为:择期手术、限期手术、急症手术三类。

1. 择期手术 术前准备的时间可以不必限制,应在充分的术前准备后进行手术。例如易复性腹股沟疝修补术等。

2. 限期手术 术前准备的时间由于病情的影响受到一定的限制,需要在尽可能短的时间内做好术前准备,进行手术。例如恶性肿瘤根治术。

考点:择期手术、限期手术、急症手术的概念

3. 急症手术 由于病情紧迫,短期内不做处理会危及生命,术前需要在最短时间内进行必要的准备,迅速实施手术。例如肝破裂大出血。

围术期是指从确定手术时起,到与此次手术有关的治疗基本结束为止的一段时间,包括手术前期、手术期、手术后期三个阶段。

第1节 手术前期患者的护理

手术前期指患者决定接受手术治疗到患者送至手术室的这一段时期。

(一)护理评估

1. 健康史 ①一般情况:注意了解患者的年龄、性别、民族、宗教信仰等。②现病史:评估本次疾病发病诱因、入院时间、临床表现和诊断及疾病对机体各系统功能的影响。③既往史:详细询问患者有无心脏病、高血压、糖尿病、肝炎、肝硬化、贫血等病史及治疗情况。注意既往是否有输血、手术、药物过敏史,评估既往疾病及手术对本次手术是否有影响。女性患者应询

问有无月经来潮,了解月经情况。

2. 身体评估

(1)年龄、性别:儿童、青年、中年人对手术耐受力较好。老年人因全身系统功能下降、营养不良、慢性疾病等原因,对手术耐受力较差。男女在体质上也存在差别。

(2)营养状况:注意患者有无贫血、水肿、低蛋白血症等,并综合分析判断患者营养状况以及这些情况对手术的影响。

(3)手术耐受力:根据患者的整体情况,可将患者对手术的耐受力分为耐受力良好及耐受力不良。耐受力良好指患者全身情况较好,重要器官无器质性病变,功能处于代偿状态,外科疾病对全身影响较小,只需进行一般准备后便可施行任何类型的手术。耐受力不良指患者的全身情况较差,某重要器官有器质性病变,功能濒于或已有失代偿的表现,外科疾病对全身造成明显影响,需做完善、细致的术前准备才可施行手术。

3. 辅助检查

(1)实验室检查:①血、尿、粪常规检查:注意有无红细胞、血红蛋白、白细胞和血小板异常等现象;注意尿液颜色、比重、尿中有无红、白细胞;大便颜色、性状、有无隐血等。②凝血功能检查:测定出凝血时间、凝血酶原时间、血小板计数等。③血液生化检查:了解电解质、肝功能、肾功能及血糖等。

(2)心功能检查:包括心电图检查、心电监测、动态血压监测等。

(3)肺功能检查:胸部透视、拍片,必要时可行血气及肺功能检查。

4. 心理状况　大多数人于手术前会出现焦虑、恐惧等,表现为烦躁、失眠、多梦、食欲下降、角色依赖等。

(二)护理问题

1. 焦虑　与住院环境陌生、对疾病及手术知识不了解、担心预后等有关。

2. 营养失调:低于机体需要量　与原发疾病造成营养物质摄入不足及消耗过多有关。

3. 知识缺乏　缺乏有关手术治疗、术前配合等知识。

(三)护理目标

患者的焦虑减轻或消失,睡眠改善,能得到充分休息;营养得以改善;患者和家属能够了解有关疾病、治疗、术前配合的有关知识。

(四)护理措施

1. 心理护理

(1)关心、同情、热心接待患者及家属,态度和蔼,介绍责任医师及护士、医院环境、规章制度等。

(2)向患者讲解有关疾病及手术的知识。对术后会有身体形象改变者,选择合适的方式将这一情况告知患者,并做好解释工作。安排麻醉师和手术室护士,对术中某些问题作出解释,使患者安心接受手术。

(3)术前晚遵医嘱给予适当的镇静和安眠药,保证患者充足的睡眠。

2. 饮食护理　根据患者饮食习惯,协助营养师帮助能进食的患者制订饮食计划。急腹症患者必要时需禁饮食,给予静脉营养。鼓励患者进食或配合静脉营养物质输入,讲解营养不良对术后组织修复、抵抗感染等的影响。

3. 一般准备

(1)呼吸道准备:术后患者常因切口疼痛及麻醉的影响,不愿做深呼吸或有效咳嗽排痰,

考点:术前呼吸道准备的方法

19

易发生肺不张、肺炎。因此,术前应积极做好呼吸道的准备,包括:术前 1～2 周开始戒烟;对痰液黏稠者给予雾化吸入;指导患者做深呼吸及有效的咳嗽排痰练习。

考点:术前禁食、禁饮的时间。急症手术不灌肠

（2）胃肠道准备:①饮食准备:为防止麻醉和手术过程中的呕吐引起窒息或吸入性肺炎。手术前 12 小时禁食,4 小时禁饮。此外,胃肠道手术患者,入院后即给予低渣饮食,术前 1～2 日进流质饮食。②灌肠:择期手术,术前一日应用肥皂水灌肠,以防麻醉后肛门括约肌松弛,术中排便,增加感染机会。结肠或直肠手术术前应清洁灌肠并口服肠道制菌药物。急症手术不予灌肠。③留置胃管:消化道手术、上腹部手术患者术前应放置胃管。幽门梗阻患者术前 3 日每晚以温高渗盐水洗胃,减少胃黏膜充血水肿。

（3）手术区皮肤准备:简称备皮,包括手术区皮肤的清洁及皮肤上毛发的剔除,其目的是防止术后切口感染。备皮时间为术前 1 天或当日清晨,备皮范围包括手术切口周围 15cm 的区域(图 4-1)。

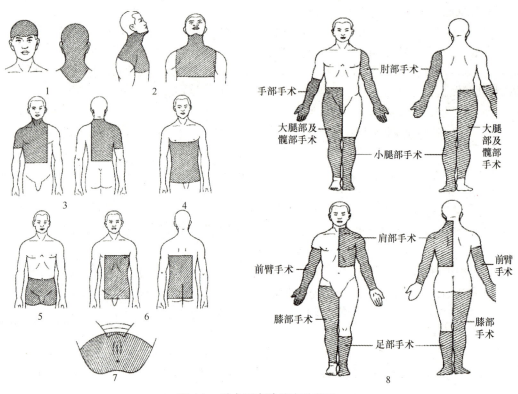

图 4-1　手术区皮肤消毒的范围

1.头部手术;2.颈部手术;3.胸部手术;4.腹部手术;5.下腹部手术;6.肾手术;7.会阴部手术;8.四肢手术

（4）输血和补液:术前给予输液、输血等积极纠正水、电解质、酸碱平衡失调及贫血。对大中型手术,术前应做好血型鉴定及交叉配血试验,备好术中需用的一定数量的全血或成分血。

（5）手术日晨护理:①测量并记录生命体征,检查备皮是否符合要求。若发现发热、月经来潮或其他病情变化,应报告医生,考虑是否延期手术。②取下患者的义齿、发夹、首饰等,将其贵重物品及钱物交家属保管。③嘱患者排空小便。下腹部、盆腔手术及手术时间在 4 小时以上的患者,均应安置导尿管,胃肠道手术及上腹部大手术应安置胃管,并妥善固定。④手术

室中需要的物品准备,如病历、X 线片、CT 及 MRI 片、引流瓶、药品等,用平车护送患者及术中所需物品至手术室。⑤遵医嘱术前半小时给术前药物。⑥准备术后监护室。

4. 急症手术术前护理　严密观察病情变化,加强心理护理。争取时间,做好术前必要的辅助检查。嘱患者禁食、禁饮。给予备皮、备血、药物过敏试验、输液、应用抗生素等。术前不灌肠、不用泻剂。有休克者尽早纠正休克。向患者家属简要介绍病情及治疗方案。

（五）护理评价

患者的焦虑是否减轻或消失,是否得到充分休息;疼痛是否缓解;患者和家属是否能够了解疾病、治疗、术前配合的有关知识;患者是否能够耐受手术。

第 2 节　手术后期患者的护理

手术后期是指从患者手术完毕返回病房到基本康复出院的一段时期。

（一）护理评估

1. 手术情况　应认真评估患者手术的名称、麻醉的种类,手术和麻醉是否顺利。术中出血、输血、输液的情况,手术中病情变化,引流管放置情况。

2. 身体状况

（1）生命体征:大手术术后每 15～30 分钟测量并记录一次,病情平稳后每 1～2 小时记录一次;中小手术术后每 1～2 小时测量并记录一次;一般术后患者可每 4 小时测量并记录一次。同时应注意监测意识、瞳孔等。

（2）切口及引流:①切口情况:应注意切口有无出血、渗血、渗液、感染,敷料包扎及切口愈合等情况。切口的愈合可分为三级,甲级愈合为切口愈合优良,无不良反应。乙级愈合为切口处有炎症反应,但未化脓。丙级愈合为切口化脓,需要切开引流。②引流:观察并记录引流液的颜色、性状、量;保持引流管通畅,观察有无扭曲、折叠、脱落等。

（3）营养与体液平衡:术后由于部分患者需要禁食,机体代谢活动增强,应重点评估患者营养摄入是否能够满足患者的需要,同时注意观察患者是否出现水、电解质的平衡紊乱,并记录液体出入量,必要时留置尿管,精确计算每小时尿量。

（4）术后不适:常见不适有切口疼痛、发热、恶心、呕吐、腹胀、呃逆、尿潴留等。应注意评估各种不适的程度。

（5）术后并发症

1）出血:若术后早期出现失血性休克表现,中心静脉压低于 $5cmH_2O$,每小时尿量少于 25ml,特别是大量输液后休克不见好转或一度好转又恶化,都提示有术后出血。

2）切口裂开:多因营养不良、切口缝合技术有缺陷、腹腔内压力突然增高引起。腹部切口裂开易发生于术后 1 周左右。在增加腹压时,患者自觉切口剧疼和突然松开,有淡红色液体自切口溢出。

3）切口感染:表现为术后 3～4 天切口疼痛加重或减轻后又加重,局部有红、肿、热、疼痛、触痛或波动感,有脓性分泌物。体温升高、脉搏加速、血白细胞计数和中性粒细胞比例增高。

4）肺不张及肺部感染:多见于老年人、长期吸烟和患有急、慢性呼吸道感染者。常发生在胸部、腹部大手术后,呼吸活动受限,分泌物不易咳出,易堵塞支气管。表现为术后早期发热、呼吸和心率加快;体温升高明显,血白细胞和中性粒细胞计数增加。胸部叩诊常在后肺底部叩到浊音或实音,听诊有局限性湿啰音,呼吸音减弱、消失或为管样呼吸音。血气分析示

考点: 术后不适和并发症的鉴别

PaO_2下降和$PaCO_2$升高；胸部X线检查有助于诊断。

5）泌尿系统感染：常继发于尿潴留、长时间留置导尿管、多次导尿。主要表现为尿频、尿急、尿痛、排尿困难；尿液检查有较多红细胞和脓细胞。若并发肾盂肾炎则表现为畏寒、发热、肾区疼痛；白细胞计数增高，中段尿镜检有大量白细胞和细菌。

6）深静脉血栓：以下肢多见。主要表现为小腿轻度疼痛和压痛或腹股沟区疼痛，患肢凹陷性水肿，腓肠肌挤压试验阳性。常发生于术后长期卧床、活动减少的老年人或肥胖者。

3. 心理状况　术后1～2日内，心理上有一定程度的解脱感。随着切口疼痛的减轻、生命体征的恢复，患者会出现新的心理变化，对手术效果预期较高。产生自我形象紊乱的问题。术后不适或并发症的发生可引起患者焦虑、不安的情绪。

（二）护理问题

1. 疼痛　与手术创伤有关。

2. 营养失调：低于机体需要量　与代谢增高、禁食有关。

3. 潜在并发症　出血、感染、切口裂开、肺不张、深静脉血栓等。

（三）护理目标

患者术后疼痛减轻或消失；体液及营养维持平衡；无术后并发症发生。

（四）护理措施

1. 一般护理

（1）体位：

1）应根据麻醉情况安置患者体位：①全麻未清醒采取去枕平卧位，头偏一侧，防止误吸。②蛛网膜下隙麻醉者去枕平卧6小时，防止头痛。③硬膜外麻醉者应平卧4～6小时。

2）麻醉清醒后根据情况调整体位：①颅脑手术后取15°～30°头高足低斜坡卧位；②颈胸部手术后取高半坐卧位，利于血液循环，增加肺通气量；③腹部手术后取斜坡卧位，利于引流，防止发生膈下脓肿；④脊柱或臀部手术后取俯卧或仰卧位；⑤休克患者可取平卧位。

考点：术后体位。术后进食时间，拆线时间

（2）饮食：禁食期间应注意由静脉补充足够的水、电解质及营养，同时注意患者的口腔卫生及护理，能进食后鼓励患者高蛋白、高热量、高维生素饮食。

1）非腹部手术：局麻小手术的患者术后即可进食。椎管内麻醉者术后3～6小时根据病情给予适当饮食。大手术全身麻醉者应待患者麻醉清醒，恶心、呕吐消失，术后2～3日由少量流食逐渐过渡到正常饮食。

2）腹部手术：术后禁饮食2～3天，待肠道功能恢复、肛门排气后开始流质饮食，循序给予半流质及普食。进食早期应避免食用牛奶、豆类等胀气食物。

（3）切口护理：保持术后敷料的清洁干燥，若敷料脱落或被污染应及时更换；若切口疼痛明显应及时通知医师，尽早处理。切口缝线拆除时间：一般头部、面部、颈部4～5天拆线；下腹部、会阴部6～7天；胸部、上腹部、背部、臀部7～9天；四肢10～12天；减张缝线14天。

（4）引流管护理：应妥善固定，保持引流通畅，避免引流管扭曲、受压、阻塞；观察并记录引流液的颜色、性质及量；更换引流袋或引流瓶时严格无菌操作。拔除引流管具体时间为：浅表部位的乳胶引流片一般于术后1～2天拔除；管状引流管多用于体腔渗液脓液较多的患者，术后2～3天拔除；胃肠减压管一般在肛门排气后拔出；导尿管术后1～2天拔除。

考点：术后早期活动的目的

（5）术后活动：有利于肺的扩张和分泌物排出，预防肺部并发症；可促进血液循环，利于伤口愈合，预防压疮和下肢静脉血栓形成；可促进胃肠道蠕动，防止腹胀及肠粘连；可促进膀胱功能恢复，防止尿潴留。所以术后患者应早期床上活动，术后1～2天可试行离床活动。在患者活动时应注意随时观察患者情况,不可随便离开患者;注意保暖;每次活动不能过量;若出现心慌、脉快、出冷汗等,应立即扶助患者平卧休息;对重症患者或有特殊制动要求的患者不可过早活动。

2. 常见不适护理

(1) 发热:术后吸收热可暂不做处理,注意观察体温变化。若超过 38.5℃ 可给予物理降温,必要时可应用解热镇痛药物。发热期间应保证患者有足够的液体摄入,保持衣裤和床单位清洁干燥。

(2) 切口疼痛:明确疼痛原因并对症护理。引流管移动所致的切口牵拉痛应妥善固定引流管;切口张力增加或震动引起的疼痛应在患者翻身、深呼吸、咳嗽时用手按压伤口部位;较大的创面换药前,适量应用止痛剂;大手术后 24 小时内的切口疼痛遵医嘱肌内注射阿片类镇痛剂,必要时可使用镇痛泵。

(3) 恶心、呕吐:稳定患者情绪,协助其取合适体位,头偏向一侧,防止误吸,吐后给予口腔清洁护理及整理床单位。必要时按医嘱使用镇吐药物。

(4) 腹胀:一般肛门排气后,腹胀自行消退,不需特殊处理。严重腹胀可影响呼吸功能、影响胃肠吻合口和腹壁切口的愈合并加剧疼痛,需及时处理:①持续性胃肠减压或肛管排气。②鼓励患者早期下床活动。③已确诊为机械性肠梗阻、低血钾等患者应对因处理。

(5) 呃逆:手术后早期发生暂时性呃逆者可短时间吸入二氧化碳、抽吸胃内积气和积液、压迫眶上缘等措施处理后缓解。若上腹部手术后出现顽固性呃逆,考虑膈下感染,及时治疗。

(6) 尿潴留:应稳定患者情绪;协助其坐于床沿或站立排尿;诱导患者建立排尿反射,如听流水声、下腹部热敷;用药解除疼痛或用药物刺激膀胱逼尿肌收缩;若上述措施均无效,可在无菌条件下导尿。若导尿量超过 500ml 或前列腺肥大,应留置导尿管,并注意导尿管护理及膀胱功能训练。

3. 并发症护理

(1) 出血:术后出血应以预防为主,包括:术前纠正凝血障碍;术中严格止血;术后切口给予加压包扎;若有少量出血,可遵医嘱应用止血药物;若为活动性出血,应迅速建立静脉通道,及时通知医生,必要时完善术前准备,再次手术止血。

(2) 切口裂开:预防切口裂开包括:①术前加强营养支持;②术中避免强行缝合;③术后预防切口感染;④切口部位用腹带或胸带包扎,并消除引起腹内压增加的因素。若发现切口裂开应及时处理:①切口部分裂开时,可待病情好转后择期行切口疝修补术;②腹部切口全层裂开时应立即让患者平卧,安慰患者,用无菌生理盐水纱布覆盖切口,并用腹带包扎,若有内脏脱出,切忌在床旁还纳内脏,及时通知医生,护送患者入手术室重新缝合,术后放置胃肠减压。

考点:术后不适的护理,并发症的预防和护理措施

(3) 切口感染:切口感染的预防包括:①术前改善患者营养状况,增强抗感染能力,完善皮肤和肠道准备;②术中严格止血,避免切口渗血,严格遵守无菌技术原则;③保持切口敷料的清洁、干燥;④遵医嘱合理应用抗生素。若发现切口感染,早期勤换敷料、局部理疗、应用抗生素等控制感染;脓肿形成时可拆除部分缝线或放置引流管引流脓液。

(4) 肺部并发症:预防措施包括:①术前做好呼吸道准备。②全麻手术拔管前吸净气管内分泌物;术后防止误吸。③鼓励患者深呼吸、有效咳嗽排痰。④胸带、腹带包扎不宜过紧。⑤注意口腔护理。若发生肺不张,鼓励患者深吸气,协助患者多翻身,使不张的肺重新膨胀;遵医嘱给予有效抗生素;应用雾化吸入稀释黏稠的痰液,使其易于咳出;若痰量持续过多,可吸痰,必要时行气管切开。

（5）泌尿系统感染：预防的主要措施是正确处理尿潴留。一旦感染时应：①鼓励患者多饮水，并保持排尿通畅。②根据细菌药敏试验选择有效抗生素治疗。③残余尿在 50ml 以上者，严格无菌操作下留置导尿。

（6）深静脉血栓：术后补液充分降低血液黏滞度；抬高下肢、积极的下肢运动等促进下肢静脉回流；用充气袖带挤压腓肠肌、被动按摩腿部肌肉等方法都可预防下肢静脉血栓形成。若一旦发生深静脉血栓，应抬高、制动患肢，严禁局部按摩及经患肢输液；给予抗凝、溶栓治疗同时监测出、凝血时间和凝血酶原时间。

4.健康指导 根据患者的心理状态给予个体化心理疏导，使患者缓解不良的心理问题，保持乐观的心态；配合治疗和护理；指导患者进行术后锻炼，如深呼吸、有效咳嗽、早期活动等；教会患者缓解不适及预防术后并发症的简单方法。

（五）护理评价

患者术后不适是否减轻或消失；水、电解质及营养是否维持平衡；术后是否发生并发症，一旦发生是否及时发现和处理。

案例 4-1 分析

1. 患者诊断胃癌，为避免癌细胞扩散，影响手术治疗效果，应在最短时间内做好术前准备，所以该患者的手术属于限期手术。

2. 主要护理问题

（1）焦虑：与患者对疾病及手术知识不了解、担心预后等有关。

（2）疼痛：与手术损伤、癌肿浸润胃壁，胃黏膜破坏，胃酸作用有关。

（3）营养失调：低于机体需要量，与癌症所致的慢性消耗、贫血有关。

（4）知识缺乏：缺乏关于胃癌的诊治、预防的相关知识。

（5）潜在并发症：术后出血、感染、吻合口瘘、癌复发等。

3. 手术前的护理重点

（1）给患者讲解有关胃癌的预防、治疗知识，消除患者的焦虑情绪。

（2）加强营养支持，给予高蛋白、高维生素、高热量饮食，必要时输入新鲜血，纠正患者营养失调和贫血。

（3）患者手术前戒烟，练习深呼吸和有效咳嗽排痰，防止术后并发肺部并发症。

（4）加强术前饮食护理，做好胃肠道、皮肤准备，防止术后感染和吻合口瘘等并发症。

（5）进一步完善术前必要的检查：肝功能，出、凝血时间，有无其他脏器的转移，备足术中用血等。

4. 术后可能的并发症 出血、切口裂开、切口感染、肺部感染、泌尿系统感染，吻合口瘘等。

5. 手术拆线的时间 伤口如无感染，愈合好，术后 7～9 天拆线，愈合不良可延迟 1～2 天拆线。如感染并化脓，提前拆线引流。

第3节 手术室护理工作

手术室护理就是指患者从进入手术室到手术结束、麻醉恢复的一段时期，为患者进行手术治疗和护理。主要目的是保证手术顺利进行，确保患者手术安全。

（一）手术室设置与管理

1.手术室布局要求 手术室应与外科病房、检验科室、血库等相邻近，以方便患者接送及其他联系。手术室可分为三个区域：污染区、清洁区及无菌区。污染区在最外侧，包括接收患者区、办公室、标本室、污物室、电视教学室、值班室、更衣室、医护人员休息室等。清洁区在中间,包括物品准备室、麻醉恢复室、洗涤室等。无菌区在内侧,包括手术间、洗手间、手术室内走廊、无菌物品间、储药、麻醉准备室等。手术室一般安排在建筑的较高层。

2. 手术间　手术间数一般与外科的实际床位数比为 1:(20～25)。主要的手术间应建在北侧,避免阳光直射,南侧多作为辅助用房或小的手术间。

(1)分类:手术间可分为无菌手术间、相对无菌手术间及有菌手术间。无菌手术间,在无菌区最里侧,供无菌手术用,如器官移植、心脏手术等。相对无菌手术间供可能污染的手术用,如胃肠手术等。有菌手术间在限制区最外侧,供感染手术用,如肛周脓肿切开手术等。

(2)面积:心血管直视手术等的手术间需 $60m^2$ 左右;普通手术间以每间 30～40m^2 为宜;小手术间 20～30m^2。室内净高 3m,走廊宽度 2.2～2.5m,便于平车运送及来往人员走动。

(3)结构和环境:手术间的门窗应宽大,最好应用自动平拉门,安装要紧密,以免灰尘进入;地面及墙壁应光滑、无缝、易清洗、防火、耐消毒液。墙角应呈弧形。手术间内应设有隔音装置;光线接近自然光,手术灯光应为无影、可调、聚光、低温。室内温度应恒定在 20～24℃,相对湿度为 50%～60%。

(4)设备:手术间的基本配备有手术台、器械台、无影灯、供氧装置、麻醉机、吸引器、输液架、各种扶托、药品及敷料柜、读片灯、污物桶、挂钟等。大型手术时还应设置中心供气系统、中心负压系统、中心压缩空气、各种监护仪、录像等装置及足够的电源插座。

考点:手术室温度湿度要求

3. 辅助工作间　辅助工作间包括器械刷洗间、敷料准备间、灭菌间、麻醉准备间等,应分别安置在合理的位置上,以辅助手术顺利进行。

4. 手术室的管理

(1)手术室规章制度:手术室应认真执行各项消毒隔离制度,进入手术室人员必须按规定更换衣、裤、鞋、帽、口罩等,不得大声喧哗及随便走动。参观人员,最好安排观看闭路电视,若无条件应注意严格限定参观人数,并严格遵守手术室的管理制度。接送患者一律使用专用平车,安全平稳,严格查对。若连台手术,应先安排无菌手术,后进行有菌手术。无菌物品应保证在使用有效期内,及时准备好手术用品及器械,备齐急救物品。

(2)手术室分区管理:为保持环境洁净,必须严格区分或隔离手术室的三个区域。采用双通道方案:无菌通道是医务人员、手术前患者、洁净物品的行走路线;污物通道主要运输手术后器械、敷料、污物。进入相对无菌区的人员不可大声谈笑及高声喊叫;进入无菌区内的一切人员及其活动都须严格遵守无菌原则。

(3)手术间的清洁消毒管理:包括:①为保持手术间内器具清洁无尘,每日清晨拖地后用紫外线消毒 30～60 分钟。每日术后再次用紫外线消毒。②每周大扫除一次,并用空气消毒器做空气彻底消毒。③每月定期作空气细菌培养。④手术后清除污物,室内通风,拖把及敷料桶应固定使用。⑤特殊感染手术时建议使用一次性物品,手术后按有关规定及方法进行处理。

(二) 手术物品的准备及消毒

1. 常用的敷料、巾单和手术器械

(1)布类物品和敷料:包括手术衣、各种手术单、手术包的包布及纱布类和棉花类敷料。手术衣用于手术人员,起隔离作用,前襟及腰部为双层,袖口为松紧口,折叠时手术衣身反面向外,领子在最外侧。手术单包括大单、中单、手术巾、各种部位手术的洞巾等,均有各自的尺寸及折叠方法。包布多用双层,用以包裹手术用品及敷料。目前应用一次性无纺布制作并经灭菌处理的手术衣帽、布单可直接使用但仍不能完全代替布类物品。敷料类物品采用吸水性强的脱脂纱布、脱脂棉花制作,用于术中止血及包扎等。纱布类敷料包括不同规格的纱布垫、

25

纱布块、纱布球及纱布条。棉花类敷料包括棉垫、带线棉片、棉球等。

（2）手术器械：是手术操作必备物品，又分基本器械和特殊器械（图 4-2 至图 4-6）。

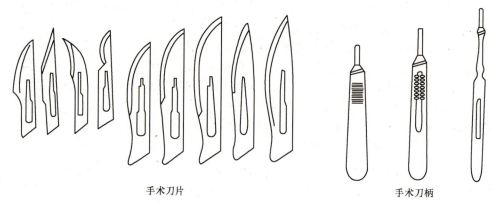

手术刀片　　　　　　　　手术刀柄

图 4-2　手术刀片和手术刀柄

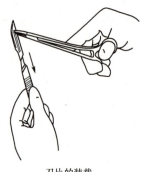 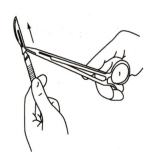 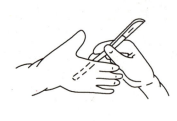

刀片的装载　　　　　刀片的卸下　　　　　手术刀传递

图 4-3　手术刀的安装和传递

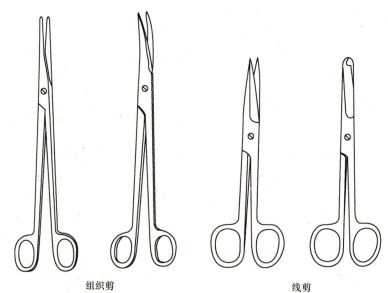

组织剪　　　　　　　　　线剪

图 4-4　手术剪

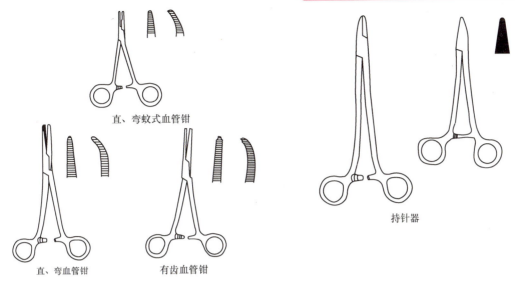

直、弯蚊式血管钳

直、弯血管钳　　　　有齿血管钳

持针器

图 4-5　血管钳及持针器

1) 基本器械:①刀刃及解剖器械,如手术刀、手术剪、剥离器、骨剪等,用于手术切割。②夹持及钳制器械,如止血钳、镊子、钳子及持针器等,用于止血、分离组织、把持缝针等。③牵拉器械,如各种拉钩、胸腹牵开器等,用以暴露手术野,便于手术操作。④探查及扩张器械,如探条、探针等,用于扩大及探查腔隙等。⑤吸引器头,用于清理手术野,吸除积液积脓。

2) 特殊器械:①精密及专科仪器,如电刀、电钻、手术显微镜、激光刀等。这些器械均应专人保管、定期检查、保养、定位放置。②内镜类,如胸腔镜、腹腔镜、膀胱镜及关节镜等。③吻合器,如食管吻合器、胃肠道吻合器、血管吻合器等。

(3) 缝针及缝线:缝针可分为圆针和三角针两种,有弯、直之分。圆针用于缝合血管、神经、脏器、肌肉等软组织;三角针用于缝合皮肤或韧带等坚韧组织。缝线

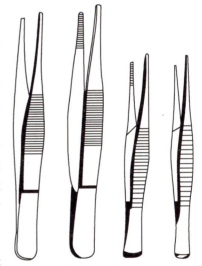

图 4-6　常用手术镊

用于缝合各类组织及脏器,用号码表示,号码越大线越粗,细线用 0 表示。缝线可分为不可吸收和可吸收两类。丝线、金属线、尼龙线等是不可吸收线;肠线、胶原线、聚乳酸羟基乙酸线、聚二氯杂环己酮线等为可吸收线。

(4) 引流物:外科引流物的种类很多,应根据手术部位、引流液量及性质选用。常用的有管状引流、"烟卷"引流、纱布条引流、橡皮片引流等。①管状引流管中一般引流管、双腔引流管多用于胸、腹腔或深部组织引流,T 管用于胆总管引流,蕈状引流管用于膀胱或胆囊手术引流。②"烟卷"引流是用细纱布卷成卷烟状,外用橡胶膜包绕即可,用于腹腔或深部组织引流。③纱布条引流包括干纱条、盐水纱条、凡士林纱条、抗生素纱条等,用于浅表部位引流。④橡皮片引流一般用于浅部切口和小量渗液的引流。

2. 手术物品的消毒 手术物品常用的消毒方法为高压蒸汽灭菌法。锐器应防止生锈和变钝。精密仪器可用药液浸泡消毒法。手术线等可用环氧乙烷灭菌法等。

（三）手术人员的准备

为确保手术成功，避免患者伤口感染，手术人员应做无菌准备，包括术前的一般准备、手臂的刷洗和消毒、穿手术衣、戴无菌手套等。

1. 术前一般准备 手术人员进入手术室，应先在污染区更换手术室专用鞋，穿洗手衣裤，将上衣扎入裤中，戴手术帽及口罩，遮盖头发、口鼻，修剪指甲。有皮肤感染及破损者不得进入手术室。

2. 手臂的刷洗与消毒 传统方法包括肥皂水刷手和氨水洗手，新方法包括碘伏刷手和灭菌王（双氯苯双胍乙烷）刷手等。

（1）肥皂水刷手法：①按六步洗手方法用肥皂和清水洗净双手及前臂。②用消毒毛刷蘸取消毒肥皂液刷洗，刷洗范围从指尖到肘上 10cm。刷洗时把每侧分成从指尖至腕部、从腕部至肘部及肘上三个部分依次左、右交替刷洗，特别注意甲缘、甲沟、指蹼等处。刷完后用清水冲洗，注意指尖向上肘朝下。更换消毒毛刷，用相同方法再刷洗两遍，共三遍约 10 分钟。③用无菌小毛巾由指尖向肘部方向擦干手臂。④将双手至肘上 6cm 处区域在 70% 乙醇溶液桶内浸泡 5 分钟。乙醇过敏者，可用 1:1000 苯扎溴铵溶液或 1:5000 氯己定溶液浸泡 5 分钟。⑤浸泡消毒后，保持胸前拱手姿势，双手不得下垂，不能接触未消毒的物品。

（2）碘伏洗手法：①按肥皂水刷手法刷洗一遍，约 3 分钟，用清水冲净，无菌巾擦干。②用浸透 0.5% 碘伏的纱布，从一侧手指尖向上涂擦直至肘上 6cm 处，同法涂擦另一侧手臂。更换纱布后再擦一遍，保持拱手姿势，自然干燥。

（3）灭菌王刷手法：①按六步洗手法用肥皂清洗双手、前臂至肘上 10cm，用清水冲净。②用消毒毛刷蘸灭菌王 3~5ml 刷手、前臂至肘上 10cm，共 3 分钟，流水冲净后用无菌纱布擦干。③用浸透灭菌王的纱布从手指尖擦到肘上 6cm 处，自然干燥。

考点：手术人员刷手、穿无菌手术衣、戴无菌手套的方法

3. 穿无菌手术衣 ①手臂刷洗消毒后，从器械台上拿取无菌手术衣，选择较宽敞处站立。两手提住衣领两角，抖开，面对衣的内侧将手术衣展开，勿使手术衣触碰到其他物品或地面。②将衣向上轻轻抛起，两臂前伸，双手顺势插入袖。巡回护士在穿衣者背后，协助穿衣，并系好后带。③穿衣者双手交叉，身体略向前倾，用手指夹起腰带递向后方。巡回护士在背后接住腰带并系好。④穿好手术衣后，双手保持在腰以上、胸前、无菌范围内。

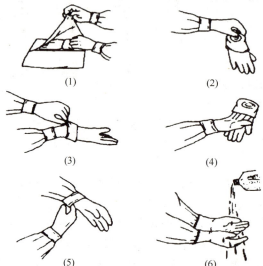

（1）　　　　　（2）

（3）　　　　　（4）

（5）　　　　　（6）

图 4-7　戴无菌干手套

4. 戴无菌手套 临床多采用开放式戴干无菌手套的方法（图 4-7）：①穿好手术衣后将滑石粉轻擦于指间、手掌、手背。②捏住手套口的翻折部（手套的内面），取出手套并分清左、右侧。③将一只手插入同侧手套口内，戴好，注意未戴手套的手不可触及手套的外面。④用已戴上手套的手指插入另一手套口翻折部的内面（即手套的外面），帮助另一只手插入手套并戴好。⑤分别将左、右手套的翻折部翻回，盖住手术衣袖口。⑥用无菌盐

水冲净(或无菌盐水纱布擦净)手套外面的滑石粉。

5. 连台手术的无菌准备　通常情况下手术完毕,手套未破,连续施行另一手术时,可不用重新刷手。先脱手术衣,后脱手套。由巡回护士解开腰带及领口带,左手抓住手术衣右肩,自上拉下,使衣袖翻向外。同法拉下手术衣左肩。脱下全部手术衣,使衣里外翻,以免手臂及刷手衣裤被手术衣外面污染。脱手套时,先用戴手套的手提取另一手的手套外面脱下手套,不可触及皮肤。用已脱手套的拇指伸入另一戴手套的手掌部以下,并用其他各指协助,提起手套翻转脱下。注意手部皮肤不能接触手套的外面。脱手套后,用70%乙醇溶液泡手5分钟或用0.5%碘伏刷手2～3分钟。重新穿无菌手术衣和戴无菌手套。若前台手术为污染手术,又需连续施行手术,应重新刷手。

(四)患者的准备

应提前接送手术患者至手术室,做好手术准备,包括一般准备、体位安置、手术区皮肤消毒及手术区铺单。

1. 一般准备　全身麻醉或椎管内麻醉的患者应在术前30～45分钟接到手术室,低温麻醉的患者需提前1小时。手术室护士应根据病历及手术安排检查核对患者相关情况,并认真点收所带药品,做好准备工作。

考点:不同手术的体位安置方法

2. 体位安置　根据患者的手术部位,由巡回护士安置患者合适的手术体位,其要求:①尽量保证患者的安全与舒适。②充分暴露手术区域。③不影响呼吸及循环功能,避免血管、神经受压。④肢体及关节不能悬空,应支托稳妥,妥善固定。⑤便于麻醉及监测(图4-8)。

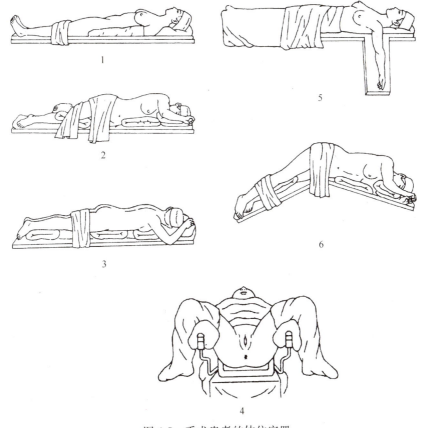

图4-8　手术患者的体位安置

（1）仰卧位：为最常用的体位。适用于腹部、颅面部、颈部、骨盆及下肢手术等。患者仰卧，用中单固定两臂于体侧，膝下放一软枕，足跟部用软垫保护并用较宽的固定带固定膝部。手术台的头端放置麻醉架，足端放置升降器械台，距离患者身体约20cm。

（2）侧卧位：适用于胸、腰部及肾手术。胸部手术时，患者90°健侧卧，背、胸、肋处各垫一软枕，暴露术野；双手伸直固定于托手架上；上面一腿屈曲90°，下面一腿伸直，两腿间垫软枕；固定髋部及膝部。肾手术时，患者90°健侧卧，肾区对准手术台腰桥架，腰部垫软枕；两手臂伸展固定于托手架上；手术台桥架摇起，头尾部适当摇低，使腰部抬高。

（3）俯卧位：适用于脊柱及背部手术。患者俯卧于手术台上，头偏向一侧；上肢半屈，置于头旁；胸部、耻骨及髂嵴垫以软枕，足下垫小枕；固定腘窝。颈椎手术时，头置于头架上，稍低于手术台面；腰椎手术时，胸腹部垫一弧形拱桥，足端摇低。

（4）膀胱截石位：适用于会阴部、尿道、肛门部手术。患者仰卧，臀部位于手术床尾部摇折处，两腿套袜套，分别置于两侧脚架上，腘窝垫软枕。

（5）半坐卧位：适用于鼻、咽部手术。手术床后仰15°，头端摇高75°，头与躯干依靠在手术台上，两臂固定于体侧，双腿半屈。

3. 手术区皮肤消毒、铺单 由第一助手消毒手术切口周围至少15cm以内的皮肤。若可能延长手术切口时，应适当扩大消毒范围。皮肤消毒后由器械护士及手术第一助手铺盖无菌手术布单。铺单时至少要有四层无菌布单。如腹部手术时，先用4块皮肤巾遮盖切口周围并用巾钳夹住；再将两块无菌中单分别铺于切口的上下方；最后将手术洞单正对切口，短端向头，长端向下肢展开。手术巾单应自然下垂，距手术台面至少30cm。

（五）手术室的无菌操作原则及术中配合

考点：手术室的无菌原则

1. 手术中的无菌原则 为预防术后切口感染，保证患者的安全。在手术室的所有人员都应严格执行无菌操作原则。手术中的无菌原则包括：

（1）明确无菌观念、建立无菌区域：手术人员"洗手"后，手臂不准接触未经消毒的物品。穿无菌手术衣及戴好无菌手套后，手术人员的背部、腰部以下和肩部以上都应视为有菌区。无菌桌仅桌缘平面以上为无菌区，凡下坠超过手术台边缘的物品均视为有菌，不可再用。任何无菌包及容器的边缘均视为有菌，取用无菌物品时不可触及。手术过程中手术人员须面向无菌区。

（2）保持物品的无菌状态：无菌区内所有物品都必须是灭菌的，若无菌包破损、潮湿、可疑污染时均应视为有菌。术中若手套破损或接触到有菌物品，应立即更换。前臂或肘部若污染应立即更换手术衣或加套无菌袖套。无菌区的布单若湿透应加盖或更换干的无菌单。巡回护士须用无菌持物钳夹取无菌物品，并与无菌区保持一定距离。

（3）减少污染：手术时应关闭门窗，减少人员走动。参观手术人员不宜超过2人/间，不可在室内频繁走动，也不可过于靠近手术者或站得过高。口罩潮湿应更换。请他人擦汗时，头应转向一侧。切开皮肤前先用无菌聚乙烯薄膜覆盖。切开皮肤和皮下脂肪层后，应以大纱布垫或手术巾遮盖边缘并固定。与皮肤接触的刀片和器械不应再用。延长切口或缝合前，用70%乙醇棉球消毒皮肤。暂停手术时，切口应用无菌巾覆盖。

（4）传递物品及调换位置：手术中传递器械及用物时，应由器械台正面方向传递。若手术人员需调换位置，助手应先退后一步，转过身和术者背对背地转至另一位置。

（5）沾染手术的隔离技术：在进行胃肠道、呼吸道、宫颈等部位的沾染手术时，切开空腔脏器前先用纱布垫保护周围组织免受污染，并随时吸净外流的内容物。被污染的器械和物品避免与其他器械接触。全部沾染步骤完成后,手术人员需更换无菌手套,尽量减少污染的可能。

2. 术中配合 手术过程中需要医护人员的密切配合。直接配合的护士直接参与手术,管理器械台,默契配合手术操作,又称为器械护士或洗手护士;间接配合的护士在固定的手术间内配合器械护士、手术医师、麻醉师做台下巡视的护理工作,又称为巡回护士。

(1)器械护士工作:器械护士应于术前1日访视患者,准备手术所需物品。术前15～20分钟洗手穿无菌手术衣,戴无菌手套,整理、准备无菌器械台,与巡回护士一起清点器械、敷料等,并协助医师做好皮肤消毒、铺巾。术中传递用物,做到及时、准确、平稳;保持无菌区的整齐、干燥、无菌;同时妥善保存术中切取的标本。关闭体腔前与器械护士再次清点、核对物品。手术后协助医师包扎伤口,固定引流物,处理手术器械,并协助整理手术间。

(2)巡回护士工作:巡回护士是手术间的负责护士,术前检查手术间的清洁与消毒是否合格,设备是否安全有效,创造最佳手术环境及条件,热情接待并检查患者,建立静脉通路,作好输血准备,保证术中输血、输液通畅;协助麻醉医师麻醉;安置患者体位;协助器械护士及手术者穿无菌手术衣;协助器械护士铺无菌桌、清点用物并记录。术中关注手术进展,供应术中用物、随时调整灯光;保持手术间清洁、安静;监督手术人员遵守无菌原则;并负责外部联络。关闭体腔前再次与器械护士清点、核对物品,并记录签名;与护送患者的人员仔细交接;整理手术间并清洁消毒。

考点: 巡回护士和器械护士的职责;器械台的管理

小结

本章重点是围术期的护理评估和护理措施。术前通过详细询问病史做相关辅助检查,正确评估患者护理问题、营养状况以及对手术的耐受性。消除患者紧张焦虑的心理。做好手术前呼吸道、胃肠道、皮肤等准备,防止术后并发症的发生。手术中护理重点是保证患者安全和手术顺利。手术后重点评估术中患者麻醉和输液情况,根据不同的麻醉方式安置患者的体位:全麻未清醒时,平卧位头偏向一侧,防止误吸。腰麻患者去枕平卧6小时。麻醉清醒后根据手术部位安置患者体位,如高半坐卧位、半卧位、平卧位和俯卧位等。术后密切观察生命体征、切口和病情变化,正确处理术后不适,预防和及时处理并发症,做好健康指导。手术室护士要求分清责任,明确工作范围,配合默契,管理严格,保证术中无菌。参加手术人员严格遵守无菌原则,正确刷手、穿无菌手术衣、戴无菌手套。

自测题

A₁型题

1. 手术进行中的无菌原则,错误的是( )
   A. 手术者肩以上腰以下为污染区
   B. 可在术者背后传递器械
   C. 手套破裂立即更换
   D. 切皮前应消毒皮肤
   E. 缝皮前应消毒皮肤

2. 戴无菌手套时,未戴手套的手只能接触手套的( )
   A. 外面
   B. 套口的翻拆部分
   C. 掌面
   D. 套口

E. 侧面

3. 手术者身上无菌区除双上肢外包括( )
   A. 整个躯干
   B. 腰部以上前胸后背
   C. 腰部以上的前胸
   D. 颈及整个躯干
   E. 整个躯干除背部

4. 无菌术后接台手术时手套未破可以( )
   A. 重新洗手后,乙醇浸泡5分钟
   B. 乙醇泡手5分钟,再重新穿手术衣戴手套
   C. 直接更换手套、手术衣
   D. 用无菌生理盐水洗手套后连台手术
   E. 用乙醇擦手套后连台手术

31

5. 腹部手术后，腹腔深处需放置引流物常采用（　　）
   A. 橡皮引流条　　　　B. 橡皮引流管
   C. 卷烟式引流管　　　D. 双腔引流管
   E. 三腔引流管

6. 腹部和乳房手术最常用的体位是（　　）
   A. 平卧位　　　　　　B. 颈仰卧位
   C. 侧卧位　　　　　　D. 俯卧位
   E. 折刀位

7. 侧卧位适用于（　　）
   A. 腹部、乳房手术　　B. 胸部手术
   C. 脊柱及背部手术　　D. 会阴部手术
   E. 肛门直肠手术

8. 鼓励患者早期下床活动的目的（　　）
   A. 促进伤口早期愈合
   B. 减轻伤口疼痛
   C. 减少肺部并发症
   D. 防止静脉栓塞
   E. 减少腹胀、尿潴留

9. 择期手术后 2 天，患者体温 37.8℃，最可能的原因是（　　）
   A. 手术切口感染
   B. 并发上呼吸道感染
   C. 并发肺部感染
   D. 并发尿路感染
   E. 外科手术热

10. 术后尿潴留的护理措施首先是（　　）

A. 在无菌操作下导尿
B. 诱导患者排尿
C. 耻骨上区热敷
D. 针刺疗法
E. 服用止痛剂或氨甲酰胆碱肌肉注射

11. 术前禁食的最主要目的是（　　）
    A. 避免术后腹胀
    B. 促进术后肛门排气
    C. 避免胃肠道膨胀影响手术
    D. 减少肠麻痹的发生
    E. 防止术中、术后误吸和呕吐

A_3/A_4 型题

（12～13 题共用题干）

赵先生，50 岁。行剖腹探查术后 6 天，剧烈咳嗽后腹部切口全层裂开，小肠部分脱出，切口周围有脓性分泌物。

12. 护士在紧急处理中，哪项正确（　　）
    A. 立即将肠管还纳腹腔
    B. 立即紧急包扎、消毒
    C. 立即用无菌纱巾覆盖，腹带包扎
    D. 立即止痛，防休克
    E. 立即应用抗生素

13. 引起切口裂开不正确的说法是（　　）
    A. 伤口感染　　　　B. 切口过大
    C. 切口缝合不牢　　D. 腹内压增高
    E. 患者营养不良

（周雅清）

第5章

麻醉患者的护理

第1节　概述及麻醉前准备

（一）概述

麻醉是使用药物或某种方法暂时使患者意识丧失或即使意识存在，但对疼痛无感知，以保证手术、诊断及治疗操作能够安全、顺利地进行；在治疗结束后，意识和各种感觉及生理反射能够及时、平稳地恢复正常。理想的麻醉要求安全、无痛、精神安定和适当的肌肉松弛。根据麻醉作用部位和所用药物的不同，可将麻醉方法分为全身麻醉和局部麻醉两大类。

考点：麻醉的分类

（二）麻醉前准备

1. 麻醉前病情评估　为提高麻醉的安全性，在麻醉和手术前护理人员应仔细阅读病历，详细了解临床诊断、病史记录及与麻醉有关的检查。手术室护士在访视患者时，应询问手术麻醉史、吸烟史、药物过敏史及药物治疗情况，平时体力活动能力及目前的变化。重点检查生命体征、心、肺及呼吸道，脊柱及神经，并对并存病的严重程度进行评估。根据访视和检查结果，评估患者对麻醉及手术的耐受能力。

2. 增强患者对麻醉和手术的耐受力　麻醉及手术前应尽可能地改善患者的全身状况，纠正营养不良、贫血、酸碱平衡失调、水电解质紊乱，增强患者对麻醉和手术的耐受力。积极治疗潜在疾病，如心力衰竭、肺部感染、高血压、糖尿病、肝肾功能不全等，使各重要器官功能处于较好的生理状态，为麻醉创造条件。

3. 心理护理　向患者介绍麻醉实施方案及配合方法，交代其麻醉和手术中需要注意的问题和可能出现的不适，使患者了解麻醉方法及麻醉后反应，取得配合，消除对麻醉的恐惧与不安，增强患者的信心。

4. 胃肠道准备　为防止手术中因呕吐而发生误吸，麻醉及手术前常规禁饮禁食。成人择期手术前应禁食12小时，禁饮4～6小时，以保证胃排空。

考点：麻醉前胃肠道准备

5. 麻醉前用药　麻醉前用药的目的是消除患者的紧张、焦虑和恐惧，使患者情绪稳定；提高患者痛阈，增强麻醉药的镇痛效果；抑制唾液和呼吸道分泌物，保持呼吸道通畅；减少麻醉药物的不良反应，消除不良的神经反射，特别是迷走神经反射，维持血流动力学的稳定。常用药物如下：

（1）抗胆碱药：为全麻和椎管内麻醉前不可缺少的药物。能抑制呼吸道黏液和口腔唾液分泌，解除平滑肌痉挛，有利于呼吸道通畅；抑制迷走神经，避免术中心动过缓或心脏停搏。常用阿托品0.5mg，麻醉前30分钟肌内注射。由于阿托品能加快心率、提高基础代谢率、抑制汗腺分泌影响机体散热，故心动过速、甲状腺功能亢进症、高热等患者不宜使用。必要时改用东莨菪碱肌内注射。

（2）催眠药：主要为巴比妥类药，有镇静、催眠和抗惊厥作用，并能防治局麻药毒性反应。一般用苯巴比妥钠 0.1g，麻醉前 30 分钟肌内注射。

考点：麻醉前常用药种类及其意义

（3）安定、镇静药：有镇静、催眠、抗焦虑、抗惊厥及中枢性肌肉松弛作用，还有一定的抗局麻药毒性的作用。成人可用地西泮 5～10mg，麻醉前 30 分钟肌内注射。

（4）镇痛药：提高痛阈，减少麻醉药用量。成人常用哌替啶 50～100mg 肌内注射，或吗啡 5～10mg 皮下注射。因有抑制呼吸中枢的副作用，尤其是吗啡副作用更明显，故小儿、老年人应慎用，6 小时内即将分娩的孕妇、新生儿以及呼吸功能障碍者禁用。

第 2 节　全身麻醉及护理

（一）全身麻醉

麻醉药物经呼吸道吸入或静脉、肌肉注射进入人体，产生中枢神经系统的抑制，临床表现为神志消失，全身的痛觉丧失，遗忘，反射抑制和一定程度的肌肉松弛，这种方法称为全身麻醉。临床常见类型如下：

1. 吸入麻醉　经呼吸道吸入气体或挥发性液体麻醉药从而产生全身麻醉作用。常用的吸入麻醉方法是气管插管后密闭式吸入麻醉，便于保持呼吸道通畅，控制呼吸。常用药物有氧化亚氮、恩氟烷、异氟烷等。

2. 静脉麻醉　通过静脉注入麻醉药物，使患者产生全身麻醉的方法称为静脉麻醉。静脉麻醉操作简单，对手术室空气无污染，诱导迅速，对呼吸道无刺激，但肌松较差，容易引起循环、呼吸抑制，其麻醉深度可控性不如吸入麻醉，常用的静脉全麻药物主要有硫喷妥钠、氯胺酮、依托咪酯、异丙酚等。

3. 复合麻醉　将两种麻醉药物或两种麻醉方法配合使用的称为复合麻醉。其优点是用药剂量小、效果好、副作用少，最大限度的维持生理稳定，提高麻醉的安全性，为手术提供安全保障。目前临床上全身麻醉多为复合麻醉。

（二）全麻的护理

1. 麻醉期间护理　巡回护士协助麻醉医师实施麻醉、病情观察、执行医嘱，参与麻醉、手术意外的预防和抢救。

2. 麻醉后护理

考点：全麻后未清醒的患者体位

（1）体位：全麻未清醒患者采取侧卧位或去枕平卧头偏向一侧，以保持呼吸道通畅，防止呕吐误吸引起的窒息，同时注意防止压疮。

（2）饮食：全麻患者清醒，恶心呕吐消失后可给予流质饮食，以后逐渐给半流质或普食。

（3）吸氧：全麻患者应该吸氧至血氧饱和度在自主呼吸下达到正常为止。

（4）密切观察：全麻未清醒前，应进行密切观察，每 15～30 分钟监测 1 次生命体征直至平稳，同时观察意识、皮肤颜色、末梢循环、引流管道通畅等。

考点：全麻后常见的呼吸、循环、神经系统并发症

（5）保持正常体温：体温下降者注意保暖；术后发热，应予降温处理。

（6）防止意外伤害：麻醉恢复过程中，患者可能会出现躁动、幻觉等，注意防止各种管道脱落及坠床事故的发生。

（7）维持重要器官功能：由于麻醉的影响，患者的重要组织器官常受到不同程度的影响，护理人员应及时发现全麻后各种并发症，妥善处理，保障患者的生命安全。全麻后的并发症主要有：①呼吸系统并发症：常见有误吸、舌根后坠、下呼吸道阻塞等。麻醉前必须严格禁饮

禁食,全麻未清醒者应取侧卧位或去枕平卧头偏向一侧,有呕吐物及时吸出。防止舌根后坠,出现鼾声时,可托起下颌或应用口咽、鼻咽通气导管等。呼吸道分泌物过多时可给予阿托品、雾化吸痰、解痉平喘、辅助通气等处理。②循环系统并发症:常见有低血压、心律失常、心脏骤停等。麻醉后严密监测血压、脉搏、心率、心律、心电图、中心静脉压等,发现异常,及时报告医生,遵医嘱配合处理;及时补充血容量,有效止血;一旦发生心脏骤停,立即采取心肺复苏。③神经系统并发症:常见有高热、惊厥、抽搐、苏醒延迟等。予对症支持处理为主,如吸氧、补液、解热、镇静、营养保护脑细胞,维持水和电解质酸碱平衡等。

第 3 节　椎管内麻醉及护理

(一) 概述

椎管内麻醉是将麻醉药物选择性注入椎管内不同腔隙,使脊神经的传导功能发生可逆性阻滞的麻醉方法。根据麻醉药物注入腔隙的不同,椎管内麻醉分为蛛网膜下隙阻滞和硬脊膜外腔阻滞(图 5-1)。这类麻醉患者神志清醒,镇痛效果确切,肌肉松弛良好,管理方便,临床应用广泛。

(二) 蛛网膜下隙麻醉及护理

蛛网膜下隙阻滞麻醉又称为腰麻或半身麻醉,是将局麻药物注入蛛网膜下隙,阻滞部分脊神经传导的麻醉方法。

1. 适应证和禁忌证　主要适用于 2～3 小时以内的下腹部、盆腔、下肢及肛门会阴的手术。中枢神经系统疾病、身体状况极差或休克、穿刺部位或邻近部位皮肤感染、脊柱畸形、外伤及凝血功能障碍为禁忌。对老年人,尤其高血压、心脏病患者慎用。

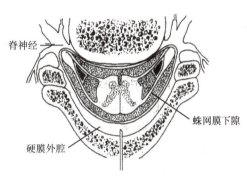

图 5-1　椎管横断面图

2. 护理

(1) 麻醉前向患者解释麻醉方法和操作过程,取得患者的信任和配合,缓解患者的焦虑和恐惧。

(2) 协助麻醉医师操作,如患者体位安置、麻醉物品准备等。

(3) 并发症及护理:①血压下降:脊神经阻滞后麻醉区域血管扩张,引起回心血量减少、心排出量下降所致,可以调整麻醉深度,快速静脉补液扩充血容量,加强监护。②呼吸抑制:胸段脊神经阻滞,肋间肌麻痹所致,予以吸氧,必要时气管插管辅助呼吸。③恶心、呕吐:发生原因为低血压或呼吸抑制,造成脑缺氧而使呕吐中枢兴奋;手术牵拉腹腔内脏诱发反射性呕吐;迷走神经兴奋,促进胃肠蠕动增强;麻醉药物的副作用等。一旦出现恶心呕吐,护士应及时清理呕吐物,根据呕吐的原因采取针对性治疗措施,如升高血压、吸氧、暂停腹腔内脏的牵拉等。④头痛:主要与麻醉穿刺造成的脑脊液漏出导致颅内压下降有关。术后采取去枕平卧4～6 小时,严重者可给予镇痛镇静处理。⑤尿潴留:为常见并发症,主要是麻醉药物对膀胱逼尿肌的神经暂时性抑制。可以给予膀胱区热敷、针灸等处理,必要时导尿。

考点:蛛网膜下隙麻醉的并发症及护理

(三) 硬膜外腔麻醉及护理

硬脊膜外腔阻滞麻醉是将麻醉药物注入硬膜外腔,作用于脊神经根,使一部分脊神经的传导受到阻滞的麻醉方法。

1. 适应证和禁忌证 适用范围比腰麻广泛，不受手术时间限制，常用于横膈以下的各种腹部、腰部和下肢手术。禁忌证同腰麻。

2. 并发症及护理 常见并发症如血压下降、呼吸抑制、恶心呕吐等，其原因和处理措施同蛛网膜下隙麻醉。此外，硬膜外腔麻醉还有一些比较严重并发症，例如：

（1）全脊髓麻醉：是误将大量的麻醉药物注入蛛网膜下隙，引起全脊髓包括脊神经根的阻滞，结果造成血压下降、呼吸抑制，进而呼吸和心脏骤停，为硬膜外腔麻醉最严重并发症。一旦发生应该立即吸氧、气管插管、辅助呼吸，升高血压，心脏骤停者立即实施心肺复苏术。

（2）神经损伤：由于麻醉穿刺造成的脊髓或神经根损伤，其治疗措施包括：脱水消肿、康复理疗、营养神经等。

（3）硬膜外血肿、脓肿：血肿为穿刺造成的血管损伤出血所致，脓肿多因无菌操作不严格引起。血肿、脓肿形成可压迫和损害脊髓、神经根，一旦发现应该及时报告医师并做好手术准备。

第4节 局部麻醉及护理

案例5-1

患者，男，50岁。因患左肩膀脂肪瘤2年，于骨科门诊在局麻下行脂肪瘤切除术。既往有高血压、心房颤动史。手术操作者选用普鲁卡因行左肩区域阻滞麻醉，然后开始逐步分离脂肪瘤组织。手术过程中患者述手术伤口剧痛难忍，并出现冒冷汗、呼吸急促，手术操作者遂追加麻醉药。突然，患者出现烦躁不安，胡言乱语，四肢抽搐，血压升高，心率加快，很快患者意识丧失、呼吸心跳停止。

问题：1. 该患者发生了什么情况？
　　　2. 你该如何配合抢救患者？
　　　3. 有无预防该类情况出现的措施？

局部麻醉简称局麻，是麻醉药物只作用于周围神经系统并使某些或某一神经阻滞。该方法简便易行、安全有效、可保持患者意识清醒，并发症少，适用于较表浅、局限的手术。

（一）常用方法及药物

1. 表面麻醉 将穿透力强的麻醉药物涂抹或喷雾于黏膜表面，使其透过黏膜产生麻醉效果。眼、鼻、咽喉、气管、尿道等处的浅表手术或内镜检查常用此方法，常用药物为2%～4%利多卡因。

2. 局部浸润麻醉 将麻醉药物按组织层次由浅入深注射于手术区的组织内，使神经末梢的传导发生阻滞，从而达到麻醉作用。常用药物为0.5%普鲁卡因或0.25%～0.5%利多卡因。

3. 区域阻滞麻醉 指在手术区的四周和底部注射麻醉药物，使通入手术区的神经纤维被阻滞。常用药物同局部浸润麻醉。

4. 神经阻滞麻醉 将麻醉药物注射在神经干、丛、节的周围，阻断神经冲动传导，使其所支配的区域产生麻醉作用。常用药物为1%～2%利多卡因。

（二）局麻药物中毒及护理

局麻药物中毒是局麻药物短时间内进入血液循环，超过了机体的耐受极限时，即可发生中毒反应,是局麻药特有的反应。常见原因包括:一次用量超过了患者的耐受量;药物浓度过高;不慎将药物误注入血管内,或局部血液循环丰富,药物吸收过快;患者因体质衰弱,对药物耐受性差;药物间相互影响而增大毒性等。

1. 局麻药物中毒表现

(1) 兴奋型:较多见,患者中枢神经和交感神经兴奋,表现为精神紧张,出冷汗、呼吸急促,心率增快;严重者有谵妄、惊厥。

(2) 抑制型:较少见,患者出现嗜睡,呼吸浅慢,脉搏徐缓,血压下降;严重者昏迷,心律失常,发绀,甚至休克和心脏骤停。

2. 局麻药物中毒的预防　①麻醉前使用苯巴比妥钠、地西泮、抗组胺类药物,可预防或减轻毒性反应。②总量限制,普鲁卡因一次手术不超过 1g,利多卡因不超过 0.4g,丁卡因不超过 0.1g。③注药前应回抽,以防注入血管。④在每 100ml 局麻药中加入 0.1% 肾上腺素 0.3ml,可减慢局麻药的吸收、延长麻醉时间。⑤对年老体弱、对麻醉药物耐受力差的患者酌情减量。

考点:局麻药物中毒的预防

3. 局麻药物中毒的急救　立即停用局麻药物,积极对症处理,维护生命体征平稳。保持呼吸道通畅、吸氧;轻者遵医嘱肌注苯巴比妥钠或地西泮,以预防和控制抽搐的发生;有抽搐或惊厥时应立即静脉注射硫喷妥钠;反复惊厥者静脉注射氯琥珀胆碱并行机械人工呼吸;低血压者,遵医嘱静脉扩容补液,必要时可使用血管收缩剂以维持循环功能;心率慢者,遵医嘱静脉注射阿托品;心脏骤停者立即实施心肺复苏术。

考点:局麻药物中毒的急救

案例 5-1 分析

1. 患者为局麻药物中毒。

2. 抢救措施如下:①立即停止麻醉和手术。②立即实施心肺复苏术,有条件者行气管插管,机械通气。③迅速建立静脉通道,扩容补液。④静脉注射硫喷妥钠。

3. 预防局麻药物中毒的措施如下:①麻醉前使用苯巴比妥钠、地西泮、抗组胺类药物。②总量限制,普鲁卡因一次手术不超过 1g。③注药前应回抽,以防注入血管。④在每 100ml 局麻药中加入 0.1% 肾上腺素 0.3ml,可减慢局麻药的吸收、延长麻醉时间。⑤对年老体弱、对麻醉药物耐受力差的患者酌情减量。

小结

本章重点是麻醉前用药、麻醉并发症评估、局麻药中毒急救护理和预防。在麻醉前和手术前缓解患者的紧张焦虑,保持呼吸道通畅,减少麻醉药物副作用,保证麻醉和手术的安全。麻醉前常用药物包括:抗胆碱药、催眠药、镇静药、镇痛药。不同麻醉方法的并发症不同,常出现呼吸道梗阻、呼吸抑制、血压下降、心律不齐、恶心呕吐、尿潴留、头痛等。为防止局麻药中毒,一定要严格控制麻醉药物的用量、浓度,严防麻醉药注入血管,麻醉前使用苯巴比妥钠、地西泮等药物,可预防或减轻局麻药毒性反应。

自测题

A_1 型题

1. 硬膜外麻醉最严重的并发症是(　　)

　A. 血压下降　　　　B. 血管扩张

　C. 尿潴留　　　　　D. 呼吸变慢

　E. 全脊髓麻醉

2. 麻醉前应用阿托品的目的是(　　)

　A. 减少腹胀

　B. 防止支气管痉挛

　C. 增加麻醉药物的效果

　D. 减少呼吸道分泌物

　E. 拮抗麻醉药毒性作用

3. 成人应用 1% 普鲁卡因局麻每次最大

量为（　　）

A. 100ml　　　　B. 200ml

C. 300ml　　　　D. 50ml

E. 30ml

4. 护理全麻未清醒的患者，以下哪项最重要（　　）

A. 约束肢体防止躁动

B. 头偏一侧平卧，防止呕吐物误吸

C. 注意输液针头防止脱出

D. 保暖

E. 测血压、呼吸、脉搏

5. 对腰麻后头痛的的预防措施是（　　）

A. 给预防性止痛药

B. 给镇静剂

C. 静脉输液

D. 术后去枕平卧 6 小时

E. 针刺疗法

6. 麻醉前禁饮禁食的主要目的是（　　）

A. 避免手术困难

B. 避免手术后腹胀

C. 预防麻醉中呕吐造成窒息

D. 防止术后吻合口瘘

E. 早期恢复肠蠕动

7. 为了使患者镇静，减少麻药的毒性反应，麻醉前用药一般首选（　　）

A. 吗啡　　　　B. 苯巴比妥钠

C. 哌替啶　　　D. 氯丙嗪

E. 异丙嗪

A₂ 型题

8. 患者，男，30 岁，在普鲁卡因局部浸润麻醉下行双侧腋臭皮肤切除，两侧同时手术。手术中，患者突然大叫，谵妄，惊厥，发绀，心率 120 次/分，首要处理应（　　）

A. 静脉输液

B. 静脉注射间羟胺

C. 静脉注射硫喷妥钠

D. 吸氧

E. 静脉注射肾上腺素

9. 患者，男，45 岁，在硬膜外麻醉下行阑尾切除术，于注射麻药后出现呼吸困难，随即呼吸停止，神志消失，全身瘫痪，此时出现的并发症是（　　）

A. 脊神经根损伤　　B. 脊髓损伤

C. 硬膜外血肿　　　D. 全脊髓麻醉

E. 膈神经麻醉

A₃/A₄ 型题

（10、11 题共用题干）

患者，男，50 岁。全麻下行胃大部分切除术，麻醉未完全清醒而返回病房。

10. 此时，患者血压、脉搏正常，出现呼吸困难，呼吸时喉头有啰音，应考虑（　　）

A. 舌根后坠

B. 呼吸道分泌物过多

C. 喉头痉挛

D. 呕吐物窒息

E. 呼吸节律紊乱

11. 该患者返回病房后应取的体位是（　　）

A. 仰卧位　　　　　B. 去枕平卧，头偏一侧

C. 半卧位　　　　　D. 头高卧位

E. 俯卧位

（曾　健）

第6章

外科感染和损伤患者的护理

第1节　外科感染患者的护理

感染是指病原微生物侵入人体生长繁殖,引起局部或全身炎症反应。外科感染是指需要外科治疗的感染,包括损伤、手术、烧伤等并发的感染。外科感染具有以下特点:①多种病原体所致的混合性感染为常见;②多数患者有明显的局部症状和体征;③常依赖于手术及换药处理。按致病菌种类和病变性质分为两大类,①非特异性感染:又称为一般感染、化脓性感染,由化脓性致病菌引起,是最为常见的感染类型。②特异性感染:是由一种特异的致病菌引起的一种特定性的感染,治疗上必须采用某些特殊手段才能治愈,如结核杆菌、破伤风杆菌、产气荚膜杆菌引起的感染。按感染病程分,①急性感染:指病变以急性炎症为主,病程在3周以内。②慢性感染:指病程超过2个月或更久的感染。③亚急性感染:病程介于3周与2个月之间的感染。其他分类:根据病原体来源分为外源性感染和内源性感染。

考点:外科感染的分类

一、化脓性感染患者的护理

(一)护理评估

1. 致病因素

(1)局部因素:①皮肤黏膜的缺损,如开放性损伤、烧伤、胃肠穿孔、手术、穿刺等过程中受病菌污染。②管道阻塞使内容物淤积,其中细菌繁殖侵袭,如:乳腺导管阻塞、乳汁淤积后发生急性乳腺炎。③局部组织血流障碍或缺血,丧失抗菌和修复组织的能力,如闭塞性脉管炎发生趾坏死、压疮、下肢静脉曲张发生溃疡,均可继发感染。④皮肤或黏膜先有某些其他病变如癣、口腔溃疡等,可继发淋巴结炎等。

考点:外科感染的局部症状

(2)全身性抗感染能力降低:①严重的损伤或休克、糖尿病、尿毒症等,均可使免疫功能降低。②长期使用糖皮质激素、抗癌的化学药物和放射治疗。③严重营养不良、低蛋白血症、白血病或白细胞过少等。④艾滋病患者因免疫功能缺陷常发生致命性感染。

2. 身心状况

(1)局部表现:红、肿、热、痛和功能障碍是化脓性感染的典型局部表现。急性感染一般局部有疼痛和触(压)痛;病变接近体表还可发现局部肿胀、肿块或硬结,有的皮肤发红、皮温增高。慢性感染也可能有局部肿胀、肿块或硬结,但疼痛和触痛大多不明显。接近体表的病变内有脓肿形成,触诊可有波动感。

(2)全身表现:轻者无全身表现。重者可出现寒战、发热、头晕、头痛、乏力、全身不适、食欲减退等。病程较长时,可出现水电解质平衡失调、消瘦、贫血、低蛋白血症,严重者甚至发生感染性休克。

（3）心理状况：化脓性感染病情多较重、病程长，患者承受着巨大的心理压力，并且对治疗的不理解和担心，常产生忧虑、压抑、恐惧的心理反应。

3. 辅助检查

（1）血常规：白细胞计数、中性粒细胞比值增高，可出现核左移现象。

（2）细菌学检查：取病变部位脓液或渗出物做涂片染色检查或送细菌培养及药敏试验，进一步确定病原体种类和选择有效抗生素。

（二）护理问题

1. 体温过高　与感染有关。

2. 疼痛　与炎症刺激有关。

3. 焦虑　与担心预后有关。

4. 潜在并发症　脓毒症、感染性休克、多器官功能衰竭等。

（三）护理目标

患者体温逐渐恢复正常；疼痛缓解；焦虑情绪得到缓解，配合治疗。潜在并发症减少或避免，一旦发生能及时发现和处理。

（四）护理措施

1. 生活护理

（1）饮食护理：鼓励多饮水，给予高热量、高蛋白、高维生素、易消化饮食。

（2）休息与体位：协助患者抬高患肢并制动，以减轻局部肿胀和疼痛，利于炎症消退。指导患者休息和活动，保证充足的睡眠和休息，保持病房通风、床单位清洁干燥。提供日常生活照顾，给予口腔护理和皮肤护理。

2. 心理护理　积极与患者进行沟通，关心鼓励患者，消除焦虑，介绍康复过程，增强患者战胜疾病的信心和勇气。

3. 治疗配合

（1）局部治疗：①抬高患肢，局部制动：有利于促进静脉和淋巴回流，减轻肿胀和疼痛，有利于炎症局限。②局部理疗：遵医嘱使用红外线、超短波等，或采用50%硫酸镁溶液湿敷可促进局部血液循环，减少渗出，消肿止痛。③外用药物：浅表感染未形成脓肿前可选用鱼石脂软膏、黄金膏等敷贴，创面已化脓坏死可选用过氧化氢、碘伏、依沙吖啶（雷佛奴尔）、氯己定（洗必泰）、磺胺嘧啶银等冲洗湿敷。④手术治疗：主要是切开排脓。根据手术要求做好各项术前准备，术后定时换药，做好引流管的护理。

（2）全身治疗：①合理使用抗生素：按医嘱使用抗生素，使用过程中注意了解患者有无药物过敏史；多种抗生素使用时注意配伍禁忌；注意观察和预防过敏反应、毒性反应、二重感染等。②支持疗法：目的是增强患者的抵抗力，促进机体组织的修复。遵医嘱实施肠内或肠外营养支持；遵医嘱补充体液，输注血浆、白蛋白、丙种球蛋白等。③对症护理：患者体温过高时，实施降温措施，大汗的患者给予更换内衣。疼痛严重患者，遵医嘱给予止痛处理。

4. 病情观察　注意观察感染创面的大小、颜色、气味、引流量等。严重感染者，应密切关注其生命体征、意识、尿量，一旦发现异常及时通知医师。

5. 健康指导　教育人们注意个人和环境卫生，减少感染来源；做好劳动保护，预防或及时处理创伤；加强营养，锻炼身体，增强机体抵抗力；及时处理感染征兆、治疗有关疾病；宣传抗生素的合理运用等。

（五）护理评价

患者体温是否恢复至正常范围；疼痛有无缓解；紧张、焦虑是否减轻或消失，能否主动配合治疗和护理。

附：浅部组织和器官化脓性感染患者的护理

（一）护理评估

1. **疖**　是单个毛囊及其所属皮脂腺的急性化脓性感染。好发于头、面、颈、腋、会阴等毛囊丰富的部位，常见致病菌为金黄色葡萄球菌。多个疖同时发生称为疖病，常见于营养不良和抵抗力低下的慢性患者。主要特点为初为红肿痛小结节，逐渐增大为锥形隆起，中央见黄白小脓栓。鼻根部及两侧口角围成的三角形称为"危险三角区"，该部位的疖挤压可导致病原菌经内眦静脉、眼静脉进入颅内引起颅内化脓性海绵静脉窦炎。　考点：危险三角区的概念和意义

2. **痈**　是多个相邻毛囊及其所属皮脂腺的急性化脓性感染。好发于颈项、背部等皮肤厚韧部位，常见致病菌为金黄色葡萄球菌。主要特点为局部红肿、隆起、边界不清、中央可见多个脓栓，破溃后呈蜂窝状，多伴有全身症状。上唇痈可因挤压而导致颅内感染。

3. **急性蜂窝织炎**　是疏松结缔组织的急性弥漫性化脓性感染，好发于皮下、筋膜下、肌间隙及深部蜂窝组织。主要致病菌为溶血性链球菌，其次为金黄色葡萄球菌。主要特点为无明显边界，病变中央可坏死、化脓。深部感染者局部肿痛，多伴有全身感染症状。口底、颌下与颈部的急性蜂窝织炎容易导致喉头水肿、气管受压，甚至窒息。

4. **丹毒**　是皮肤及皮内淋巴管网的急性炎症。好发于小腿和面部，常见致病菌为溶血性链球菌，常伴有足癣、皮肤损伤、口腔溃疡等皮肤病损。主要特点为起病急，开始即有畏寒、发热、头痛、全身不适等。局部表现为片状鲜红疹，稍隆起、边界清楚。有烧灼样疼痛，有时可起水疱，附近淋巴结常肿大、有触痛，但皮肤及淋巴结少见化脓性破溃，可引起全身性症状。　考点：丹毒的临床表现

5. **急性淋巴管炎和淋巴结炎**　指细菌自皮肤损伤或其他原发感染灶，侵入皮下结缔组织层淋巴管和淋巴结导致的急性炎症。好发于下肢，常见致病菌为溶血性链球菌和金黄色葡萄球菌。主要特点为：浅层淋巴管炎在原发灶近心端，见一条或多条"红线"，硬而压痛；深层淋巴管炎无皮肤充血，但患肢肿胀，沿淋巴管有压痛。急性淋巴结炎时淋巴结肿大、压痛、可形成脓肿，伴有全身症状。　考点：急性淋巴管炎的临床表现

6. **脓肿**　指化脓感染后，组织或器官内病灶坏死、液化后形成脓液，积聚在体内，有完整的腔壁。常见的致病菌主要是金黄色葡萄球菌。一般在感染原发部位形成脓肿；少数情况下，致病菌可通过血液传播至身体其他部位，即形成转移性脓肿。主要特点为浅部脓肿局部红、肿、热、痛明显，有波动感；深部脓肿有局部疼痛、压痛及全身症状，穿刺可抽到脓液。

（二）护理措施

1. **生活护理**

（1）饮食护理：加强营养，给予高热量、高蛋白、高维生素、易消化饮食，多饮水。

（2）休息与体位：患者以卧床休息为主，协助翻身，防止压疮形成；指导患者抬高患肢并制动，有利于消炎、消肿和止痛；保持衣物、床单清洁干燥。

（3）丹毒具有一定传染性，应做好接触隔离防护。　考点：丹毒需隔离防护

2. **心理护理**　耐心向患者解释病情，缓解和消除其焦虑心理，增强战胜疾病的信心，积极配合治疗。

3. 治疗配合

（1）外敷药物时，应注意每日更换药物和辅料，保持引流通畅。

（2）遵医嘱应用抗生素，注意可能出现的不良反应，并注意观察药物的效果。

（3）患肢制动期间，指导和协助患者进行功能锻炼；局部热敷、理疗，改善局部血液循环，促进炎症消散。

（4）对症护理，如体温升高者，给予物理降温或遵医嘱使用降温的药物；疼痛者遵医嘱予镇痛剂处理。

4. 病情观察　观察患者的意识、生命体征；注意有无感染的扩散，有无全身感染中毒症状或感染性休克；对"危险三角区"的疖和痈注意观察有无头痛、高热、意识障碍等颅内感染征象；对口底、颈部蜂窝织炎的患者应注意有无呼吸困难、发绀、窒息等表现。

5. 健康指导　指导患者锻炼身体，提高机体抵抗力。注意个人和环境卫生。做好劳动防护，预防损伤。积极治疗各种化脓性感染、皮肤损害，防止炎症扩散。

附：全身性感染患者的护理

全身性感染常继发于严重创伤、烧伤、浅部组织或内脏器官感染之后。临床上通常是指脓毒症或菌血症。有全身炎症反应的表现，体温、循环、呼吸等发生了明显改变的称为脓毒症，如果同时出现血液细菌培养阳性则称为菌血症。

（一）护理评估

1. 致病因素　①人体抵抗力下降，如年老体弱、幼儿、营养不良等。②局部感染处理不当，造成感染扩散。如脓肿未及时切开引流，清创不及时彻底，创面异物残留等。③长期静脉内留置导管，如肠外营养、中心静脉置管等。④长期使用糖皮质激素、免疫抑制剂、抗肿瘤药物等可影响患者抵抗力，或者长期滥用抗生素造成患者体内菌群失调、耐药菌株出现，均可诱发全身性感染。

2. 身心状况　①患者突发寒战、高热，体温可达 40～41℃，或体温不升。②头痛头晕，恶心呕吐，出冷汗，意识淡漠或烦躁、谵妄或昏迷。③肝脾大，严重者可出现黄疸和皮下淤斑；可有肾功能损害，甚至休克以及多器官功能衰竭。④可出现水、电解质、酸碱平衡失调。⑤全身性感染起病急，病情重，患者及家属可出现紧张、焦虑、恐惧等心理。

（左侧旁注）考点：全身性感染的临床表现

3. 辅助检查　白细胞计数显著增高，可达 $(20～30)\times10^9/L$，中性粒细胞比值升高，可出现核左移和中毒颗粒。可见蛋白尿、血尿。血液生化检查可见水、电解质、酸碱失衡，不同程度的肝肾功能损害。在患者寒战、发热时进行采血进行细菌学检查常可发现致病菌。

（二）护理问题

1. 体温过高　与炎症反应有关。

2. 焦虑　与担心预后有关。

3. 体液不足　与高热、恶心、呕吐及体液失衡有关。

4. 潜在并发症　感染性休克、多器官功能衰竭等。

（三）护理措施

1. 生活护理　①饮食护理：加强营养，给予高热量、高蛋白、高维生素、易消化饮食，多饮水。②休息与体位：卧床休息，定时翻身拍背，保持呼吸道通畅。③做好口腔、皮肤等护理，出汗多者，应及时更换内衣。

2. 心理护理　关心理解患者，稳定患者情绪，向患者解释病情，争取患者的信任和配合。

3. 治疗配合　协助医师处理原发病,遵医嘱使用抗生素控制感染,维持水、电解质、酸碱平衡;加强对症支持治疗,必要时遵医嘱给予患者肠内肠外营养,输注新鲜血液、免疫球蛋白等;有休克时首先纠正休克,对严重炎症反应者可给予糖皮质激素治疗。

4. 病情观察　密切观察患者的意识、生命体征,特别注意观察有无感染性休克的征象,定期复查各项实验室检查结果。

5. 健康指导　指导患者锻炼,增强体质,及时准确处理创伤,预防感染。准确合理使用抗生素。

二、破伤风患者的护理

破伤风是由破伤风杆菌侵入人体伤口并生长繁殖、产生毒素所引起的一种急性特异性感染。发生开放性损伤,如烧伤、火器伤、开放性骨折、甚至细小的木刺或锈钉刺伤等造成的皮肤黏膜完整性受损,加之创面局部存在缺氧环境,如伤口狭深、缺血、伤口内有坏死组织、血块堵塞、引流不畅等,细菌可大量繁殖,导致发病。

(一) 护理评估

1. 致病因素　①开放性损伤,伤口狭深,坏死组织多,局部血运不良,引流不畅,清创不及时彻底等。②不洁条件下分娩的产妇和新生儿。

2. 身心状况

(1) 潜伏期:一般为 6～12 天,个别患者可在伤后 1～2 天发病;新生儿在断脐后 7 天发病,俗称"七日风"。

(2) 前驱期:全身乏力、头晕、头痛、咀嚼肌紧张和酸胀、烦躁等,一般持续 12～24 小时。

(3) 发作期:在肌肉紧张性收缩的基础上,阵发性强烈痉挛。最先受影响的肌肉是咀嚼肌,随后顺序为面部表情肌、颈项、背部、腹部、四肢,最后为膈肌。表现为张口困难、牙关禁闭、苦笑面容,颈项强直、头后仰、角弓反张,四肢屈膝、屈肘、握拳。当膈肌受累后,出现呼吸困难,口唇青紫。强烈的肌肉痉挛可导致肌断裂,甚至骨折;膀胱括约肌痉挛可引起尿潴留;持续呼吸肌痉挛可造成呼吸骤停。光、声、饮水等微小刺激均可诱发全身痉挛,每次发作持续数秒或数分钟不等,病程一般为 3～4 周,发作间隙长短不一,发作频繁者,常提示病情严重,其死因多为窒息、心力衰竭、肺部感染等并发症。 ┃考点:破伤风典型发作期的临床表现

(4) 心理状况:痉挛发作时患者十分痛苦,常使患者产生恐惧、濒死感;因隔离治疗,患者常感到孤独无助。

3. 辅助检查　伤口分泌物细菌学检查可见破伤风杆菌;可出现水电解质、酸碱失衡;合并肺部感染时白细胞计数升高,X 线检查可有阳性发现。

(二) 护理问题

1. 恐惧　与担心疾病预后有关。

2. 有受伤的危险　与肌肉痉挛有关。

3. 营养失调:低于机体需要量　与摄入不足,能量消耗有关。

4. 潜在并发症　水电解质、酸碱失衡,窒息、肺部感染等。

(三) 护理目标

患者恐惧感减轻或消除,未发生意外伤害,维持基本营养代谢平衡,未发生并发症,或发生后得到及时发现和处理。

（四）护理措施

1. 生活护理

（1）隔离护理：将患者安排在单人隔离病室，室内温度、湿度适宜，避光、安静，减少探视。治疗及护理操作尽量集中在使用镇静剂后 30 分钟内完成，接触患者时应穿着隔离衣，严格执行消毒隔离制度。

考点：破伤风患者的生活护理

（2）饮食护理：给予高热量、高蛋白、高维生素、易消化饮食，注意防止误吸，必要时可给予肠内肠外营养支持。

（3）休息与体位：卧床休息，专人看护，床旁加护栏；按时翻身，防止压疮；大量出汗时及时更换内衣、床单等。

2. 心理护理 由于张口困难，患者常难以表达其内心活动，可通过其眼神、形体动作与患者沟通；同情、理解、体贴患者，消除患者的恐惧感、孤独感，使患者情绪稳定，积极配合治疗。

3. 治疗配合

考点：破伤风患者的伤口护理、用药护理

（1）伤口护理：配合医师对伤口进行彻底清创，清除坏死组织和异物，敞开伤口，用 3% 过氧化氢或 1∶5000 高锰酸钾溶液冲洗和湿敷。

（2）用药护理：①中和游离毒素：遵医嘱使用破伤风抗毒素、破伤风免疫球蛋白。②控制并解除肌痉挛：遵医嘱使用镇静、解痉药物，如地西泮、冬眠Ⅰ号等，用药过程中，严密观察呼吸、血压、脉搏等。③抗感染：青霉素、甲硝唑对抑制破伤风杆菌最为有效，注意观察和处理药物副作用、过敏反应。

（3）并发症护理：加强安全措施，防止意外伤害发生，使用牙垫和床栏；保持呼吸道通畅，床边常规准备气管切开包，必要时进行人工辅助呼吸；遵医嘱使用抗生素防治肺部感染；加强心电监护，防治心力衰竭等。

4. 病情观察 专人护理，密切关注患者病情变化，监测生命体征变化；详细记录抽搐发作持续时间和间隔时间；观察有无呼吸困难等。

5. 健康指导

（1）向患者及家属宣传破伤风防治知识，了解破伤风的发病原因和预防方法，宣传劳动保护，以及如何正确处理伤口。

考点：破伤风主动免疫、被动免疫的方法

（2）宣传指导社区居民、患者、家属接受破伤风主动免疫或被动免疫。①主动免疫。按计划注射破伤风类毒素，其方法如下：做基础注射时，注射破伤风类毒素 3 次，第一次 0.5ml，以后每次 1ml，注射间隔 4～6 周；第 2 年再注射 1ml，作为强化注射；以后每 5～10 年重复注射 1ml。②被动免疫。在伤后 12 小时内注射破伤风抗毒素（TAT）1500U，伤口污染严重或伤后超过 12 小时，剂量加倍。

（五）护理评价

患者恐惧感是否减轻或消除，有无发生意外伤害，营养代谢平衡是否维持，并发症能否有效预防或发生后是否得到及时发现和处理。

考点：气性坏疽的病因

三、气性坏疽患者的护理

气性坏疽是指由梭状芽孢杆菌引起的一种以肌肉坏死或肌炎为特征的急性特异性感染。梭状芽孢杆菌属厌氧杆菌，广泛存在自然界中，当伤口处于缺氧环境下及机体抵抗力低下时容易发生气性坏疽。

【护理评估】

1. 致病因素　开放性损伤,污染重,伤口狭深,坏死组织多,局部血运不良等。如开放性骨折伴血管损伤、挤压伤伴深部肌损伤、长时间使用止血带或石膏包扎过紧、邻近肛周和会阴部的严重创伤等易发生气性坏疽。

2. 身心状况

(1) 潜伏期最短为伤后 8～10 小时,最长为 5～6 天,平均 1～4 天。

(2) 局部表现:伤肢剧烈疼痛,一般止痛剂不能缓解。局部肿胀明显,伤口周围皮肤肿胀、苍白、发亮,迅速转为紫红色,继而呈紫黑色,并出现大小不等的水疱。轻压伤口周围可触及捻发感,常有气泡从伤口溢出,并有稀薄、恶臭的浆液性或血性液体流出。伤口内肌肉坏死,呈暗红或土灰色。 考点:气性坏疽的临床表现

(3) 全身表现:烦躁不安,常伴有恐惧或欣快感,并出现高热、脉速、呼吸急促、皮肤和口唇苍白、大汗和进行性贫血;晚期可出现黄疸、感染性休克、多器官功能衰竭等。

(4) 心理状况:发病突然、病情重,进展迅速,剧痛难忍,甚至部分患者需要截肢治疗,故常有焦虑、恐惧等心理反应。

3. 辅助检查　细菌学检查伤口分泌物可检出革兰阳性梭状杆菌;血常规可见红细胞计数下降,白细胞增高;X 线检查可显示伤处组织间有积气。

【护理问题】

1. 疼痛　与局部组织损伤、炎症刺激、肿胀有关、

2. 体温过高　与感染有关。

3. 恐惧　与病情严重和可能截肢有关。

4. 潜在并发症　感染性休克。

【护理措施】

1. 生活护理

(1) 隔离护理:将患者安排在单人隔离病室,严格执行消毒隔离制度。

(2) 饮食护理:给予高热量、高蛋白、高维生素、易消化饮食,注意防止误吸,必要时可给予肠内肠外营养。

(3) 休息与体位:卧床休息,专人看护,床旁加护栏;按时翻身,防止压疮;大量出汗时及时更换内衣、床单等。

2. 心理护理　对患者给予足够同情、关心;对截肢患者手术前要做好充分的解释和沟通工作,术后密切关注患者的心理变化,耐心开导,帮着患者树立信心和勇气。

3. 治疗配合 考点:气性坏疽的治疗配合

(1) 伤口护理:伤口敞开,用 3% 过氧化氢溶液或 1∶5000 的高锰酸钾溶液冲洗、湿敷,及时更换敷料。

(2) 疼痛的护理:剧烈疼痛者遵医嘱给予止痛剂;清创或手术后,协助患者变换体位,以减轻疼痛。

(3) 高压氧疗护理:每次 2 小时,每隔 6～8 小时,第 1 日做 3 次,第 2、3 日各做 2 次,注意观察每次氧疗后伤口的变化。

(4) 用药护理:遵医嘱术前、术中、术后合理使用抗生素,注意药物的副反应和过敏反应。

4. 病情观察　密切观察生命体征的变化,对重症患者警惕发生感染性休克;局部注意观察伤口周围组织的肿胀状况、颜色、渗出物性状等。

5. 健康指导　加强公众预防性宣传,使其了解本病发病的病因和预防知识,在受伤后能够及时处理。注意劳动保护,如发生损伤,彻底清创是预防气性坏疽发生的最可靠方法。指导并协助截肢患者正确安装、使用假肢,制订出院后的功能锻炼计划。

第2节　损伤患者的护理

损伤是指致伤因素作用人体,造成组织结构破坏和生理功能障碍,及其所带来的局部和全身反应。通常把损伤分为四类:①机械性损伤:是指锐器切割、钝器打击、重物挤压、跌、撞、火器等机械因素导致的损伤,又称为创伤。②物理性损伤:是指由高温、冷冻、电流、激光、放射线等物理因素导致的损伤。③化学性损伤:是指由强酸、强碱、毒气等化学性因素导致的损伤。④生物性损伤:是指由毒蛇、犬、猫、昆虫等咬、抓、蜇伤等生物性因素导致的损伤。

影响损伤愈合的因素包括局部因素和全身因素。①局部因素:细菌感染,血运障碍,伤口引流不畅或伤口位于关节处。②全身因素:老年人血液循环差、合成能力弱;慢性疾病如糖尿病、结核、肿瘤等;营养状况;长期使用糖皮质激素和抗肿瘤药物;免疫功能低下等。

损伤愈合类型可分为两类。①一期愈合:又称原发愈合,伤口组织修复以原来的细胞为主,仅含少量纤维组织,伤口边缘整齐、严密、呈线状,组织结构和功能修复良好,多见于损伤程度轻、范围小、无感染的伤口。②二期愈合:又称瘢痕愈合,伤口的修复以纤维组织为主,需周围上皮逐渐覆盖或植皮后才能愈合,愈合时间长,形成的瘢痕大。

一、创伤患者的护理

（一）护理评估

1. 致病因素

（1）闭合性创伤:损伤部位皮肤和黏膜保持完整,多由钝性暴力所致。常见病因如下:①挫伤:钝力碰撞、挫压、挤捏等导致皮下软组织的损伤,受伤组织常发生水肿、出血、结缔组织或肌纤维断裂。②扭伤:外力作用于关节超过正常活动范围,造成关节囊、韧带、肌腱等组织的撕裂破坏。③挤压伤:肢体或躯干肌肉丰富部位较长时间受重物挤压导致的损伤。严重的挤压伤会导致肌肉组织的广泛缺血、坏死、变性,随之坏死组织的分解产物(如肌红蛋白、K^+、乳酸等)吸收,可造成急性肾衰竭为主的临床综合征,称为挤压综合征。④爆震伤(冲击伤):爆炸产生强烈的冲击波形成的高压及高速气流对胸、腹部等脏器造成损伤。

考点:挤压综合征的概念

（2）开放性创伤:指损伤部位的皮肤、黏膜完整性遭到破坏,深部组织或器官与外界相通。常见病因如下:①擦伤:皮肤被粗糙物摩擦造成皮肤表层组织的破损,创面有擦痕、小出血点及少量浆液渗出。②刺伤:由尖锐器物刺入组织所致的损伤,伤口深而细小,可导致深部组织和器官损伤,易发生感染。③切割伤:由锐利器械切割组织引起的损伤,伤口整齐,多呈直线状,深浅不一。④裂伤:钝器打击导致的皮肤和皮下组织断裂,创缘多不整齐,周围组织破坏较重。⑤撕脱伤:暴力的卷拉或撕扯造成皮肤、皮下组织、肌肉、肌腱等组织的剥脱,其损伤严重、出血多、易感染。⑥火器伤:枪弹或弹片造成的创伤,可发生贯通伤、非贯通伤,周围损伤范围大,坏死组织多,易感染。

2. 身心状况

（1）局部表现:①疼痛:依据损伤的程度和部位,疼痛程度不一,一般2~3天后缓解,如持续时间长应警惕感染的可能。②肿胀:创伤导致组织出血、渗出、局部皮下淤斑或血肿。③伤口与出血:开放性伤口的表现,要注意伤口的形状、大小、深度,有无异物残留、出血情况。根据伤口污染情况评估伤口类型:清洁伤口、污染伤口、感染伤口。④功能障碍:疼痛、肿胀、炎症反应、组织结构的破坏等可造成功能障碍,如骨折、气胸、神经损伤等。

(2) 全身表现:①发热:损伤部位因出血、渗出物、坏死组织分解吸收可引起发热,一般不超过 38.5℃,2～3 天后消退。如超过 39℃ 或持续时间延长,应注意感染的可能。②生命体征变化:大出血者可出现休克,伤及重要脏器可导致呼吸、循环功能衰竭。③全身炎症反应综合征:在严重创伤打击下,机体会产生大量的炎症介质,诱发全身炎症反应,表现为:体温>38℃ 或<36℃;心率>90 次/分;呼吸>20 次/分或过度通气,$PaCO_2$<32mmHg;白细胞计数>12×10^9/L 或<4×10^9/L 或未成熟细胞>10%。

(3) 心理状况:患者可出现焦虑不安,恐惧,暴躁易怒,甚至失去理智;肢体的伤残、面容的受损、个人前途及社交活动受影响等,也常使患者情绪抑郁、意志消沉,表现为自责、抱怨、悔恨,甚至绝望。

3. 辅助检查

(1) 血常规检查:用于判断失血和感染情况。

(2) 尿常规检查:用于判断泌尿系统有无出血、感染。

(3) 血液生化检查:有助于判断有无水、电解质、酸碱失衡,有无肝、肾、胰腺等损伤。

(4) 影像学检查:B 超可用于肝、肾、胰、脾等实质性脏器损伤的检查;X 线检查可用于胸部损伤、骨折脱位的诊断;CT、MRI 对神经系统损伤的检查尤具优势。

(二) 护理问题

1. 疼痛　与组织损伤有关

2. 体液不足　与失血、失液有关。

3. 焦虑　与创伤、担心预后有关。

4. 潜在并发症　休克、感染、挤压综合征、多器官功能衰竭等。

(三) 护理目标

患者疼痛缓解;体液平衡得到恢复和维持;紧张焦虑得到减轻和消除,情绪稳定;患者未出现并发症,或出现并发症能及时发现和处理。

(四) 护理措施

1. 急救护理

(1) 抢救生命:首先处理危及生命的紧急情况,如心脏骤停、活动性大出血、窒息、开放性或张力性气胸、休克、内脏脱出等。 **考点:**创伤的急救护理

(2) 保持呼吸道通畅:清理口鼻分泌物、异物,昏迷患者注意防止舌根后坠,根据情况予以吸氧,必要时气管插管,辅助通气。

(3) 维持循环功能:有大出血者迅速予以止血。根据情况建立 2 条或 2 条以上静脉通道,遵医嘱给予输液、输血或运用血管活性药物等。

(4) 止血、包扎、固定:根据出血部位和性质的不同,选用指压、加压包扎、填塞、止血带等迅速控制伤口出血;以无菌或清洁敷料包扎伤口,防止加重污染和继续出血,如有内脏脱出,勿在现场回纳,可予临时包扎,待医院进一步处理;骨折患者予简单固定,可减轻疼痛,避免损失进一步加重,怀疑脊柱骨折的患者,要以平托法将其轻放、平卧于硬板上,防止神经损伤。

(5) 安全转运患者:搬运时必须保持伤处稳定,切勿弯曲扭转,尽量避免颠簸;保证有效输液,预防休克,必要时给予镇静止痛;转运途中注意密切观察病情变化。

2. 闭合性创伤的护理

考点: 闭合性创伤的护理要点

（1）生活护理:给予患者高热量、高蛋白、高维生素、易消化饮食。抬高患肢15°～30°,有利于消肿。肢体局部制动,可有效减轻疼痛,有利于修复。协助翻身,防治压疮。

（2）病情观察:除局部症状和体征外,应注意患者生命体征变化,了解有无深部组织器官或合并其他脏器损伤的情况。

（3）治疗配合:小范围创伤,早期局部冷敷以减少局部出血和肿胀,24小时后可改为热敷促进血肿和炎症的吸收;较大血肿者可在无菌条件下穿刺抽吸,并加压包扎,遵医嘱局部外敷药物,以消肿止痛;病情稳定后,指导患者进行物理治疗和功能锻炼。

考点: 开放性创伤的护理要点

3. 开放性创伤的护理 擦伤、浅表刺伤,用非手术疗法;其他开放性创伤均需手术治疗,按手术要求做好术前术后护理。

（1）手术前按围术期要求做好术前准备工作,如备皮、配血、输液、完善各项术前相关检查等。

（2）手术后护理:①根据病情采取适当体位,病情允许者,鼓励早期下床活动;指导患者合理饮食,加强营养。②疼痛严重者,遵医嘱给予止痛剂,以减轻疼痛。③遵医嘱使用抗生素防治感染;输血、输液,保持有效循环血容量和体液平衡。④及时对伤口换药,保持敷料清洁干燥;根据病情抬高患肢、制动、理疗、功能锻炼等。⑤密切观察患者生命体征变化,局部注意观察患肢运动、感觉、颜色、末梢循环情况、伤口有无感染等。

4. 心理护理 及时了解患者的心理状态,多与患者进行沟通,进行心理疏导,稳定患者情绪,增强其康复的信心。

5. 健康指导 教育人们加强安全意识,做好安全防护,减少各类创伤的发生;一旦发生创伤,不要惊慌,应拨打急救电话,并进行自救。指导恢复期的患者,遵医嘱进行功能锻炼,以预防伤部或伤肢功能障碍;还应告知患者定期到医院复诊。

二、烧伤患者的护理

案例6-1

患者,女,27岁,体重50kg。因蒸汽烫伤后2小时入院。入院查体:T 38.1℃,P 96次/分,R 28次/分,Bp 90/70mmHg,神志清楚,查体合作,口渴,肢端凉,颈部、双上肢、躯干、双臀、双足见大片烫伤创面,创面潮红肿胀,其上见大小不等的水疱,疱壁薄,内容澄清,部分疱皮撕脱,露出潮湿红润或红白相间的创面,触痛明显。

问题:1. 请评估患者的烧伤程度。

2. 患者目前最主要的护理措施有哪些?

烧伤有广义和狭义之分,广义烧伤是指热力、电能、放射线、化学腐蚀剂等所引起的组织损伤,狭义烧伤单指热力,如火焰、热液、蒸汽、高温固体等所引起的组织损伤。

考点: 烧伤的分期

烧伤发生后,根据其病理生理和临床特点可分为三期:①休克期:一般发生在烧伤后48小时,烧伤后毛细血管通透性增高,大量的血浆外渗,引起有效循环血容量锐减,伤后6～8小时最快,并达到高峰。休克是烧伤早期死亡的主要原因。②感染期:烧伤48小时后,由于皮肤屏障的破坏,大量坏死物的形成,机体抵抗力的下降等,感染上升为主要矛盾,严重者可发生败血症、感染性休克,感染是烧伤患者死亡的主要原因之一。③修复期:烧伤后,在炎症反应的同时,组织修复已经开始。浅Ⅱ度及以下烧伤1～2周可痊愈,不留瘢痕;深Ⅱ度及以上烧伤常需3～4周或更长时间修复,甚至需要靠植皮愈合,可形成严重瘢痕,瘢痕挛缩可导致畸形和功能障碍。

（一）护理评估

1. 健康史　了解患者烧伤的原因、热源种类、温度及受热时间;注意评估烧伤现场情况,如烧伤环境是否密闭、有无化学气体和烟雾吸入,有无吸入性烧伤;评估有无合并危及生命的损伤,如头、颈、胸部及全身复合伤;了解受伤部位、伤后现场急救措施、效果,途中运送情况。

2. 身心状况

（1）烧伤程度:主要根据烧伤面积和烧伤深度进行评估。

1）烧伤面积:是指皮肤烧伤区域占全身体表面积的百分数。根据我国人体体表面积特点,测算烧伤面积的方法有:①新九分法,主要适用于成人,此法将体表面积分成 11 个 9% 的等分;另加会阴区 1%,共 100% 的体表面积;12 岁以下小儿头部面积相对较大,双下肢面积相对较小,测算方法应结合年龄进行计算（表 6-1）;②手掌法,不论年龄、性别,以患者自己的 1 个手掌（五指并拢）面积为 1% 计算,常用于测定小面积烧伤。注意Ⅰ度烧伤比较轻微,一般不计入烧伤面积。

考点: 烧伤面积的计算

表 6-1　中国新九分法

部位		占成人体表面积（%）	占儿童体表面积（%）
头部	发部	3	
	面部	3　　　9	9＋(12-年龄)
	颈部	3	
双上肢	双上臂	7	
	双前臂	6　　9×2	9×2
	双手	5	
躯干	躯干前	13	
	躯干后	13　　9×3	9×3
	会阴	1	
双下肢	双臀	5	
	双大腿	21　　9×5＋1	9×5＋1-(12-年龄)
	双小腿	13	
	双足	7	

注:成年女性双臀和双足各占 6%

2）烧伤深度:是按照组织损伤的层次,采用三度四分法,将烧伤深度划分为Ⅰ度、浅Ⅱ度、深Ⅱ度、Ⅲ度（表 6-2）。

考点: 烧伤深度的评估

表 6-2　烧伤深度的估计

分度	损伤深度	临床表现	愈合过程
Ⅰ度(红斑)	表皮层	红、肿、热、痛、烧灼感、无水疱	3～5 日后痊愈,无瘢痕
浅Ⅱ度(水疱)	真皮浅层	水疱较大,剧痛,创底肿胀发红	2 周左右愈合,无瘢痕,可有色素沉着
深Ⅱ度(水疱)	真皮深层	水疱较小或无水疱,感觉迟钝;创面浅红或红白相间,或可见网状栓塞血管	3～4 周可愈合,有瘢痕
Ⅲ度(焦痂)	全层皮肤、有时深达皮下组织、肌肉和骨骼	无水疱,蜡白或焦黄,皮革状,甚至炭化,感觉消失,或可见树枝状栓塞血管	2～4 周后,焦痂自然分离,形成肉芽组织

3）烧伤程度：根据烧伤面积、烧伤深度及有无并发症等进行综合评估。①轻度烧伤：Ⅱ度烧伤面积在9％以下；②中度烧伤：Ⅱ度烧伤面积在10％～29％，或Ⅲ度烧伤面积小于10％；③重度烧伤：烧伤总面积达30％～49％，或Ⅲ度烧伤面积达10％～19％，或Ⅱ、Ⅲ度烧伤面积未达到上述面积，但已发生休克、呼吸道烧伤或较严重的复合伤；④特重度烧伤：烧伤面积大于50％，或Ⅲ度烧伤面积大于20％，或已有严重并发症。

考点：烧伤程度的评估

（2）特殊部位的烧伤：

1）呼吸道烧伤：常与头面部烧伤同时发生，因吸入浓烟、火焰、蒸汽、热气所致。可出现呛咳、声嘶、吞咽困难、发绀、肺部啰音等表现，易发生窒息或肺部感染。

2）头面颈部烧伤：临床特点：①常合并眼、耳、鼻及呼吸道烧伤；②肿胀明显；③易发生呼吸困难、休克和脑水肿；④伤后容易发生感染。

（3）心理状况：烧伤往往给患者带来剧烈疼痛、休克、感染等。患者可出现紧张、焦虑、恐惧等，大面积烧伤还造成面容的毁损、肢体畸形、功能障碍，患者可出现悲观、绝望的心理变化。

3. 辅助检查 根据烧伤严重程度，监测心、肺、肾、肝等重要器官的功能；进行血常规、尿常规和血生化检查；监测血白细胞计数及中性粒细胞比例评估感染情况；摄X线胸片、血气分析等可了解肺部感染和肺功能情况。

（二）护理问题

1. **疼痛** 与组织损伤有关。

2. **体液不足** 与烧伤后大量体液渗出丢失有关。

3. **皮肤完整性受损** 与烧伤导致组织破坏有关。

4. **营养失调：低于机体需要量** 与烧伤后机体处于高分解状态和摄入不足有关。

5. **有窒息的危险** 与呼吸道烧伤有关。

6. **潜在并发症** 低血容量性休克、感染性休克、肢体畸形。

（三）护理目标

患者疼痛减轻；血容量恢复，生命体征平稳；烧伤创面得到有效处理，逐渐愈合；营养状况得到改善；呼吸平稳，无缺氧发绀；未发生并发症或出现后及时发现和处理。

（四）护理措施

1. 急救护理

（1）去除致热源：受损人员应立即脱离险情。如火焰烧伤，采取就地打滚、湿毛毯或衣物覆盖、水浇等方法灭火；热液烫伤，立即剪开浸湿的衣物，并将受损肢体浸泡于冷水中；电击伤，首先设法切断电源；强酸、强碱烧伤，立即去除衣物，大量清水冲洗创面。

（2）抢救生命：首先处理危及生命的情况，如大出血、气胸等。对呼吸道烧伤患者，应保持口、鼻腔通畅，必要时及时协助医生做气管切开，防止窒息。发生心脏停搏者，应立即实施心肺复苏术。

（3）防治休克：迅速建立2条以上静脉输液通道，遵医嘱快速扩容补液，可静脉输入0.9％氯化钠溶液或平衡盐溶液及右旋糖酐。

（4）保护创面：使用无菌敷料或清洁布类包裹创面，避免再污染和损伤。

（5）转送患者：尽早转运，途中注意补充液体；对已发生休克患者，争取先抗休克，待病情平稳后再转送。

2. 生活护理 病室保持凉爽舒适，温度28～32℃，湿度30％～50％；严重烧伤患者应安排单人隔离病室,并严格执行消毒隔离制度;协助患者翻身,注意创面保护;指导患者合理饮食,加强营养,必要时实施肠外营养。

3. 治疗配合

(1) 补液的护理:烧伤后48小时内因创面大量渗出,容易引起低血容量性休克,此阶段护理重点是遵医嘱补充血容量。

1) 补液量估计:伤后第1个24小时补液量为每1%烧伤面积(Ⅱ度、Ⅲ度)每千克体重应补充晶体液和胶体液共1.5ml,再加每日生理需要量2000ml。晶体液和胶体液的比例一般为2∶1,但特重度烧伤为1∶1。

考点:烧伤后补液的计算

2) 液体种类和安排:晶体液首选平衡溶液,其次为0.9%氯化钠溶液;胶体液常选用血浆;日生理需要量以5%葡萄糖溶液补充。因烧伤后第1个8小时内渗液最快,所以首个8小时内应输入晶体液、胶体液总量的1/2,其余分别在第2、第3个8小时内输入;生理需要量在24小时内均匀输入。第2天晶体液、胶体液的补液量为第1个24小时的半量,生理需要量不变。

3) 调节输液量和速度的指标:在进行液体疗法过程中需严密监测患者的意识、尿量、血压、脉搏、中心静脉压等,以评估患者循环功能情况。当患者安静、尿量超过30ml/h,收缩压在90mmHg以上,脉压超过20mmHg,成人心率在120次/分以下,中心静脉压6～12cmH$_2$O,说明血容量充足,液体疗法有效,否则应加快输液速度。

(2) 创面的护理:

1) 初期创面清创的护理:患者休克控制后,在良好的麻醉和无菌条件下进行清创。先剃掉或剪去创面及周围毛发,修剪指(趾)甲。用肥皂水和清水清洗创面周围正常皮肤,随后用碘伏消毒周围皮肤和创面,去除异物。水疱应用注射器抽瘪,水疱已破损、撕脱者,剪除疱皮。对于深Ⅱ度、Ⅲ度创面的坏死表皮应去除。

2) 包扎疗法的护理:适用于对四肢轻度烧伤、病室条件差或门诊处理的小面积烧伤。清创处理后用凡士林纱布覆盖创面,其上再覆盖富于吸水的棉垫,用绷带自肢体远端向近心端包扎,注意显露指(趾)末端以观察血液循环。

包扎后的护理包括:①观察肢端感觉、运动、血运、有无感染等;②抬高患肢,注意保持肢体处于功能位;③保持敷料清洁干燥,若有渗湿、污染或异味应及时更换。

3) 暴露疗法的护理:适用于头面、臀、会阴烧伤及大面积烧伤或创面严重感染时。暴露疗法时要求室内清洁,有必要的消毒与隔离条件;室温保持在28～32℃,湿度以50%为宜;创面涂抹磺胺嘧啶银、碘伏等;及时清理创面渗出物、坏死组织、脓液。

4) 去痂和植皮的护理:深度烧伤创面自然愈合慢或难以愈合,而自然愈合所形成的瘢痕可导致各种畸形并引起功能障碍。因此Ⅲ度烧伤常需要采取切痂、削痂和植皮,应做好植皮手术前后护理工作。

5) 特殊部位烧伤护理:呼吸道烧伤者注意保持呼吸道通畅,及时清理呼吸道分泌物;鼓励指导患者深呼吸、咳嗽、咳痰;床旁应备急救物品,如气管切开包、吸痰器、气管镜等,必要时气管切开;观察并积极预防肺部感染。头面部烧伤患者多采用暴露疗法,做好五官护理,如及时用棉签拭去眼、耳、鼻分泌物,保持其清洁干净;双眼用抗生素眼药水或眼膏,避免角膜干燥而发生溃疡;避免耳郭受压。做好口腔护理,防止口腔黏膜污染及感染。

(3) 防治感染的护理:①认真做好创面护理,保持创面干燥和清洁,及时更换被渗液湿透的敷料。②遵医嘱应用抗生素,注意不良反应及二重感染的发生;行创面细菌学检查和药敏试验,及时调整抗生素;烧伤后尽早注射 TAT。③注意做好消毒隔离工作,减少探视,工作人员出入病室要更换隔离衣、鞋、帽,接触患者前后要洗手。

4. 心理护理 加强与患者交流与沟通,给予患者热心关怀、理解、同情;积极进行心理疏导,鼓励患者面对现实,重新树立生活的勇气和信心。

5. 健康指导 宣传防火、防电以及自救等安全知识,杜绝火灾事故的发生。指导恢复期患者坚持肢体功能锻炼,防治瘢痕挛缩。创面愈合后避免如肥皂、热水、搔抓、日晒等刺激。

（五）护理评价

患者是否疼痛减轻,生命体征平稳;创面是否得到有效处理,逐渐愈合;患者营养状况是否维持平衡;能否保持呼吸道通畅;是否发生并发症或出现后能否及时发现和处理。

三、冷伤患者的护理

低温寒冷侵袭引起的机体组织损伤,统称为冷伤或冻伤。

（一）护理评估

1. 致病因素 长时间处于低温环境或接触低温物体。

2. 身心状况

（1）局部表现:根据损伤程度分为四度。Ⅰ度:损伤皮肤表皮层,受冻皮肤红肿、充血,自觉痒或灼痛。症状多在数日后消失,愈合后除表皮脱离外,不留瘢痕。Ⅱ度:损伤皮肤真皮层,局部肿胀明显,感觉迟钝,出现水疱,2～3 周后干燥结痂,少有瘢痕。Ⅲ度:损伤达皮肤全层或皮下组织,出现水疱或血性水疱,局部皮肤有苍白变为黑色而发生坏死,感觉丧失。4～6 周后坏死组织脱落形成肉芽创面,愈合缓慢且留有瘢痕。Ⅳ度:损伤达皮下、肌肉、骨骼等。创面周围肿胀、死灰色,通常呈干性坏疽,感觉完全丧失,对复温无反应,感染后则变成湿性坏疽。

（2）全身表现:早期表现为寒战、疲乏、无力、皮肤苍白、发绀等;继而出现肢体僵硬、麻木;严重者出现意识障碍、休克、心律失常,甚至呼吸骤停、心脏停搏。

（3）心理状况:患者因担心预后可出现忧虑、悲伤、恐惧等心理变化。

3. 辅助检查 并发感染时,白细胞计数增高;可出现水、电解质、酸碱平衡失调;当出现重要脏器受累时,可出现相关检查异常。

（二）护理措施

1. 急救护理 速使患者脱离低温环境和冰冻物体。衣服、鞋袜等冻结不易解脱者,不可勉强,可立即用温水(40℃左右)使冰冻融化后脱下或剪开。迅速复温是急救的关键,但勿用火炉烘烤。快速复温方法是:用 40～42℃ 温水浸泡肢体或浸浴全身,水量要足够,要求在 15～30 分钟内使体温迅速提高至接近正常。温水浸泡至肢端转红润,皮温达 36℃左右为度。浸泡过久会增加组织代谢,反而不利于恢复。浸泡时可轻轻按摩未损伤的部分,帮助改善血循环。对心跳呼吸骤停者要施行心脏按压和人工呼吸。

2. 局部护理 抬高患肢,适当制动;Ⅰ度冻伤,保持局部干燥;Ⅱ度冻伤,创面消毒、较大水疱抽瘪后,用无菌敷料保暖性包扎;Ⅲ度、Ⅳ度冻伤,应先暴露创面,保持其干燥,待坏死组织与健康组织分界清楚时,做好切除坏死组织的手术准备,术后协助做好换药或植皮治疗。

3. 全身护理 复温后继续保暖。给予高热量、高蛋白、高维生素饮食,输液维持水电解质和酸碱平衡;必要时给予肠内或肠外营养支持。遵医嘱给予抗生素、TAT,以防治感染;给予抗凝剂、低分子右旋糖酐、血管扩张剂等,以抗凝和扩张血管,防止血栓形成。积极防治休

考点:冻伤患者的临床表现

考点:冻伤患者的急救护理

克、多器官功能损害等。

4. 病情观察　经复温和复苏后,严密观察患者意识、生命体征、尿量等;定时复查血常规、肝肾功能、电解质等。

5. 心理护理　冷伤后患者出现不适,创面经久不愈,严重者出现肢体残缺,护理人员应注意观察患者的心理动态,积极引导,给予关心、爱护、鼓励,树立患者康复的信心。

四、咬伤患者的护理

1. 犬咬伤患者的护理　随着生活水平的不断提高,养宠物的人越来越多,被犬咬伤的发生率也相应增加。咬伤人的犬若感染狂犬病病毒,则被咬伤者可发生狂犬病,又名恐水症。

(1) 局部处理:①清创:犬咬伤后伤口小而浅者,仅用碘酊、乙醇进行消毒后包扎即可;其余均应立即行清创术:用大量 0.9% 氯化钠溶液、0.1% 苯扎溴铵溶液剂、3% 过氧化氢溶液反复冲洗伤口,必要时稍扩大伤口,并用力挤压周围软组织,设法将沾污在伤口上的犬的涎液和伤口血液冲洗干净,不缝合,以利引流。②用狂犬病免疫球蛋白(20U/kg)在伤口周围做浸润注射。③伤口的延迟处理:若咬伤 1～2 天或更长时间,或伤口已经结痂,也必须将结痂去掉后按上述方法处理。 考点:犬咬伤后创面的处理

(2) 全身治疗:①免疫治疗:伤后及早注射狂犬病疫苗进行主动免疫。方法:在伤后第 3、7 天皮内注射 2 点(每点 0.1ml),第 14、28 天再分别皮内注射 1 点。抗狂犬病血清或狂犬病免疫球蛋白能中和体液中游离的狂犬病病毒。若不能排除狂犬病者,应尽早使用。若曾经接受过主动免疫,则咬伤后不需要被动免疫治疗,仅在伤后当天与第 3 天强化主动免疫各一次。②防治感染:常规使用破伤风抗毒素注射液,预防破伤风的发生,应用抗菌药物防止伤口感染的发生。

(3) 健康指导:教育人们加强对犬的管理,同时加强防范意识,一旦被犬咬伤及时到医院处理。

2. 毒蛇咬伤患者的护理

(1) 急救护理:①稳定情绪,伤肢休息:蛇咬伤后应保持镇静,就地休息或搀扶缓行,忌惊慌奔跑。肢体制动和放低后运送,可减少毒素吸收和扩散。②绑扎伤肢,减少毒液吸收:立即在距伤口 5～10cm 近心端处用绳带、止血带或手帕等绑扎,每 20～30 分钟松开 1～2 分钟。③排除伤口内毒液:用手挤压伤口周围,将毒液挤出。有条件时可用消毒的尖头刀在两牙痕之间切开伤口,以利于毒液流出。紧急情况时可用口直接吸吮排毒,但有口腔黏膜破损或龋齿者勿用此法,以免中毒。 考点:毒蛇咬伤后急救护理

(2) 伤口护理:保持伤肢下垂,尽快清创排毒,以牙痕为中心做"＋"字形切口,切开皮肤用手由上至下挤压伤口周围,将毒液挤出;使用等渗盐水、1∶5000 高锰酸钾溶液或 3% 过氧化氢溶液反复冲洗伤口;也可在伤口局部注射胰蛋白酶,破坏蛇毒蛋白质,或者局部降温冰敷减缓毒素吸收。 考点:毒蛇咬伤后伤口护理

(3) 全身治疗的护理:使用解蛇毒中成药,常用有南通蛇药、上海蛇药、广州蛇药等,可口服也可局部敷贴;使用抗蛇毒血清,能中和蛇毒,是毒蛇咬伤的特效解毒药,用药前需做过敏试验;快速大量输液或使用速尿、甘露醇等利尿,促使体内蛇毒排出,保护肾功能;常规使用破伤风抗毒素和抗生素防治感染;积极改善出血倾向,抗休克或治疗心、肺、肾功能障碍等。

(4) 心理护理:被蛇咬伤后患者多紧张、焦虑、恐惧,应多安慰患者,稳定患者情绪,消除其紧张和恐惧心理,以取得患者的配合。

(5) 健康指导:提高防范意识,尽量避免到可能有毒蛇出没之处,宣传自救、互救知识。

案例 6-1 分析

1. 患者达到特重度烧伤,依据为:患者Ⅱ度烧伤面积达到身体 60％。

2. 护理措施

(1) 生活护理:安排单人隔离病室,并严格执行消毒隔离制度;病室保持凉爽舒适,温度维持 28～32℃,湿度 30％～50％;协助患者翻身,注意创面保护;加强营养,必要时实施肠外营养。

(2) 患者烧伤面积巨大,现阶段主要是扩容补液,防止休克。

1) 第一个 24 小时补液总量:$60×50×1.5＋2000＝6500ml$;其中胶体$＝60×50×0.75＝2250ml$,电解质液$＝60×50×0.75＝2250ml$,水分$＝2000ml$。

2) 液体疗法过程中需严密监测患者的意识、尿量、血压、脉搏、中心静脉压等。

(3) 创面护理:患者烧伤面积巨大,可考虑创面采用暴露疗法,注意做好创面的保护,局部涂抹磺胺嘧啶银等;及时清理创面渗出物、坏死组织、脓液;创面比较深、愈合困难部可采取切痂、削痂和植皮,应做好植皮手术前后护理工作。

(4) 防治感染:遵医嘱应用抗生素,注射 TAT,做好消毒隔离工作。

(5) 心理护理:加强与患者交流与沟通,给予患者热心关怀、理解、同情。

 小结

本章重点是化脓性感染、破伤风、创伤和烧伤患者的护理评估与护理措施。

化脓性感染其主要表现为局部红、肿、热、痛,全身表现为寒战、高热、头痛、食欲减退等。护理措施主要包括局部护理,如抬高患肢、局部制动、理疗、外用药物、伤口引流等;全身护理主要是合理使用抗生素、对症支持治疗。破伤风是破伤风杆菌引起的一种特异性感染,其主要特点是引起全身肌肉的阵发性痉挛。护理措施主要包括:隔离患者,减少刺激;遵医嘱给予镇静解痉治疗;使用 3％过氧化氢溶液彻底清洗伤口;加强抗感染及对症支持治疗;以破伤风类毒素进行主动免疫,以破伤风抗毒进行被动免疫。创伤和烧伤患者的护理措施包括:配合紧急救护、防治休克,抢救生命;配合手术治疗,做好术前术后护理;使用抗生素和 TAT,预防感染;提供生活照顾,做好营养支持,维持正常代谢;指导功能锻炼,防止畸形和功能障碍。

自测题

A_1 型题

1. 下列有接触传染性的是(　　)

　A. 丹毒　　　　　B. 疖

　C. 急性蜂窝织炎　D. 痈

　E. 急性淋巴结炎

2. 脓肿已形成,应及时(　　)

　A. 理疗、热敷

　B. 联合加大量用抗生素

　C. 外敷消炎药

　D. 切开引流

　E. 切除脓肿

3. 全身感染用抗生素哪项不对(　　)

　A. 等细菌培养结果出来再用

　B. 早期大量应用

　C. 静脉给药为主

　D. 根据药敏结果选择用药

　E. 联合用药

4. 破伤风最初出现痉挛的肌肉是(　　)

　A. 咀嚼肌　　　　B. 面肌

　C. 颈项肌　　　　D. 背肌

　E. 四肢肌群

5. 破伤风伤口冲洗最重要的药液是(　　)

　A. 0.9％氯化钠溶液

　B. 0.1％新洁尔灭溶液(苯扎溴铵)

　C. 0.3％过氧化氢溶液

　D. 0.1％依沙吖啶溶液

　E. 0.02％呋喃西林溶液

6. 破伤风注射 TAT 的作用(　　)

　A. 杀死破伤风杆菌

　B. 清除毒素来源

　C. 中和游离毒素

　D. 中和与神经结合的毒素

E. 阻止毒素合成

7. 易引起肾衰的损伤是（　　）
   A. 火器伤
   B. 撕脱伤
   C. 裂伤
   D. 挤压伤
   E. 切割伤

8. 烧伤3天以后的主要致死原因是（　　）
   A. 休克
   B. 心衰
   C. 感染
   D. 肾衰
   E. 水电解质紊乱

9. 大面积烧伤患者，采用暴露疗法，要求室温保持在（　　）
   A. 18～20℃
   B. 20～22℃
   C. 22～24℃
   D. 28～32℃
   E. 32～34℃

10. 成年男性，躯干前后面，会阴部烫伤，均为Ⅱ度，面积为（　　）
    A. 26%
    B. 27%
    C. 28%
    D. 13%
    E. 14%

11. 毒蛇咬伤后，患者平卧，其伤肢应（　　）
    A. 保持下垂位
    B. 平置
    C. 抬高
    D. 功能位
    E. 舒适位置

A₂型题

12. 患者2天前因车祸右下肢被车轮碾压成开放性骨折。现伤处疼痛剧烈，周围肿胀严重，皮肤有少许小水疱，伤口流出恶臭血液，局部紫红色，初步诊断为（　　）
    A. 急性蜂窝织炎
    B. 气性坏疽
    C. 败血症
    D. 丹毒
    E. 脓肿

13. 患者，男，30岁，发现鼻部疖，挤压后出现寒战、高热、头痛、眼周红肿，应考虑并发（　　）
    A. 海绵窦炎
    B. 急性蜂窝织炎
    C. 菌血症
    D. 脓血症
    E. 败血症

14. 患者，男，60岁，足部外伤2天后右小腿内侧皮肤发红，呈鲜红色，中央淡，与正常皮肤分界清楚，局部有烧灼样痛，无波动感，应诊断为（　　）

A. 痈
B. 丹毒
C. 急性蜂窝织炎
D. 急性淋巴管炎
E. 疖

15. 一大面积烧伤患者，补液后血压80/72mmHg，尿量20ml/h，中心静脉压4cmH₂O，表示患者仍有（　　）
    A. 心肌受损
    B. 肾功能受损
    C. 血容量不足
    D. 肺水肿
    E. 补液过量

16. 一成人双小腿烧伤，大水疱，疱皮薄，基底潮红，剧痛，应诊断为（　　）
    A. 6.5%深Ⅱ度
    B. 6.5%浅Ⅱ度烧伤
    C. 7%浅Ⅱ度
    D. 7%深Ⅱ度
    E. 13%浅Ⅱ度

17. 患者，男，30岁。足部被钉子刺伤后发生破伤风，出现肌肉阵发性痉挛，控制痉挛的最重要护理措施是（　　）
    A. 住单人隔离病房
    B. 限制亲属探视
    C. 避免声光刺激
    D. 定时使用镇静剂
    E. 注射破伤风抗毒素

18. 一烧伤患者，体重50kg，Ⅱ度以上烧伤面积80%，第一个24小时补液量为（　　）
    A. 4000ml
    B. 5000ml
    C. 6000ml
    D. 7000ml
    E. 8000ml

19. 某患者由高处跌下，引起骨盆骨折，左肱骨骨折及右股骨开放性骨折，伤口正在大量出血，急救时首选（　　）
    A. 抗休克
    B. 加压包扎止血
    C. 骨折复位
    D. 清创缝合
    E. 骨折临时固定

20. 某患者发现背部有一小片状压痛区，未在意，之后局部肿痛，日渐加重，伴畏寒、发热。查体：背上部有一直径8cm紫红浸润区，中央有多个小白点，应考虑为（　　）
    A. 疖
    B. 疖病
    C. 痈
    D. 急性蜂窝织炎
    E. 脓肿

（曾　健）

第7章

呼吸系统疾病患者的护理

呼吸系统是机体与外界进行气体交换的管道系统,包括鼻、咽、喉、气管、支气管和肺。常见的呼吸系统疾病有肺炎、慢性阻塞性肺疾病、慢性肺源性心脏病、肺结核和肺癌等。在我国呼吸系统疾病是严重危害人民健康的常见病、多发病。许多疾病呈慢性病程,病死率高。2009年全国部分市县前十位主要疾病死亡原因的统计数据显示:呼吸系统疾病(不包括肺癌)在城市和农村人口的死亡原因中均占第四位。

第1节　呼吸系统疾病患者常见症状的护理

一、咳嗽、咳痰的护理

咳嗽是呼吸道黏膜受刺激引起的一种防御动作,以清除呼吸道内的分泌物和异物。咳痰是借助支气管平滑肌的收缩及咳嗽反射,将呼吸道分泌物从口腔排出体外的动作。咳嗽无痰或痰量甚少称干性咳嗽(干咳);咳嗽伴有痰液称湿性咳嗽。

> **链接**
>
> **咳嗽性晕厥**
>
> 咳嗽性晕厥主要发生于男性慢支或哮喘患者。表现为一阵剧烈的咳嗽后,患者突然感到全身明显软弱无力,继而发生短暂意识丧失。一般认为与胸膜腔内压增高,静脉回心血量减少引起的一过性脑缺血有关。

(一)护理评估

1. 致病因素　最常见的是呼吸系统感染性疾病,如支气管炎、肺炎、肺结核、胸膜炎等;理化因素、过敏因素、异物、肿瘤、药物、循环系统疾病引起的肺淤血、肺水肿等亦可引起。

2. 身心状况

(1)症状评估:注意咳嗽的性质、时间、音色及与体位变化有无关系等;痰液的颜色、气味、量、性质及是否容易咳出;有无伴随症状。

(2)护理体检:观察患者的生命体征、意识状态、呼吸频率和深度,有无桶状胸,有无异常呼吸音等。

(3)心理状态:咳嗽、咳痰导致失眠、胸痛,而产生苦闷、焦虑等不良反应。

3. 辅助检查　查看血常规、肺功能测定和血气分析及痰检致病菌及药敏试验等结果;了解胸部X线或CT检查结果以确定病变的部位、范围、性质。

(二)护理问题

1. 清理呼吸道无效　与呼吸道分泌物增多、无效咳嗽、咳痰黏稠、疲乏、胸痛、意识障碍

56

等有关。

2. 有窒息的危险　与意识障碍、无力排痰、呼吸道分泌物增多阻塞大气道有关。

（三）护理目标

患者能有效咳嗽，痰量减少，易咳出；患者能采用合适的方法排出痰液，不发生窒息。

（四）护理措施

1. 生活护理

（1）改善环境：保持室内整洁、舒适，减少不良刺激，病房空气新鲜流通，温度保持在18～22℃，湿度控制在50％～60％。告知吸烟者戒烟；避免接触尘埃、烟雾、花粉及刺激性气体等。冷天外出时戴口罩，以减轻冷空气刺激。

（2）饮食护理：给予高蛋白、高维生素，足够热量的饮食，避免油腻及刺激性的食物；多饮水，每日饮水1500ml以上，以稀释痰液。保持口腔卫生，每日清洁口腔2次。

（3）休息与体位：保证足够的休息，以恢复患者的体力；采取合适的体位并经常变化体位，以利于痰液的咳出。

2. 心理护理　加强巡视，安慰患者，以缓解其紧张、焦躁情绪。

3. 配合治疗

（1）促进排痰：

1）指导有效咳嗽：适用于神志清醒，一般情况良好、能配合的无效咳嗽患者。正确方法：**考点：**促进
①患者取舒适体位，如身体前倾坐立位。②进行5～6次深而缓慢的腹式呼吸。③深吸气末　排痰的方法
保持张口状，连续咳嗽数次，使痰液松动移动到咽部，同时将双手按压在上腹部，增加腹内压的同时用力咳嗽将痰排出。

2）胸部叩击：适用于久病体弱、长期卧床、排痰无力者，定时进行胸部叩击。禁用于未经引流的气胸、肋骨骨折、肺水肿、咯血及低血压等患者。方法：①明确病变部位。②单层薄布保护胸部。③患者侧卧位或坐位。④叩击者手指并拢弯曲，拇指紧靠示指，手呈覆碗状，肩部放松，以手腕力量，从肺底自下而上、由外向内、迅速而有节律地叩击胸壁；每次叩击10分钟左右；要边拍边鼓励患者咳嗽、咳痰。注意事项：①避开乳房、心脏、骨突部位。②宜在餐前30分钟或餐后2小时进行。

3）湿化和雾化疗法：适用于痰液黏稠和排痰困难的患者。

4）体位引流：适用于痰量较多、呼吸功能尚好的患者（详见本章第5节）。

5）机械吸痰：适用于痰液黏稠无力咳出、意识不清或排痰困难者。可经口、鼻腔、气管或气管切开处进行负压吸痰。每次吸痰时间少于15秒，2次抽吸间隔时间大于3分钟。吸痰前、中、后适当提高吸氧浓度，避免引起低氧血症。

（2）药物治疗：遵医嘱给予抗生素、止咳药和祛痰药等。用药过程中要观察疗效和副作用。老年体弱、排痰困难者勿自行服用强镇咳药。

4. 病情观察　观察患者的表情、神志、生命体征及咳嗽、咳痰情况。如患者突然出现烦躁、面色苍白或发绀、出冷汗、呼吸急促、咽喉部明显的痰鸣音，应警惕窒息的发生。

5. 健康指导　教会患者识别并避免诱因，减少环境不良刺激，戒烟；指导患者营养供给与水分补充；指导患者及家属掌握正确的排痰方法，避免发生窒息。按医嘱服药并注意药物的副作用。

（五）护理评价

患者能否有效地咳出痰液，保持呼吸道通畅；患者是否能采取合适的排痰措施，未发生窒息。

二、肺源性呼吸困难的护理

考点:肺源性呼吸困难的类型

呼吸困难是指患者主观感觉空气不足、呼吸费力;客观上表现为呼吸频率、深度和节律的改变,辅助呼吸肌参与呼吸运动,严重者可呈端坐呼吸。肺源性呼吸困难是指呼吸系统疾病引起的呼吸困难,有吸气性、呼气性和混合性呼吸困难3种类型。

（一）护理评估

1. 致病因素 气管或支气管炎症及异物、支气管哮喘、慢性阻塞性肺疾病、肺结核、肺炎、胸腔积液和气胸等。

2. 身心状况

（1）症状评估:吸气性、呼气性和混合性呼吸困难的原因及临床特点鉴别(表7-1)。

表7-1 肺源性呼吸困难的类型、原因及临床特点

类型	常见原因	临床特点
吸气性呼吸困难	喉、气管、大气管的炎症、水肿、异物、肿瘤或痉挛等	吸气困难,吸气时间延长,可伴有干咳及高调的哮鸣音,严重者出现"三凹征"(胸骨上窝、锁骨上窝和肋间隙)
呼气性呼吸困难	小支气管痉挛或狭窄、肺泡弹性降低	呼气费劲,呼气时间延长,常有哮鸣音
混合性呼吸困难	广泛肺部病变或肺组织受压,呼吸面积减少	吸气和呼气均费劲,呼吸频率增快、变浅,呼吸音减弱或消失

考点:吸气"三凹征"

（2）护理体检:呼吸的频率、深度和节律,有无口唇发绀、张口呼吸,有无异常呼吸音及"三凹征"。

（3）心理状态:呼吸困难可使患者及家属表现为紧张不安、抑郁、焦虑或恐惧等。

3. 辅助检查 肺功能测定和血气分析结果可判断呼吸困难和缺氧的程度。胸部X线或CT检查结果可确定病变的部位、范围、性质。

（二）护理问题

1. 气体交换受损 与呼吸面积减少、换气功能障碍有关。

2. 低效性呼吸型态 与气道狭窄、心肺功能不全有关。

（三）护理目标

患者能维持足够的气体交换量,呼吸困难减轻;学会有效呼吸技术。

（四）护理措施

1. 生活护理

（1）改善环境:保持室内整洁、舒适,减少不良刺激。

（2）饮食护理:选择富含维生素、易消化的食物,保证足够的热量。避免进食产气的食物。对张口呼吸、痰液黏稠者,给予补充足够的水分。

（3）休息与体位:严重呼吸困难患者应尽量减少活动。病情许可时,要鼓励患者有计划地增加活动量,以保持和改善肺功能。帮助患者采取舒适的体位,一般采取身体前倾坐位或半卧位。

2. 心理护理 陪伴并安慰患者,使患者保持稳定的情绪,防止因情绪波动和心理恐惧而加重呼吸困难。

3. 配合治疗

（1）氧疗:合理氧疗是纠正缺氧、缓解呼吸困难最有效的措施(详见本章第3节)。

（2）用药护理：遵医嘱给予支气管舒张剂、镇静剂等，以缓解呼吸困难、促进睡眠。用药过程中观察疗效和副作用。

4. 病情观察　观察患者的神志、呼吸频率和节律，呼吸困难和缺氧的程度。

5. 健康指导　告知患者可能导致呼吸困难的原因；减少环境不良刺激、戒烟；指导患者营养供给与水分补充；适当休息，避免劳累；坚持呼吸功能锻炼；按医嘱服药并注意药物的副作用。

（五）护理评价

患者呼吸困难程度有无减轻；患者是否学会有效呼吸技术。

三、咯血的护理

咯血是指喉部以下呼吸道或肺组织出血并经口腔排出。

（一）护理评估

1. 致病因素　肺结核、肺炎、支气管扩张、原发性支气管肺癌等，其中以肺结核最常见。此外，风湿性二尖瓣狭窄、肺梗死、血液系统疾病等亦可引起。

2. 身心状况

（1）咯血的程度：24h 咯血量＜100ml 为小量咯血；达 100～500ml 为中等量咯血；＞500ml/d 或一次＞300ml 为大咯血。

考点：大咯血的判断标准

（2）伴随症状：可有头晕、乏力、冷汗、血压下降、脉搏细速等循环血量不足的表现。若患者出现咯血不畅、胸闷气促、喉头痰鸣音等症状时，应警惕窒息先兆；若出现表情恐怖、张口瞪目、大汗淋漓、唇指发绀、意识障碍等表现，说明窒息已经发生。

考点：大咯血窒息的表现

（3）心理状态：无论咯血量多少，患者都会有不同程度的紧张与恐惧。大量咯血的患者，可因过度恐惧而发生晕厥。持续咯血的患者，常有坐卧不安、失眠、多梦等。

3. 辅助检查　了解红细胞、血红蛋白含量、血细胞比容以估计出血量的多少。查血小板计数、凝血功能以判断引起咯血的原因。胸部 X 线或 CT 检查可了解病变的部位和范围。

（二）护理问题

1. 恐惧　与突然大咯血或反复咯血不止有关。

2. 潜在并发症　窒息。

（三）护理目标

咯血得到及时控制；患者恐惧感减轻或消失。

（四）护理措施

1. 生活护理

（1）改善环境：保持室内整洁、舒适，减少不良刺激。

（2）饮食护理：大量咯血者暂禁食；小量咯血者进少量温凉或流质饮食。可多饮水，并多食含纤维素食物，以保持大便通畅，避免排便时腹压增加而引起再度咯血。

（3）休息与体位：小量咯血者适当休息，不必特殊处理。大量咯血者，绝对卧床休息，取平卧位，头偏向一侧，或取患侧卧位，以减少患肺的活动度，促进健肺的通气功能。

（4）口腔护理：保持口腔卫生，防止因口腔异味引起恶心诱发再度咯血。

2. 心理护理　向患者说明咯血与疾病的严重程度不成正比。陪伴并安慰患者，使患者有安全感。随时移去被血液污染的物品，及时清除咯出的血液，以减少对患者的刺激。

3. 配合治疗

（1）保持呼吸道通畅：告知患者咯血时一定不要屏气，应轻轻地将血液咯出，以免诱发喉头痉挛，血液引流不畅形成血块导致窒息。一旦出现窒息先兆，应立即置患者头低足高位，轻拍背部，迅速排出气道内的血块，并用手指套上纱布将咽喉、鼻部血块清除，必要时用吸痰器进行机械吸引，并做好气管插管和气管切开的准备工作。

（2）吸氧：一般给予中等浓度或高浓度吸氧。

（3）药物治疗：遵医嘱给予止咳药、镇静剂、垂体后叶素等。垂体后叶素是治疗咯血的首选药物，高血压、冠心病患者及孕妇禁用，主要不良反应有头痛、恶心、心悸、面色苍白、有排便感等，使用时要注意剂量、控制滴速。

4. 病情观察　患者有无失血性休克、窒息先兆和窒息的表现。

5. 健康指导

（1）大量咯血停止后，可进温凉或流质饮食、易消化的、高营养的软食。

（2）病情稳定后不宜立即起床活动，可先在床上坐起，以后逐步增加活动量。

（3）当出现咯血不畅、胸闷气促、喉头痰鸣音等窒息先兆时，应及时求得医护救助；出现咯血时，轻轻将血咳出，不要屏气，以防窒息。

（五）护理评价

咯血是否逐步减少，情绪是否稳定，有无窒息的发生。

四、胸痛的护理

胸痛是指胸部的感觉神经纤维受到某些因素刺激后，产生冲动传至大脑皮质的感觉中枢而引起的局部疼痛。胸痛的程度与病情轻重不一定一致。

（一）护理评估

1. 致病因素　胸痛主要由胸部疾病所致。呼吸系统疾病主要有胸膜炎、胸膜肿瘤、自发性气胸、肺炎、原发肺癌等；胸壁疾病有肋骨骨折、带状疱疹等，以及心血管疾病和纵隔疾病等。

2. 身心状况

（1）胸痛的特征：胸膜病变引起的疼痛多位于患侧腋前线及腋中线附近，有深压痛，在深吸气或咳嗽时加剧，屏气时减轻；胸壁炎症性病变，局部可有红肿热痛；带状疱疹疼痛沿肋间神经分布，呈刀割样痛或灼痛。

（2）伴随状况：可有发热、咳嗽、咯血、呼吸困难、发绀、心悸、休克等。

（3）心理状态：胸痛会影响休息、饮食和睡眠，从而出现烦躁不安、焦虑等心理反应。

3. 辅助检查　心脏彩超及胸部 X 线或 CT 检查结果等，可协助诊断。

（二）护理问题

疼痛：胸痛　与病变累及胸膜、肋骨、胸骨及肋间神经有关。

（三）护理目标

胸痛减轻或消失。

（四）护理措施

1. 生活护理

（1）改善环境：保持室内整洁、舒适，减少不良刺激。

（2）休息与体位：协助患者取舒适体位。胸膜炎、肺结核患者多取患侧卧位,可减轻胸痛,有利于健侧肺呼吸。

2. 心理护理　解释胸痛的原因,减轻其紧张不安感。

3. 配合治疗　①指导患者在咳嗽或深呼吸时用手按压疼痛部位制动。②胸痛因活动加重者可采用固定患侧胸廓(包括用宽胶布或胸带固定等)。③局部湿敷或肋间神经封闭疗法。④指导患者采取放松疗法,如局部按摩、听音乐等。⑤胸痛剧烈者可遵医嘱给予麻醉性镇静剂。

4. 病情观察　胸痛发作的时间、部位、性质、程度及诱因。

5. 健康指导　教会患者自我缓解疼痛的方法。

（五）护理评价

患者胸痛是否减轻或缓解。

第2节　急性上呼吸道感染患者的护理

急性上呼吸道感染是指鼻腔、咽或喉部的急性炎症。多数是由病毒引起,少数是细菌感染所致。临床上可表现为:①普通感冒。②病毒性咽炎和喉炎。③疱疹性咽峡炎。④咽结膜热。⑤细菌性咽-扁桃体炎。发病率与性别、职业和地区无关,一般病情较轻,病程较短,预后好。

（一）护理评估

1. 致病因素

（1）病因:急性上呼吸道感染 70%～80% 由病毒感染引起。主要包括流感病毒、副流感病毒、呼吸道合胞病毒、腺病毒、鼻病毒和柯萨奇病毒等。细菌感染可直接或继发于病毒感染之后,以溶血性链球菌最为多见,其次为流感嗜血杆菌、肺炎球菌和葡萄球菌等。

（2）诱因:受凉、淋雨、过度疲劳或紧张等可使全身或呼吸道局部防御功能降低的因素均可诱发本病。老幼体弱或呼吸道有慢性炎症者更易发病。

2. 身心状况

（1）症状评估:有无喷嚏、鼻塞、流清水样鼻涕;有无声音嘶哑、咽部发痒、咽痛;有无咳嗽、咳痰、畏寒、发热;是否伴有乏力、头痛、全身酸痛等表现。有无其他器官的并发症,如鼻窦炎、中耳炎、支气管炎、病毒性心肌炎、肾小球肾炎等疾病的临床表现。

（2）护理体检:检查鼻腔黏膜、咽部有无充血、水肿、分泌物,扁桃体有无肿大、表面有无渗液,颌下淋巴结有无肿大和触痛;有无鼻窦压痛、流脓等并发症的体征。

（3）并发症:可并发鼻窦炎、中耳炎、支气管炎,部分患者可继发病毒性心肌炎、肾小球肾炎、风湿热等。

（4）心理状态:患者可因鼻塞、发热、全身酸痛等症状影响休息和睡眠,造成身体疲惫不堪,使工作效率下降而产生心情急躁。若出现中耳炎、支气管炎、心肌炎、肾小球肾炎等并发症时可产生焦虑反应。

3. 辅助检查

（1）血常规:病毒感染白细胞总数可正常或偏低,淋巴细胞比例升高。细菌感染可见白细胞总数和中性粒细胞增多,并可有核左移现象。

（2）病原学检查：病毒分离、病毒抗原血清学检查等，有利于判断病毒类型。细菌培养可以判断感染的细菌类型和进行药物敏感试验以指导临床用药。

（二）护理问题

1. **体温过高**　与病毒和（或）细菌感染有关。
2. **疼痛**　与病毒和（或）细菌感染有关。
3. **潜在并发症**　鼻窦炎、支气管炎、风湿热、肾小球肾炎、心肌炎等。

（三）护理目标

患者体温控制在正常范围；患者头痛症状减轻或消失。

（四）护理措施

1. 生活护理

（1）环境和休息：保持室内空气新鲜流通，室温控制在18～22℃，湿度在50%～60%；告知患者适当减少活动量、多休息，症状明显时及高热期间应卧床休息。

（2）饮食护理：给予清淡、高热量、丰富维生素、易消化的食物，鼓励患者多饮水，避免进食刺激性食物，禁烟、禁酒。

（3）注意口腔卫生：防止因唾液分泌减少、机体抵抗力下降引起的口腔黏膜损害或口腔感染，应告知患者进食后漱口，加强口腔护理。

（4）防止交叉感染：注意隔离患者，减少探视，避免交叉感染。患者咳嗽或打喷嚏的时候应避免对着他人。患者使用的餐具、痰盂等生活用具应按规定消毒。

2. 心理护理　与患者多交谈、多沟通，了解患者的心理反应，安慰患者以减轻或消除其不良情绪反应。但对疾病认识不足者应告知可能产生的并发症，让患者重视。

3. 配合治疗

（1）对症护理：患者高热时指导患者多喝水。体温大于38.5℃时给予物理降温，并注意密切监测体温变化，必要时遵医嘱给予药物降温。咽痛、声音嘶哑者可用淡盐水含漱或消炎喉片含服，局部雾化吸入。

（2）抗病毒药物治疗：早期应用抗病毒药物有一定的效果，可选用利巴韦林，注意观察药物的不良反应。

（3）抗菌药物治疗：细菌感染者可根据病原菌选用敏感的抗菌药物。常选用青霉素、大环内酯类、喹诺酮类或头孢菌素抗菌药。注意观察药物的不良反应。

（4）中医治疗：可服用小柴胡冲剂和板蓝根冲剂等。

4. 病情观察　观察呼吸道局部症状和全身症状的情况，及时发现并发症。

5. 健康指导

（1）生活规律、劳逸结合，帮助患者及家属掌握上呼吸道感染的常见诱因，避免受凉、过度疲劳，注意保暖；保持室内空气清新；在高发季节少去人群密集的公共场所；戒烟。

（2）积极开展体育锻炼，提高机体抵抗能力，增强机体耐寒能力。

（五）护理评价

患者体温是否控制在正常范围；头痛有无减轻或消失。患者是否掌握有关疾病的知识及日常生活中能识别诱发因素。

第 3 节　慢性支气管炎、阻塞性肺气肿和肺源性心脏病患者的护理

> **链接**
>
> **烟瘾与戒烟**
>
> 吸烟易于成瘾的原因是心理性依赖和药物性依赖。心理性依赖是手指间夹着烟、口唇间叼着烟的习惯动作等,药物性依赖主要是对尼古丁的依赖性。戒烟后由于血中尼古丁水平的降低会出现烟草戒断症状,表现为对烟草的渴求、焦虑、易激惹、不安、失眠、咳嗽、口腔溃疡、思想难以集中等,这些症状在戒烟后数小时内出现,几天之间达到高峰,一般持续 4 周。但这些症状并非不可忍受,只要戒烟者有决心、有毅力克服暂时的不适,最终戒烟是会成功的。

慢性支气管炎(简称慢支)是发生于支气管黏膜及其周围组织的慢性非特异性炎性疾病。临床特征是病程长、迁延不愈,且反复发作;长期咳、痰、喘是其主要的临床症状,且上述症状每年至少持续 3 个月,连续两年以上者,并能除外其他心、肺疾病为诊断本病的标准。晚期可并发阻塞性肺气肿和慢性肺源性心脏病。本病以老年人多见,好发于冬春季节。当慢性支气管炎或肺气肿患者的病情加重到一定程度,肺功能检查出现气流受限,并且不能完全可逆时,则诊断为慢性阻塞性肺疾病(chronic obstructive pulmonary diseases,COPD)。

肺气肿是指末梢肺组织(呼吸性细支气管、肺泡管、肺泡囊和肺泡)因含气量过多呈持久性扩张并伴有肺泡间隔破坏。阻塞性肺气肿最主要的原因是慢支,典型临床表现是逐渐加重的呼吸困难和肺气肿体征。

慢性肺源性心脏病是由于肺、胸廓或肺动脉血管慢性病变所致的肺循环阻力增加、肺动脉高压,进而导致右心室肥厚、心腔扩大为特征的心脏病,简称肺心病。在我国肺心病首位病因是 COPD。引起慢性肺源性心脏病共同的关键环节是肺动脉高压。

(一) 护理评估

1. 致病因素

(1) 吸烟:是慢支发生的重要危险因素。吸烟者患病率较不吸烟者高 2～10 倍,且与吸烟量成正比。香烟烟雾中含有焦油、尼古丁、镉等有害物质,能损伤呼吸道黏膜,降低呼吸道黏膜的自净和防御功能,同时又可刺激小气道发生痉挛,增加气道阻力,易继发感染。

> 考点:COPD 的重要危险因素

(2) 感染因素:凡能引起上呼吸道感染的病毒和细菌在慢支病变的发展过程中都可起重要作用。感染是 COPD 急性加重的最常见原因。

(3) 空气污染与过敏因素:大气污染与慢支之间有明显的因果关系。过敏因素,如花粉、尘埃、烟草等过敏可引起本病的发生。

(4) 气候因素:特别是寒冷的空气能使气道净化作用降低。

2. 身心状况

(1) 症状:起病缓慢,病程长,反复发作,逐渐加重是本病特点。慢支主要症状有:慢性咳嗽、咳白色黏液或泡沫痰(合并感染时为黄色脓痰)、气短。慢支患者在咳嗽、咳痰基础之上出现逐渐加重的呼吸困难提示已经发生了肺气肿。

> 考点:肺气肿典型临床表现和体征

(2) 体征:早期不明显,随着病情进展出现桶状胸、语颤减弱、叩诊呈过清音、两肺呼吸音减弱、呼气延长等(肺气肿体征),剑突下心尖冲动、肺动脉瓣区第二心音亢进等(肺心病体

征），肺部听诊常有干、湿啰音，发绀等。

（3）分期：

1）COPD分为急性加重期和稳定期。①急性加重期：短期内出现气急加重、咳嗽加剧、痰量增多，呈脓性或黏液脓性痰，可伴有发热等。②稳定期：咳嗽、咳痰、气短等症状稳定或减轻。

2）肺心病分为代偿期和失代偿期。①肺、心功能代偿期：主要是COPD的表现，心功能良好。原发病的表现有咳嗽、咳痰、呼吸困难、乏力。急性感染可使以上症状加重。出现剑突下心脏搏动、肺动脉瓣区第二心音亢进。②肺、心功能失代偿期：常因急性感染而诱发，出现右心衰竭和呼吸衰竭。右心衰竭的表现为气促更明显、心悸、腹胀、恶心、尿少等。体检发绀明显、颈静脉怒张、肝脏肿大、下肢水肿，严重者有腹水征。呼吸衰竭多为Ⅱ型呼衰，表现为呼吸困难加重，发绀明显。常有头痛、夜间失眠、白天嗜睡，甚至出现球结膜充血、昏迷、抽搐等肺性脑病的表现。肺性脑病是肺心病死亡的首要原因。

考点： 肺性脑病的表现

（4）并发症：自发性气胸、肺性脑病、肺部急性感染等。

（5）心理状态：由于病程长，反复发作，逐渐加重，患者易出现烦躁不安、悲观失落，甚至对治疗失去信心。

3. 辅助检查

考点： 诊断COPD的常用指标

（1）肺功能检查：是判断气流受限的主要客观指标。第1秒用力呼气容积占用力肺活量比值减少，最大通气量减少，残气量增加，残气量占肺总量的比值增加。

（2）胸部X线检查：对COPD的诊断特异性不高。对肺心病患者，除肺、胸基础病变外，尚有右心室肥大和肺动脉高压的征象。

（3）血气分析：早期无异常，随病情进展可出现低氧血症、高碳酸血症，pH降低。

（4）心电图：右心室肥大、肺型P波、电轴右偏。

（5）其他：急性发作或并发肺部感染时，血白细胞总数和中性粒细胞增多，痰涂片或培养可查到致病菌。

（二）护理问题

1. 气体交换受损 与肺部感染、通气和换气功能障碍有关。

2. 清理呼吸道无效 与呼吸道分泌物增多、咳痰黏稠等有关。

3. 活动无耐力 与低氧血症、营养不良等有关。

4. 体液过多 与右心衰竭有关。

5. 潜在并发症 自发性气胸、呼衰、心衰、酸碱失衡等。

（三）护理目标

患者能维持呼吸道通畅，痰量减少；呼吸困难减轻或缓解；水肿消失；活动耐力增加。

（四）护理措施

1. 生活护理

（1）改善环境：保持室内整洁、舒适，减少不良刺激。

（2）饮食护理：给予高热量、高维生素、高蛋白、易消化、少刺激饮食。避免进食产气食物，引起膈肌上抬而影响呼吸。多饮水，无禁忌者每日饮水1.5～2L。有水肿、尿少者，应给予低盐饮食。

（3）休息与体位：根据呼吸困难程度安置患者取半卧位、端坐位或身体前倾坐位等，必要时伏案，改善呼吸。

2. 心理护理　患者有烦躁不安、悲观失落,对治疗失去信心。护理人员应给予更多的关心及帮助。

3. 配合治疗

(1) 急性加重期:①控制感染:是首要的治疗措施。常用抗生素有青霉素、红霉素,头孢菌素类等。用药过程中观察疗效和副作用。②持续低流量吸氧(详见本章第 8 节呼吸衰竭)。③祛痰、平喘、止咳:常用沙丁胺醇、氨茶碱、糖皮质激素等药。④控制心衰:经积极控制感染、氧疗后,心衰没有改善者,遵医嘱予利尿、强心等治疗,用药过程中要注意有无电解质紊乱和洋地黄中毒。

(2) 稳定期:

1) 戒烟、预防感染、祛痰止喘。

2) 长期家庭氧疗(LTOT):主要指征是动脉血氧分压(PaO_2)<55mmHg,每日吸氧时间≥15h/d。氧疗的目的是使 PaO_2 在 60~65 mmHg 和(或)动脉血氧饱和度(SaO_2)>90%,CO_2 潴留无明显加重。 考点:氧疗原则

3) 呼吸功能锻炼:鼓励 COPD 患者进行腹式呼吸和缩唇呼吸,即吸气要深,呼气要慢,鼻吸口呼,主要是提高呼气相支气管内压力,防止小气道过早陷闭,有利于肺内气体的排出。①腹式呼吸:经鼻吸气,吸气时腹肌放松,尽量使腹部鼓起。经口呼气,同时腹肌收缩,腹壁下陷,使肺内气体经口徐徐呼出(图 7-1)。②缩唇呼吸:经鼻吸气,然后通过半闭的口唇缓慢呼气。缩唇大小以能使距口唇 15~20cm、与口唇等高的蜡烛火焰随气流倾倒而不熄灭为宜(图 7-2)。开始训练时患者可将两手分别放在胸前和腹部,以感知胸腹起伏。吸和呼的时间之比为 1:2 或 1:3。每分钟呼吸 10 次左右,每次训练 10~15 分钟,每日 2~3 次,熟练后可增加训练的次数和时间。 考点:腹式呼吸和缩唇呼吸

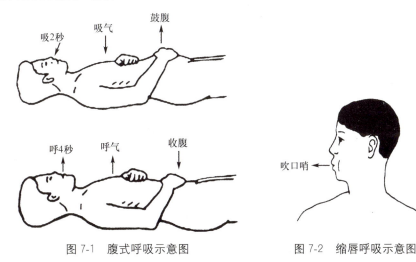

图 7-1　腹式呼吸示意图　　　　图 7-2　缩唇呼吸示意图

4. 病情观察　观察体温、咳嗽、咳痰及呼吸困难的变化,对痰液黏稠、无力咳出者,要注意窒息先兆的表现。注意有无肺性脑病、自发性气胸等并发症。对右心衰竭患者要记录 24 小时出入液量,观察有无尿量减少、下肢水肿、心悸、腹胀等表现。

5. 健康指导

(1) 让患者及其家属了解 COPD 是不可逆转的疾病,病情呈进行性发展,但减少急性发作,及时控制症状,可延缓疾病进程,提高生活质量。

（2）坚持呼吸功能锻炼(如腹式呼吸、缩唇呼吸)。

（3）避免上呼吸道感染、戒烟。

（4）指导家庭氧疗：COPD缓解期患者应坚持长期家庭氧疗。氧疗要注意安全,注意防火、防爆。氧疗装置要定期进行清洁、消毒与更换。

（五）护理评价

患者呼吸困难是否减轻或缓解;能否保持呼吸道通畅;水肿是否减轻或消失;活动耐力是否增强。

第4节　支气管哮喘患者的护理

案例7-1

患者,男,22岁。1小时前行走于花园时,突觉鼻痒、胸闷、气促,当即被送往医院。既往有类似病史,有食鱼、虾过敏史。体格检查：T 36.7℃,P 90次/分,R 28次/分,Bp 110/70mmHg。神志清楚,呼吸急促,呼气性呼吸困难,口唇发绀,胸廓胀满,双肺可闻及广泛的哮鸣音,呼气延长,未闻及湿性啰音。心率90次/分,心律规整。腹软,肝脾未触及,双下肢无水肿。辅助检查：X线胸片示两肺透亮度增加,呈过度充气状态。血常规示：WBC $8.0×10^9$/L,N 0.7,L 0.2,E 0.07。

问题: 1. 该患者主要护理问题是什么?
　　　　2. 应采取哪些护理措施?

支气管哮喘简称哮喘,是由嗜酸性粒细胞、肥大细胞、T淋巴细胞、气道上皮细胞等多种细胞和细胞组分参与的气道慢性非特异性炎症性疾病。

目前哮喘的发病机制尚未完全清楚,变态反应、气道炎症、气道高反应性、神经因素及其相互作用被认为与哮喘的发病关系密切。目前普遍认为气道炎症是导致气道高反应性的重要机制之一。

（一）护理评估

1. 致病因素

（1）遗传因素：流行病学调查显示哮喘是一种具有明显家族聚集倾向的多基因遗传疾病。

（2）环境因素：①各种可吸入物：如花粉、尘螨、真菌、动物毛屑、杀虫剂、油漆、工业废气等。②感染：如细菌、病毒、支原体、衣原体、寄生虫等。③食物：如鱼类、虾、蟹、蛋类、牛奶等。④药物：如普萘洛尔、阿司匹林等。⑤气候改变：气温和空气中的离子改变。⑥其他因素：运动、妊娠、情绪激动、紧张、焦虑等。

考点: 哮喘的环境因素

2. 身心状况

（1）症状评估：哮喘发作前常有先兆症状如干咳、打喷嚏、流涕、胸闷等。典型的表现为发作性呼气性呼吸困难伴哮鸣音、胸闷和咳嗽,严重者可呈端坐呼吸,干咳或咳大量白色泡沫痰,甚至出现发绀等,每次发作持续数分钟、数小时或数天,经药物治疗或自行缓解。哮喘常在夜间及凌晨发作,接触变应原、病毒感染或情绪紧张等可诱发或加重。

考点: 哮喘的典型临床表现

（2）护理体检：典型的体征为呼气延长伴广泛的哮鸣音。轻度哮喘或重症哮喘患者发作时,哮鸣音时可消失,称寂静胸。发作时胸部呈过度充气状态,胸部叩诊呈过清音,严重者可出现心率增快和发绀。

（3）心理状态:哮喘发作时可因呼吸困难而产生焦虑、烦躁不安等心理反应,严重哮喘发作时甚至出现濒死感,本病病情反复,患者易感到悲观、绝望、对治疗失去信心。应注意患者的心理状态,有无焦虑、悲观、绝望等不良情绪。

（4）支气管哮喘的分期:根据临床表现可分为:①急性发作期:患者气促、咳嗽、胸闷等症状突然发生或加剧,常有呼吸困难,以呼气流量降低为其特征。②慢性持续期:哮喘患者即使没有急性发作,但在相当长的时间内仍有不同频率和(或)不同程度地出现症状。③缓解期:经过治疗或未经治疗症状、体征消失,肺功能恢复到急性发作前水平,并维持 4 周以上。

（5）并发症:发作时可并发气胸、纵隔气肿、肺不张;长期反复发作可并发慢性支气管炎、阻塞性肺气肿和肺源性心脏病。

3. 辅助检查

（1）痰液检查:痰涂片可见较多嗜酸性粒细胞。

（2）血液检查:哮喘发作时血液嗜酸性粒细胞增高,合并细菌感染时可出现血液白细胞总数及中性粒细胞增高。

（3）血气分析:哮喘发作时患者出现缺氧,PaO_2 降低,气道阻塞严重者,出现 $PaCO_2$ 上升,表现为呼吸性酸中毒。

（4）肺功能检查:哮喘发作时与呼气流速有关的指标如第 1 秒用力呼气量（FEV_1）、第 1 秒用力呼气量占用力肺活量的比值（$FEV_1/FVC\%$）和呼气峰流速值（PEFR）均显著下降;残气量、功能残气量、肺总量增加,残气/肺总量比值增高。

（5）变应原的检测:用可疑的变应原检测,有助于变应原的判断。

（二）护理问题

1. 低效性呼吸型态　与支气管痉挛、气道阻塞有关。

2. 清理呼吸道无效　与无效咳嗽、痰液增加和黏稠有关。

3. 焦虑　与哮喘发作时出现呼吸困难伴有濒死感有关。

4. 潜在并发症　自发性气胸、肺不张、阻塞性肺气肿和慢性肺源性心脏病等。

（三）护理目标

患者呼吸困难缓解,发绀减轻或消失;能进行有效咳嗽,痰液容易排出;焦虑减轻或消失。

（四）护理措施

1. 生活护理

（1）环境:避免接触环境中的变应原,患者对气体的温度和气味很敏感,应保持室内空气流通、新鲜,温度、湿度适宜,湿度在 $50\%\sim70\%$,室温维持在 $18\sim22℃$。病室内不宜摆放花草,不宜使用羽毛枕头、羊毛毯,尽量减少房间内的尘埃,避免吸入刺激性物质而导致哮喘发作。

（2）休息与体位:发作时,协助患者取合适的体位,半卧位或坐位并给予床旁小桌伏案休息,以减轻体力消耗。教会、鼓励患者缩唇呼吸或缓慢深呼吸,以改善通气量,缓解症状和有利于痰液排出。

（3）饮食护理:发作期间以营养丰富,高维生素的流质或半流质为主,忌食易过敏的食物,如鱼、虾、蟹、蛋类等,少食油腻食物,对有痰液黏稠的患者,嘱其多饮水。注意保持大便通畅。

（4）口腔与皮肤护理：病情危重时，应协助患者生活起居和卫生处置，保持整洁，保持皮肤的清洁、干燥和舒适。患者哮喘发作时，常会大量出汗，应每天以温水擦浴，勤换衣服和床单，协助并鼓励患者咳痰后用温水漱口，保持口腔清洁。

2. 心理护理 安慰患者，列举成功的病例，争取亲属的积极支持，减轻、消除患者不良情绪反应，树立战胜疾病的信心。多巡视患者，耐心解释病情，给予心理疏导和安慰，消除过度的紧张状态。

3. 配合治疗

（1）合理氧疗：遵医嘱给予鼻导管或面罩吸氧，吸氧流量为 2～4L/min。

（2）保持呼吸道通畅：教会患者掌握深呼吸和有效咳嗽、咳痰的技巧，遵医嘱给予痰液稀释剂或雾化治疗，必要时吸痰。严重发绀、神志不清时，做好气管插管或气管切开的准备。

（3）补充液体：应鼓励患者多饮水，每天饮水 2500～3000ml，有利于痰液稀释，改善通气。对重症哮喘应遵医嘱给予静脉补液。

（4）用药护理：

1）β_2 受体激动剂：主要通过兴奋 β_2 受体，舒张支气管平滑肌，是控制哮喘急性发作的首选药物。常用的药物如沙丁胺醇、特布他林等口服或气雾制剂，用药方法首选气雾吸入法。用药时注意指导患者正确使用雾化吸入器，注意观察药物的不良反应，如头晕、头痛、心悸、肌肉震颤等。

2）茶碱类：是目前治疗哮喘的有效药物。常用药物有氨茶碱和控（缓）释茶碱。主要不良反应为胃肠道症状、心血管症状，偶可兴奋呼吸中枢，严重者可以引起抽搐乃至死亡。静脉用药时注意一定要稀释后缓慢静脉注射，浓度不宜过高，速度不宜过快，否则可引起恶心、呕吐、头痛、心律失常，严重者可引起室性心动过速、癫痫样症状、昏迷甚至心脏骤停等。茶碱缓释片或氨茶碱控释片由于药片内有控释材料，必须整片吞服。

3）抗胆碱药：对夜间哮喘、痰多的患者尤其适用。常用药有异丙托溴铵，以吸入为主要给药方式，不良反应少，少数患者感到口干、口苦。

4）糖皮质激素：是控制哮喘发作的最有效的药物。可分为吸入、口服和静脉用药。常用药物有倍氯米松、布地奈德、泼尼松等。激素吸入的主要不良反应为口咽部真菌感染、咳嗽和局部皮肤变薄等。应指导患者喷药后立即漱口、洗脸；口服激素宜在饭后服用，以减少对胃肠道的刺激；静滴激素时，应密切观察是否有消化道出血。激素的用量应按医嘱进行阶梯式逐渐减量，患者不能自行停药或减量。

5）色甘酸钠：是非糖皮质激素抗炎药物，通过抑制炎症细胞，预防变应原引起的速发和迟发反应，对预防运动和变应原诱发的哮喘最有效。少数患者可有咽喉不适、胸闷、偶见皮疹，孕妇慎用。

（5）定量雾化吸入器（MDI）使用方法：打开盖子，摇匀药液，深呼气至不能再呼时张口，将 MDI 喷嘴置于口中，双唇包住咬口，以慢而深的方式经口吸气，同时以手指按压喷药，至吸气末屏气 10 秒，使较小的雾粒沉降在气道远端，然后缓慢呼气，休息 3 分钟后可再重复使用 1 次。

4. 病情观察 哮喘发作时，应注意观察患者意识状态、呼吸频率、节律、深度及辅助呼吸肌是否参与呼吸运动等，监测呼吸音、哮鸣音、动脉血气分析和肺功能情况，了解治疗和护理效果。如经治疗病情无缓解，应做好机械通气的准备工作，哮喘在夜间和凌晨易发作，应多巡视、观察有无病情变化。

5. 健康指导

（1）帮助患者及其家人获得和了解与哮喘有关的知识,如哮喘的诱因,怎样控制发作及治疗,使患者了解到哮喘虽不能彻底治愈,但只要坚持充分的正规治疗,哮喘是可以控制的,可达到没有或仅有轻度症状,能坚持日常工作和学习。

（2）避免诱发因素,针对个体情况,学会有效的环境控制,如减少与空气中变应原的接触、戒烟、避免被动吸烟和预防呼吸道感染,教会患者建立良好的生活方式。

（3）让患者了解自己所用的每一种药的药名,用法及使用时的注意事项,了解药物的主要不良反应及如何采取相应的措施来避免和减少副作用。教会患者正确掌握用药技术,尤其是吸入治疗技术。

（4）指导患者识别哮喘发作的先兆表现和病情加重的征象,学会哮喘发作时进行简单的紧急自我处理方法。做好哮喘日记,为疾病预防和治疗提供参考资料。嘱患者随身携带止喘气雾剂,当出现哮喘发作先兆时,应立即吸入 β_2 受体激动剂。

（五）护理评价

患者按时服药,症状明显好转,呼吸频率、节律平稳,无呼吸困难。能摄入足够的液体,痰液稀薄,能选择合适的排痰方法,排出痰液,咳嗽、咳痰程度减轻,次数减少。能说出正确使用吸入器的意义,注意事项,掌握吸入器的使用方法。患者的症状完全缓解,发作次数减少,发作症状减轻。

案例 7-1 分析

1. 患者符合支气管哮喘的诊断。目前患者存在的主要的护理问题是低效性呼吸型态、清理呼吸道无效。

2. 目前的护理措施是:嘱患者取半坐卧位;给予高维生素的流质或半流质食物,忌食易过敏的食物,如鱼、虾、蟹、蛋类等,嘱其多饮水;安慰患者,缓解患者紧张情绪;合理氧疗;按医嘱给予 β_2 受体激动剂、氨茶碱、糖皮质激素等,注意观察药物的不良反应;密切病情观察;帮助患者及其家人获得和了解与哮喘有关的知识,避免诱发因素,教会患者正确掌握用药技术,尤其是吸入治疗技术。

第 5 节　支气管扩张患者的护理

案例 7-2

患者,男,24 岁,咳嗽、咳大量脓痰、反复咯血 9 年。近 2 天因受凉后出现发热,咳嗽加剧,痰液增多,混有少量血液,恶臭味。检查:T 39.5℃,P 102 次/分,R 32 次/分,Bp 100/70mmHg,消瘦,左下肺可闻及湿啰音,心率 102 次/分,律齐。辅助检查:血常规示:WBC $12×10^9$/L,N 0.83。X 线检查:左下肺纹理紊乱呈蜂窝状改变,可见小液平面。

问题:1. 该患者最可能的临床诊断是什么?

2. 应采取哪些护理措施?

支气管扩张是指支气管及其周围组织由于管壁的肌肉和弹性组织破坏引起的慢性异常扩张,伴有慢性气道炎症。临床上主要表现为慢性咳嗽,咳大量脓性痰和反复咯血。

（一）护理评估

1. 致病因素

（1）支气管-肺组织感染:婴幼儿期支气管-肺组织感染是支气管扩张最常见的原因。反复感染导致支气管壁及其周围组织尤其是平滑肌和弹性纤维组织的破坏,削弱了对管壁的支撑作用,引起支气管扩张。

（2）支气管阻塞:肿瘤、异物吸入、支气管周围肿大的淋巴结或肺癌的压迫可使支气管阻塞导致肺不张,胸腔负压直接牵拉支气管管壁,导致支气管扩张。

（3）支气管先天性发育障碍和遗传因素:支气管先天发育障碍,先天性软骨缺失症、抗胰蛋白酶缺失症等可出现支气管扩张。

2. 身心状况

（1）症状评估:

1）慢性咳嗽伴大量脓痰:痰量与体位改变有关,在晨起及晚上睡下时,痰液在气管、支气管内移动刺激正常黏膜,引起咳嗽,使大量脓痰咳出。每日痰量可多达数百毫升,多呈脓性;静置后可出现分层的特征:上层为泡沫,中层为混浊黏液,下层为坏死组织沉淀物。若合并有厌氧菌感染时痰有臭味。

2）反复咯血:50％～70％的患者有反复咯血,程度各不相同,可为痰中带血、小量或大量咯血,咯血量与病情严重程度、病变范围不完全一致。

3）反复肺部感染:其特点为在同一肺段反复发生感染。

4）全身症状:早期轻症患者,一般状况良好,当合并感染并且支气管引流不畅时可出现发热、乏力、食欲不振、肌肉酸痛等全身中毒症状,在疾病晚期可出现消瘦、贫血等症状。

考点:支气管扩张的主要症状

（2）护理体检:早期支气管扩张常无阳性体征,病变严重或继发感染时,在下胸部、背部可闻及固定而持久的局限性较粗的湿啰音,有时可闻及哮鸣音,部分患者可伴有杵状指。

（3）心理状态:因症状反复发作,常使患者陷于焦虑、悲观。

3. 辅助检查

（1）血常规:继发感染时白细胞总数及中性粒细胞可升高。

（2）痰液检查:涂片或培养可发现病原菌。

（3）影像学检查:X线胸片表现为粗乱的肺纹理中有多个不规则的蜂窝状透亮阴影或卷发状阴影,感染时阴影内出现液平面。胸部CT检查显示柱状扩张或成串或成簇的囊状扩张。

（二）护理问题

1. 清理呼吸道无效　与痰多黏稠和无效咳嗽有关。

2. 营养失调:低于机体需要量　与慢性感染致机体消耗增加和咯血有关。

3. 有感染的危险　与痰多、黏稠不易排出有关。

4. 有窒息的危险　与痰多、黏稠不易排出及大咯血有关。

5. 焦虑　与疾病迁延、个体健康受到威胁有关。

（三）护理目标

患者能进行有效咳嗽,痰液容易排出;营养状况得到改善;能排出痰液,避免感染;预防窒息的发生。

（四）护理措施

1. 生活护理

（1）环境:保持环境舒适与室内空气新鲜、洁净,室温保持18～20℃,相对湿度55％～60％为宜,保持温湿度可增强支气管纤毛运动的功能,使痰液容易咳出。室内通风每日2次,每次 15～30 分钟。

（2）休息与体位：小量咯血者以静卧休息为主，大量咯血患者绝对卧床休息，取患侧卧位，头偏一侧。

（3）饮食护理：供给充分的营养物质，给予高蛋白、高维生素的膳食，多饮水，有利于痰液的排出。大量咯血者应禁食；小量咯血者宜进少量温、凉流质饮食，保持大便通畅，避免排便腹压增加而引起再度咯血。

（4）口腔护理：注意让患者保持口腔卫生，协助漱口，减轻痰液对口腔黏膜的刺激。

2. 心理护理 应安慰患者，并列举成功的病例，同时争取亲属的积极支持，以减轻或消除其不良情绪反应，树立战胜疾病的信心。

3. 配合治疗

（1）保持呼吸道通畅：指导有效咳嗽，鼓励患者将气管内痰液和积血轻轻咳出，保持呼吸道通畅。必要时可吸痰。咯血时协助轻拍击健侧背部，并嘱患者不要屏气，以免诱发喉头痉挛，使血液引流不畅形成血块，导致窒息。

（2）体位引流：根据病变部位采取不同的体位，利用重力的作用促使呼吸道分泌物流入气管、支气管排出体外。

1）引流前准备：监测生命征，明确病变部位。向患者解释体位引流的目的、操作过程和注意事项，以消除患者的顾虑。引流前 15 分钟遵医嘱给予支气管扩张剂。准备好排痰用的纸巾或可弃去的一次性容器。

2）引流体位：引流体位的选择取决于病变的部位和患者的耐受程度。原则使病变部位处于高位，引流支气管开口向下，有利于分泌物随重力作用流入支气管和气管排出。首先引流上叶，然后引流下叶后基底段，因自上到下的顺序有利于痰液完全排出。如果患者不能耐受，应及时调整姿势。头部外伤、严重心血管疾病和病情不稳定者，不宜采取头低位进行体位引流。在体位引流过程中，鼓励并指导患者作腹式深呼吸，辅以胸部叩击或震荡等措施。**考点:** 支气管扩张的体位引流的护理

3）引流时间：根据病变部位、病情和患者状况，每天 2～3 次，每次 15～20 分钟。宜在饭前进行，以免饭后引流致呕吐。

4）引流的观察：引流时应有护士或家人协助，观察患者有无出汗、脉搏细弱、头晕、疲劳、面色苍白等症状。评估患者对体位引流的耐受程度，如患者出现心率超过 120 次/分、心律失常、眩晕、高血压、低血压或发绀，应立即停止引流并通知医生。

5）引流后护理：协助患者咳嗽，然后帮助患者采取舒适体位。协助漱口，保持口腔清洁。观察患者咳痰的情况，如性质、量及颜色，并做好记录。听诊肺部呼吸音的改变，评价体位引流的效果。

（3）用药的护理：遵医嘱使用抗生素、祛痰剂、支气管舒张剂药物，注意观察药物的不良反应。

4. 病情观察 观察痰液量、性状及与体位的关系；观察咯血的次数、量、性质及出血的速度，记录 24 小时咯血量；观察生命体征及意识状态的变化；观察患者有无窒息征象。

5. 健康指导

（1）疾病知识宣教：向患者及家属讲解有关支气管扩张的基本知识，与患者和家属共同制订长期防治计划。指导患者自我监测病情，学会识别病情变化的征象，一旦发现症状加重，及时就诊。

（2）休息与活动：保证充足的休息时间，增加营养的摄入，注意锻炼身体，加强耐寒锻炼，避免受凉、酗酒以及吸烟，以预防上呼吸道感染。

（3）清除痰液：指导患者及其家属学习和掌握有效咳嗽、胸部叩击、雾化吸入及体位引流的排痰方法，长期坚持，以控制病情的发展。

（五）护理评价

患者咳嗽、咳痰症状是否减轻；痰量是否减少。患者是否能进行有效咳嗽咳痰；是否掌握体位引流方法，体位引流是否有效。患者有无窒息发生。患者是否掌握有关疾病的知识。

案例7-2分析

1. 临床诊断：支气管扩张伴感染。依据：该患者慢性咳嗽、大量脓痰、反复咯血、反复肺部感染病史，X线可见肺纹理紊乱呈蜂窝状改变，有小的液平面。

2. 护理措施：患者咳大量脓痰，有窒息危险给予体位引流护理、加强排痰的护理；痰液恶臭味，注意加强环境护理、口腔护理；痰中带血，注意咯血护理；呼吸急促、高热，给予吸氧、降温的护理；患者对本病知识缺乏，应加强健康指导。

第6节　肺炎患者的护理

> **案例7-3**
>
> 患者，男，23岁，发热、咳嗽、咳铁锈色痰伴左侧胸痛2天。体格检查：T 39.3℃，P 100次/分，R 28次/分，Bp 100/70mmHg，左下肺可闻及湿啰音，心率100次/分，律齐，双下肢无水肿。辅助检查：血常规示 WBC $11×10^9$/L，N 0.83；X线检查示：左下肺有大片密度增高阴影。
>
> **问题**：1. 最可能的临床诊断是什么？
>
> 　　　2. 应采取哪些护理措施？

肺炎是指终末气道、肺泡腔及肺间质在内的肺实质炎症。目前多采用病因学分类，根据病因不同分为感染性（细菌、病毒、真菌、支原体等）、过敏性、化学性、放射性肺炎等。临床上以感染性肺炎多见，尤其以细菌性肺炎更常见，约占成年人肺炎的80%。院外感染以肺炎链球菌肺炎最常见，约占40%，其次为肺炎克雷白杆菌、流感嗜血杆菌等。院内感染以革兰染色阴性杆菌多见。本章重点讲述肺炎链球菌肺炎。

肺炎链球菌肺炎

肺炎链球菌肺炎是由肺炎球菌所引起的急性肺部感染。本病以冬季与初春为多，好发于原先健康的青壮年或老年与婴幼儿，男性多见，多在机体抵抗力突然下降时发病。

（一）护理评估

1. 致病因素　肺炎球菌是上呼吸道寄居的正常菌群，当机体免疫功能低下时，细菌进入下呼吸道，在肺泡内繁殖，甚至累及整个肺叶或肺段而致肺炎。常见的易患因素有：慢性或重症患者；长期使用糖皮质激素、免疫抑制剂或抗肿瘤药物；接受机械通气及大手术者；长期卧床、咳嗽反射和吞咽障碍等。

考点：肺炎链球菌肺炎的致病因素

2. 身心状况

（1）症状评估：

1）全身症状：多数患者在发病前常有受凉、淋雨、疲劳、醉酒、精神刺激、上呼吸道病毒感染史；起病急骤，寒战、高热，体温在数小时内可升到 39～40℃，多呈稽留热型，伴全身肌肉酸痛、疲乏无力，部分患者可出现恶心、呕吐、腹痛、腹泻等消化道症状，病情严重者可出现意识模糊、烦躁不安、嗜睡、谵妄等表现。

考点：肺炎链球菌肺炎的主要症状

2）呼吸系统症状：主要为咳嗽、咳痰、胸痛，病情严重时可出现呼吸困难。初起时患者为干咳或咳少量黏液痰，后逐渐变成脓性或铁锈色痰液。患者可出现患侧胸痛，呈针刺样痛，在咳嗽或深呼吸时加重，可放射至肩部、腹部，有时被误诊为急腹症、心绞痛或心肌梗死。

（2）护理体检：肺实变时有语颤增强，叩诊浊音，呼吸音减低，有病理性支气管呼吸音、湿啰音。病变累及胸膜时，局部胸壁可有压痛，可有胸膜摩擦音。

考点：休克型肺炎的表现

（3）休克型肺炎：肺炎伴末梢循环障碍，称为休克型肺炎，见于重症感染患者。患者可出现意识模糊、烦躁不安、嗜睡、谵妄、昏迷等神经精神症状、面色苍白、四肢厥冷、出冷汗、血压下降、少尿、无尿等休克征象。

（4）心理状态：高热、咳嗽、咳痰、呼吸困难等症状会给患者带来很大的精神压力，担心病情恶化，出现情绪急躁，对治疗失去信心。

3. 辅助检查
（1）血常规：白细胞总数明显增高，中性粒细胞增多。
（2）痰细菌检查：痰涂片或培养可见肺炎链球菌。
（3）X 线胸片：实变期病变部位可见片状密度增高的阴影。

（二）护理问题
1. 清理呼吸道无效　与肺部炎症、大量脓痰、咳嗽无力有关。
2. 体温过高　与细菌感染有关。
3. 气体交换受损　与气道内黏液、肺部感染等致呼吸面积减少有关。
4. 疼痛：胸痛　与肺部炎症累及胸膜有关。
5. 潜在并发症　感染性休克。

（三）护理目标
患者体温逐渐恢复正常；能进行有效咳嗽，痰液容易排出，能维持呼吸道通畅；能运用缓解胸痛的方法，疼痛减轻或消失。

（四）护理措施
1. 生活护理
（1）休息与体位：高热患者应卧床休息，取半卧位或高枕卧位，减少活动，以减少组织对氧的需要，帮助机体组织修复。
（2）饮食护理：应供给高热量、高蛋白、高维生素，易消化的流质或半流质饮食。应鼓励患者多饮水，可加快毒素排泄和热量散发，每日的饮水量在 1500～2000ml。
（3）口腔护理：应在清晨、餐前、餐后及睡前协助患者漱口，或用生理盐水棉球清洁口腔，口唇干裂可涂润滑油保护。
2. 心理护理　患者常因身体不适担心病情恶化，出现情绪急躁，护士应安慰患者，减轻或消除其不良情绪反应，让患者树立战胜疾病的信心。

考点：肺炎链球菌肺炎的用药护理

3. 配合治疗
（1）抗菌药物治疗：肺炎链球菌肺炎首选青霉素治疗。用药期间注意观察不良反应，发现异常及时报告。

（2）纠正缺氧：气急发绀者，应给予氧气吸入，流量2～4L/min。

（3）促进排痰：指导患者进行有效咳嗽，协助卧床患者翻身，给予拍背协助排痰，遵医嘱应用祛痰剂。

（4）高热护理：患者寒战时注意保暖，可用暖水袋保暖，适当增加被褥。高热时予以物理降温，或药物降温，降温半小时后测体温，以逐渐降温为宜，防止虚脱。大量出汗者应及时更换衣服和盖被，并注意保持皮肤的清洁干燥。

（5）缓解疼痛：胸痛的患者可采取患侧卧位，指导患者在咳嗽或深呼吸时用手按压胸部，以降低呼吸动度，减轻疼痛。

（6）休克型肺炎的护理：将患者安置在监护室，专人护理，取休克体位，尽量减少搬动，注意保暖；迅速给予高流量吸氧；严密病情观察，注意生命体征及意识的变化，记录24小时出入量；迅速建立两条静脉通道，遵医嘱给药，应用平衡盐液以扩充血容量，使用糖皮质激素、碳酸氢钠溶液及血管活性药物，以恢复正常组织灌注，改善微循环功能，应用抗生素，加强抗感染，注意观察其不良反应。

考点：休克型肺炎的护理措施

4. 病情观察　观察咳嗽、咳痰的情况，及时正确采集痰标本送检。密切观察患者的神志、生命体征、尿量等变化，及时发现早期休克征象，协助医生及时采取救治措施。

5. 健康指导

（1）向患者宣传有关肺炎的基本知识，包括病因和诱因；注意锻炼身体，加强耐寒锻炼；天气变化时随时增减衣服，避免受凉、淋雨、酗酒，预防上呼吸道感染。

（2）保证充足的休息时间，增加营养摄入，以增加机体对感染的抵抗能力。

（五）护理评价

患者体温是否恢复正常；是否能进行有效咳嗽，维持呼吸道通畅；患者呼吸困难是否能够缓解或消失；胸痛是否减轻或消失。

案例7-3分析

1. 该患者有发热、咳嗽、咳铁锈色痰伴左侧胸痛的症状，体检有左下肺可闻及湿啰音的体征。血常规示：WBC $11×10^9$/L，N 0.83。X线检查示：左下肺有大片密度增高阴影，符合肺炎链球菌肺炎的诊断。

2. 目前主要采取的护理措施是：嘱患者卧床休息；给予高热量、高蛋白、高维生素，易消化的流质或半流质饮食，应鼓励患者多饮水；吸氧；给予抗生素治疗；做好降温、缓解疼痛的护理；密切病情观察变化；给予心理护理。

第7节　肺结核患者的护理

结核病是由结核分枝杆菌引起的一种慢性传染病。病变可累及全身各脏器，但以肺结核最为多见。结核病曾经严重威胁整个世界，由于抗结核药物的发明和应用，结核病的发病率、死亡率一直呈下降趋势。20世纪80年代以来，由于耐药菌株的出现和艾滋病的流行，其发病率又呈上升趋势。我国结核患者数位居世界第二。

（一）护理评估

1. 致病因素

（1）病原学：结核病的病原菌是结核分枝杆菌，对人致病的主要是人型，少数为牛型。结核菌生长缓慢，人型结核菌增殖周期为15～20小时，对干燥、冷、酸、碱等具有抵抗力。一般化学消毒剂无效,但对乙醇、湿热较敏感,与70%乙醇溶液接触2分钟或煮沸100℃5分钟均能被杀死。对紫外线较敏感,阳光下曝晒2~7小时细菌可被杀死。高压蒸汽(120℃)持续30分钟是最佳的灭菌方法,将痰吐在纸上直接焚烧是最简单的灭菌方法。

(2) 传染途径:传染源主要为排菌的肺结核病患者。传播途径以呼吸道传染为主,少数经消化道传染。患者咳嗽、打喷嚏排出的含结核菌的飞沫,被健康人吸入后可引起结核感染。患者的痰干燥后,其中的结核菌随尘埃飞扬亦可引起结核感染。

(3) 易感人群:机体感染结核菌后的发生和发展,主要取决于感染结核杆菌的数量多少、毒力的大小和机体的反应性强弱(免疫反应和变态反应)。机体免疫力强可防止发病或使病变趋于局限;而年老体弱、糖尿病及免疫缺陷等情况,由于机体免疫力低下易患结核病。机体感染结核菌后4~8周,可发生Ⅳ型(迟发性)变态反应。此时结核菌素实验呈阳性反应。

链接

结核病的免疫反应和变态反应相伴出现

1. **免疫反应**:以细胞免疫为主,即T淋巴细胞受到结核杆菌的抗原刺激后转化为致敏的T淋巴细胞,当与结核杆菌再次相遇时,致敏的淋巴细胞可分裂增殖,并释放出各种淋巴因子,激活巨噬细胞,使其吞噬的结核杆菌易被水解、消化和杀灭。在感染局部由巨噬细胞聚集形成结核结节,是机体杀灭结核杆菌的主要形式,使病情好转。

2. **变态反应**:结核病发生的变态反应属于迟发性变态反应(Ⅳ型)。当机体感染结核杆菌的数量较多,毒力较强,被杀死后释放出大量菌体蛋白时,由于T淋巴细胞释放大量淋巴毒素和巨噬细胞释放过多的溶酶体酶等原因,造成局部组织细胞严重坏死和破坏,削弱了局部的抵抗力,使病情恶化。

---

(4) 原发感染和继发感染:机体初次感染结核菌所引起的肺结核称为原发型肺结核。原发型肺结核的特征是原发综合征。肺的原发病灶、引流淋巴管炎和增大的肺门淋巴结称为原发综合征。继发型肺结核是指机体再次感染结核菌所引起的肺结核,多见于成人。感染途径有外源性和内源性两种,以后者为多。

2. 身心状况

(1) 症状评估:

1) 全身症状:起病缓慢,常有午后低热、盗汗、乏力、食欲不振、体重下降等全身中毒症状。

2) 呼吸系统:①咳嗽、咳痰:是最常见的症状。多为干咳或少量黏痰。合并细菌感染

链接

结核病分类

2004年我国实施新的结核病分类标准:原发型肺结核、血行播散型肺结核、继发型肺结核、结核性胸膜炎、其他肺外结核和菌阴肺结核(三次痰涂片和一次痰培养阴性的肺结核)。

时,咳脓性痰。②咯血:多为少量咯血,少数为大量咯血,甚至发生窒息或失血性休克。③呼吸困难:当病变广泛和(或)患胸膜炎有大量胸腔积液时。④胸痛:当炎症波及胸膜可引起胸痛。

(2) 护理体检:观察病变性质、范围、部位和程度。结核性胸膜炎早期可有胸膜摩擦音,以后出现胸腔积液体征。

(3) 心理状态:肺结核病程长,需要隔离治疗,患者常有焦虑、孤独感。甚至有悲观厌世情绪,咯血时有恐惧心理。

链接

艾滋病患者罹患结核病的特点

艾滋病患者由于T淋巴细胞免疫功能受损，其结核病发病率明显增高。临床上也有其特征，继发型肺结核病灶通常不在肺尖部，常侵犯纵隔淋巴结，更像原发型肺结核，约50%以上的病例有结核菌的扩散，60%～80%病例有肺外结核病。

3. 辅助检查

（1）痰菌检查：是确诊肺结核最特异的方法，也是制订化疗方案、判断疗效的主要依据。

（2）影像学检查：胸部X线检查是肺结核必备检查，可早期发现肺结核，判断病变的分型、指导治疗及了解病情变化。

（3）结核菌素试验：目前采用的结核菌素为纯蛋白衍化物（PPD）。通常取 0.1ml(5IU)结核菌素，在左前臂屈侧做皮内注射，48～72小时后测量皮肤硬结的横径和纵径，得出平均直径＝(横径＋纵径)/2。观察并记录检查结果。硬结直径＜5mm为阴性，5～9mm为弱阳性，10～19mm为阳性，≥20mm或虽＜20mm但局部出现水疱、坏死为强阳性。结核菌素试验阳性不一定表示患病，仅表示曾有结核菌感染或接种过卡介苗。3岁以下强阳性反应者，表示有新近感染的活动性肺结核。结核菌素试验阴性除表示没有结核菌感染外，还见于初次感染结核菌4～8周内，机体变态反应尚未建立；机体免疫功能低下或抑制时，如麻疹、重症结核、严重营养不良、肿瘤、艾滋病毒（HIV）感染、使用糖皮质激素及免疫抑制剂等情况下，结核菌素试验亦可阴性。

（二）护理问题

1. 知识缺乏 缺乏有关肺结核的传播及化疗方面的知识。

2. 营养失调：低于机体需要量 与机体消耗增加而营养摄入不足有关。

3. 有孤独的危险 与呼吸道隔离有关。

4. 体温过高 与结核菌感染有关。

5. 潜在并发症 肺源性心脏病、呼吸衰竭、窒息等。

（三）护理目标

患者能获得有关肺结核的防治知识，主动配合药物治疗，正规服药，各种症状得到改善；营养状况改善；体温恢复正常；情绪稳定。

（四）护理措施

1. 生活护理

（1）改善环境：痰菌阳性的患者要做好呼吸道隔离，病室定时通风，2～3次/天，30～60分/次；紫外线消毒1～2次/天，每次30分钟；地面用1.5%含有效氯消毒剂喷洒每周1次，床头柜及窗台也用同样的消毒剂擦洗1～2次/天。

（2）饮食护理：结核病是一种消耗性疾病，给予高热量、高维生素、高蛋白的饮食，以补充机体消耗。鼓励多饮水，每日1500～2000ml，必要时按医嘱静脉补充液体。

（3）休息与体位：轻症及恢复期的患者，不必严格限制活动，但要避免劳累。有高热、中毒症状明显及咯血者要卧床休息。咯血及大量胸腔积液的患者要嘱其患侧卧位，以防止感染扩散及有利于健侧呼吸运动。

2. 心理护理 医护人员应理解和尊重患者，鼓励患者说出内心的孤独感，主动与患者交流。说明结核病是可防可治的疾病，患者要树立战胜疾病的信心，建立良好心境。只要坚持合理、全程化疗即可完全康复的。

3. 配合治疗

（1）化学治疗（简称化疗）：化疗对肺结核的控制起着决定性作用。肺结核的化疗原则是早期、联合、适量、规则和全程。达到早期杀菌、避免耐药、降低毒副作用、提高疗效和减少复发。治疗过程中要向患者介绍化疗的原则和疗程,强调治疗的效果和注意事项,观察药物的不良反应。

1) 化疗药物:主要有异烟肼(INH,H)、利福平(RFP,R)、吡嗪酰胺(PZA,Z)、链霉素(SM,S)和乙胺丁醇(EMB,E),其中异烟肼和利福平为全杀菌药,吡嗪酰胺和链霉素为半杀菌药,乙胺丁醇为半抑菌药。

2) 化疗方案:分为强化期和巩固期。①强化期:有效杀灭繁殖菌,迅速控制病情;②巩固期:杀灭生长缓慢的结核菌,提高治愈率、减少复发。初治者的常用方案有:2HRZE/4HR、$2H_3R_3Z_3E_3/H_3R_3$ 等;复治者的常用方案有:2HRSZE/6HRE、$2H_3R_3S_3Z_3E_3/6H_3R_3E_3$ 等。其中药物前面的数字分别代表强化期和巩固期月数,药物下面的下标数字代表每周服药的次数,无下标者数字则表示每日服药。如2HRZE/4HR 说明强化治疗 2 个月,每天服用 H、R、Z 和 E 四种药物,2 个月后改为 H 和 R 两种药物,每天 1 次,再持续服用 4 个月。

3) 常用抗结核药物的不良反应及注意事项(表 7-2)。

表 7-2　抗结核药物的不良反应及注意事项

药物名称	不良反应	注意事项
异烟肼	周围神经炎、偶见肝功能损害	避免与抗酸药同服,以免影响异烟肼吸收;空腹服药;检测肝功能;注意肢体远端感觉及精神状态。指导患者遵医嘱服用维生素 B_6
利福平	肝功能损害、变态反应	检测肝功能及变态反应;服药后体液及分泌物(大小便、眼泪)呈橘黄色;早晨空腹服药。孕妇 3 个月内忌用
吡嗪酰胺	高尿酸血症、关节痛、肝功能损害、胃肠道不适	检测肝功能;检测血尿酸;注意关节疼痛现象
链霉素	听力障碍、眩晕、口周麻木、肾损害、过敏反应	每1~2 个月测试听力;老年人、有肾脏损害的患者慎用;检测尿常规及肾功能变化
乙胺丁醇	球后视神经炎	用药后每1~2 个月进行视力和辨色力检查;幼儿禁用

考点: 常用的抗结核药物及不良反应

(2) 对症处理:

1) 中毒症状:一般在有效抗结核治疗1~3 周内消失。如中毒症状重者,可在有效抗结核治疗的基础上短期加用糖皮质激素。

2) 咯血:见本章第 1 节。

4. 病情观察　观察患者咳嗽、咳痰有无加重,痰液是否呈脓性,痰中是否带血;体温的变化特点,有无高热,如有高热提示病情加重或出现并发症;咯血的量及有无窒息先兆的表现。一旦发现有窒息先兆,应立即通知医生,并配合抢救。

5. 健康指导

(1) 肺结核预防知识指导:控制结核病流行的原则是控制传染源,切断传染途径及保护易感人群。

1) 控制传染源:关键是早期发现并彻底治愈肺结核患者。确诊的肺结核患者应及时到结核病防治机构治疗和复查。

2）切断传播途径：①活动性肺结核痰菌阳性患者，要进行呼吸道隔离。②室内保持良好通风，每天用紫外线消毒。③严禁随地吐痰，打喷嚏或咳嗽时不要面对他人，应用双层纸巾遮住口鼻，然后将纸巾放入污物袋中进行焚烧。留置在容器中的痰液可用5%～12%甲酚皂溶液浸泡2小时以上再弃去。④接触痰液的双手用流动水清洗。⑤患者外出应戴口罩。⑥患者生活用品、衣服等在烈日下曝晒6小时以上。

3）保护易感人群：卡介苗（BCG）是一种无毒的牛型结核菌活菌疫苗，接种后可使未受过结核菌感染者获得对结核病的特异性免疫力。接种对象主要是新生儿、儿童及青少年。对有肺结核密切接触史或结核菌感染后易发病的高危人群，应定期到医院检查，必要时应用预防性化学治疗。

（2）生活指导：注意身心休息和加强营养。有条件的患者可选择空气新鲜，气候温和的海滨、湖畔疗养，以促进疾病的康复。

（3）指导用药：反复强调用药原则。告知患者和家属用药过程中，注意药物的副作用，一旦出现及时就诊。疗程结束后仍应定期门诊随访1年。

（五）护理评价

患者能否获得结核病防治的有关知识，坚持全程化疗；营养状况是否改善，体重有无增加；体温是否恢复正常；是否能正确认识结核病的危害；焦虑、孤独悲观情绪是否减轻。

第8节　呼吸衰竭患者的护理

案例7-4

患者，女，70岁，慢性咳、痰、喘15年，冬季易发作并持续3～4个月。咳嗽、咳痰加重伴气促8年，1年前出现双下肢水肿。4天前受凉后出现发热，痰黄、黏稠不易咳出，不能平卧，双下肢水肿，近2天患者夜间烦躁不眠，白天嗜睡。体格检查：T 38℃，P 116次/分，R 32次/分，Bp 150/85mmHg，神志恍惚，发绀，皮肤温暖。眼球结膜充血水肿，颈静脉怒张，桶状胸，肺底湿啰音，心尖冲动位于剑突下，肝肋下2cm触及，双下肢凹陷性水肿。实验室检查：WBC $14.5×10^9$/L，PaO_2 43mmHg，$PaCO_2$ 70mmHg。初步诊断：COPD、慢性肺源性心脏病失代偿期、Ⅱ型呼吸衰竭、肺性脑病。

问题：1. 为什么诊断为Ⅱ型呼吸衰竭、肺性脑病？

2. 主要的护理问题是什么？

3. 主要的治疗措施有哪些？

呼吸衰竭（简称呼衰）是指各种原因引起的肺通气和（或）肺换气功能严重障碍，以致在静息状态下不能维持足够的气体交换，导致缺氧伴或不伴二氧化碳潴留，进而引起的一系列病理生理改变和临床表现的综合征。其临床表现缺乏特异性，确诊有赖于动脉血气分析，即在海平面、标准大气压、静息状态及呼吸空气条件下，动脉血氧分压（PaO_2）＜60mmHg，伴或不伴二氧化碳分压（$PaCO_2$）＞50mmHg，并排除心内解剖分流和原发于心排血量降低等因素所致的低氧，即可诊断为呼吸衰竭。根据动脉血气分析，可将呼吸衰竭分为：①Ⅰ型呼衰：缺氧而无二氧化碳潴留。②Ⅱ型呼衰：缺氧伴二氧化碳潴留。根据发病的急缓分为急性和慢性呼衰。本节讨论急性呼吸窘迫综合征（急性呼衰的典型类型）和慢性呼衰患者的护理。

链接

肺通气和肺换气

肺通气:肺泡气体与外界气体交换的过程,是在呼吸中枢的调控下,通过呼吸肌的收缩和舒张,使胸廓和肺有节律地扩张和缩小来实行。

(1) 限制性通气:吸气时肺泡扩张受限。

(2) 阻塞性通气:气道狭窄或阻塞。

肺换气:肺泡气与血液之间的气体交换。

(1) 弥散:氧和二氧化碳分子通过肺泡膜(肺泡-毛细血管膜)的过程。

(2) 肺泡通气与血流比例:肺泡通气/血流=0.8。

一、急性呼吸窘迫综合征患者的护理

急性肺损伤(ALI)/急性呼吸窘迫综合征(ARDS)指由心源性以外的各种肺内、外致病因素导致的急性进行性的呼吸衰竭。ALI 和 ARDS 为同一疾病过程的两个阶段。ALI 代表早期和病情相对较轻的阶段,而 ARDS 代表后期病情较严重的阶段。ARDS 是一种急性呼吸系统危重症,其主要的病理特征是肺广泛的充血、肺水肿和透明膜形成。临床特征为呼吸窘迫、顽固性低氧血症。病死率与诱发疾病有关,多数患者死于多器官功能障碍。

(一)护理评估

1. 致病因素 引起 ARDS 的原因或高危因素很多,可分为肺内因素(直接因素)和肺外因素(间接因素)。直接因素中,国外以胃内容物吸入占首位,国内以重症肺炎为主要原因。

(1) 肺内因素:①化学性因素:吸入毒气、烟尘、胃内容物及氧中毒等。②物理性因素:肺挫伤、放射性肺损伤等。③生物性因素:重症肺炎。

(2) 肺外因素:严重休克、肺栓塞、感染中毒症、大面积烧伤、大量输血、急性胰腺炎、药物或麻醉品中毒等。

2. 身心状况

(1) 症状评估:最早、最客观的表现是呼吸频数,可达 28 次/分,并呈进行性加重的呼吸困难。常伴有烦躁,神志恍惚或淡漠等。呼吸困难的特点是呼吸深快,常有胸廓紧束感,严重憋气,呼吸用力,明显发绀,氧疗对症状的改善无明显的作用。

(2) 护理体检:早期有少量细湿啰音,中晚期可闻及干、湿性啰音及管状呼吸音。

(3) 心理状态:由于急性起病、病情危重、进行性加重的呼吸困难等可使患者感到恐慌、濒死感、甚至绝望;应用呼吸机的患者无法表达意愿,可表现出急躁和不耐烦。

3. 辅助检查

(1) 血气分析:临床上诊断本病最常用也是必须具备的指标是氧合指数(PaO_2/FiO_2)降低。

(2) 胸部 X 线检查:符合肺水肿的特点。早期无阳性体征或只有少量散在浸润性表现,进而出现肺纹理增强和斑片状阴影,逐渐融合成大片状浸润阴影。

链接

氧合指数的计算方法

具体计算方法是:PaO_2 值除以吸入氧的分数值(FiO_2),正常值是 $400 \sim 500$ mmHg,ALI 时$\leqslant 300$ mmHg,ARDS 时$\leqslant 200$mmHg。例如某患者吸入 40% 的氧(即氧的分数值为 0.4)的条件下,PaO_2 为 80 mmHg,则氧合指数(PaO_2/FiO_2)为 80÷0.4=200mmHg。

(二)护理问题

1. 气体交换受损 与换气功能障碍有关。

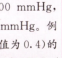

2. 自理缺陷　与低氧血症、身体衰弱、建立人工气道等有关。

3. 潜在并发症　水、电解质及酸碱平衡失调，多器官功能障碍综合征等。

（三）护理目标

患者呼吸困难、发绀、精神神经症状减轻或消失。

（四）护理措施

1. 生活护理

（1）饮食护理：患者由于呼吸功增加，导致能量消耗增加，抢救时应常规鼻饲高热量、高蛋白、高脂肪、低碳水化合物及适量维生素和微量元素的流质饮食，必要时给予静脉高营养。

（2）休息与体位：因活动会增加氧耗量，故对明显的低氧血症患者，应限制活动量；活动量以活动后不出现呼吸困难和心率增快为宜。协助患者取舒适体位，如半卧位或坐位；对呼吸困难明显的患者，嘱其绝对卧床休息。

2. 心理护理　ARDS 常要面临死亡的考验。患者有着复杂的心理反应，但由于入住 ICU 和机械通气，难以或不能用语言表达其感受。医护人员应主动关心患者，积极采用语言和非语言的方式进行沟通，以缓解心理压力。

3. 配合治疗

（1）氧疗：尽快提高 PaO_2 是抢救 ARDS 的中心环节。一般均需高浓度给氧（＞50％），使 PaO_2 提高到 60～80 mmHg，或 $SaO_2 \geqslant 90％$。无效时需使用机械通气。

（2）机械通气：是 ARDS 最重要的支持手段，应尽早使用以辅助呼吸。呼气末气道正压机械通气（PEEP）效果最好。按常规做好人工气道和机械通气的护理。

（3）维持体液平衡：合理限制液体入量，在血压稳定的前提下，液体出入量宜轻度负平衡（每天液体入量要比出量少 500ml），遵医嘱使用利尿剂、人血白蛋白及糖皮质激素等，以减轻肺水肿。用药期间应观察疗效和不良反应。

（4）营养支持：ARDS 时机体处于高代谢状态，往往缺乏营养。因静脉营养可引起感染和血栓形成等并发症，故多提倡全胃肠营养，以免发生营养失调和电解质紊乱。

（5）治疗原发病：配合医生对病因给予积极的治疗，如抗感染、抗休克等。

（6）监护：对 ARDS 患者应收住重症监护病房（ICU），动态病情观察变化，及时调整治疗方案。

4. 病情观察　观察患者的呼吸频率、节律和深度，使用辅助呼吸机的情况、呼吸困难的程度、意识状况等。重症患者需 24 小时监测血压、心率、SaO_2 和呼吸等情况。及时了解血气分析、尿常规、血电解质等检查结果，有异常情况应及时通知医师。

5. 健康指导

（1）ARDS 死亡率高，早期发现、早期诊断并采取有效措施，是降低死亡率的重要环节。

（2）对有可能发生 ARDS 的危险患者，应进行严密观察和监护，避免 ARDS 的发生。

（3）告知患者及家属，虽然 ARDS 死亡率高，但部分患者能完全康复，部分患者虽可能遗留肺纤维化，但多数不影响生活。

（4）进食营养丰富、易消化的食物，戒烟酒。

（5）避免上呼吸道感染，适当锻炼身体。

ARDS 与 AIDS、SARS 的区别

　　有"S"的疾病都是严重的疾病：AIDS（获得性免疫缺陷综合征）又称艾滋病，是由免疫缺陷病毒（AIV）引起的慢性致死性传染病；SARS（严重急性呼吸综合征）是 WHO 命名的以呼吸道传播为主的急性传染病，在国内被称为非典型肺炎。是由变异的冠状病毒所引起的病毒性肺炎，传染性强，临床症状重，常因呼吸衰竭等而死亡。

二、慢性呼吸衰竭患者的护理

　　慢性呼吸衰竭是指原有慢性疾病，包括呼吸系统和神经肌肉系统疾病等，导致呼吸功能损害逐渐加重，经过较长时间才发展为呼吸衰竭。由于缺 O_2 和 CO_2 潴留逐渐加重，机体可代偿适应，动脉血气分析 pH 值维持在正常范围，此为代偿性慢性呼衰。若在此基础上并发呼吸系统感染或气道痉挛等，病情急性加剧，在短时间内 $PaCO_2$ 明显上升和 PaO_2 明显下降，则称为慢性呼衰急性加重。

（一）护理评估

1. 致病因素

　　（1）病因：常见病因是支气管-肺疾病，如 COPD、严重肺结核、肺间质纤维化、尘肺等。胸廓和神经肌肉病变亦可导致慢性呼吸衰竭。其中以 COPD 最为常见。

　　（2）诱因：有感染、高浓度吸氧、手术、创伤、使用麻醉药等，主要诱发因素是上呼吸道感染。

2. 身心状况　　除了导致慢性呼衰的基础病变以外，其症状及体征主要与缺氧和 CO_2 潴留有关。

　　（1）症状评估：

　　1）呼吸困难：是最早、最突出的症状。COPD 引起的呼吸衰竭表现为呼气性呼吸困难，严重时发展成浅快呼吸，常有点头、提肩等辅助呼吸肌参与呼吸运动。CO_2 潴留处于麻醉状态时，呼吸由过速转为浅慢或潮式呼吸。

　　2）发绀：是缺氧的典型的表现。当动脉血氧饱和度低于 90% 或动脉氧分压 <50mmHg 时，可在血流量较大的部位如口唇、指甲、舌等处出现发绀。

　　3）精神神经症状：中枢神经系统对缺氧最敏感，缺氧、CO_2 潴留及酸中毒可引起中枢神经系统功能紊乱而发生肺性脑病。肺性脑病可出现智力和视力减退，头痛、失眠、烦躁不安，继而出现言语不清、精神错乱、嗜睡、昏迷等，又称 CO_2 麻醉。

　　4）循环系统表现：早期血压升高、脉压增大、心动过速，长期慢性缺 O_2 引起肺动脉高压。严重缺氧、酸中毒可发生右心衰竭、血压下降，心律失常，甚至心脏骤停。

　　5）消化系统表现：严重缺氧和 CO_2 潴留，使胃肠血管收缩、胃酸分泌增多，可出现胃肠黏膜糜烂、坏死、出血和溃疡形成。

　　（2）护理体检：CO_2 潴留使外周体表静脉充盈、皮肤潮红、温暖多汗，球结膜充血水肿等。部分患者可见视神经盘水肿，瞳孔缩小，腱反射减弱或消失，锥体束征阳性等。

　　（3）心理状态：由于对病情和预后的顾虑，患者往往会产生恐惧、忧郁心理，对治疗失去信心；行机械通气的患者，语言表达及沟通障碍，情绪烦躁、痛苦悲观甚至绝望，表现为拒绝治疗或对呼吸机产生依赖心理。

3. 辅助检查

（1）动脉血气分析：为诊断呼吸衰竭的重要依据。海平面平静呼吸时：$PaO_2 < 60mmHg$、$PaCO_2 > 50mmHg$、$SaO_2 < 75\%$。pH 反映机体的代偿情况：代偿性酸中毒或碱中毒时，pH 在正常范围（pH $7.35 \sim 7.45$）；失代偿性酸中毒时 pH < 7.35，失代偿性碱中毒时 pH > 7.45。

（2）影像学检查：有助于对引起呼吸衰竭病因的判断。

（二）护理问题

1. **气体交换受损**　与通气不足、通气/血流失调和弥散障碍有关。

2. **清理呼吸道无效**　与分泌物增加、意识障碍、人工气道、呼吸肌及其支配神经功能障碍有关。

3. **慢性意识障碍**　与缺氧和 CO_2 潴留引起的中枢神经系统抑制有关。

4. **营养失调：低于机体需要量**　与呼吸困难、人工气道及机体的消耗增加有关。

5. **潜在并发症**　体液及酸碱平衡失调、上消化道出血等。

（三）护理目标

患者的呼吸困难缓解；能通过有效地咳嗽排除气道分泌物；营养改善；未发生并发症。

（四）护理措施

1. 生活护理

（1）休息与活动：明显的低氧血症患者，应限制活动量。协助患者取舒适体位，如半卧位或坐位；对呼吸困难明显的患者，嘱其绝对卧床休息。注意室内空气清新、温暖，定时消毒，防止交叉感染。

（2）饮食护理：应予高蛋白、高脂肪、低碳水化合物及适量维生素和微量元素的流质饮食，必要时给予静脉高营养。

2. 心理护理　

教会患者自我放松及缓解焦虑的办法。对于机械通气的患者，要让患者学会应用手势、写字等非语言沟通方式表达其需求，以缓解焦虑、恐惧等心理反应。

3. 配合治疗

（1）保持呼吸道通畅：是抢救呼吸衰竭基本而关键的措施。保持气道适当湿化；根据具体情况选择排痰措施，对有气管插管或气管切开的患者由于不能进行有效咳嗽，必须借助机械吸痰来清除呼吸道分泌物；做好口腔护理，防止误吸。

（2）改善通气：遵医嘱给予呼吸兴奋剂和支气管解痉药物，并观察药物的疗效及不良反应。禁用对呼吸有抑制作用的药物（如吗啡等），慎用其他镇静剂（如地西泮），以免诱发或加重肺性脑病。

1）支气管解痉药物：常用的有茶碱类和 β_2 受体激动剂。

2）呼吸兴奋剂：常用的有尼可刹米和多沙普仑，使用时应注意：①静脉点滴时速度不宜过快。②注意观察呼吸频率、节律、睫毛反应、神志变化以及动脉血气的变化，以便调节剂量。如出现恶心、呕吐、烦躁、面色潮红、皮肤瘙痒等现象，需要减慢滴速。③保持呼吸道通畅。

3）机械通气：对病情严重的患者，在一般治疗无效时需采用机械通气。要密切监测病情变化，如患者的意识状况、生命体征、准确记录出入量等；掌握呼吸机的参数，及时分析并解除呼吸机报警的原因；加强气道的护理工作，保持呼吸道通畅；预防并及时发现、处理可能的并发症等。

（3）氧疗：

1）原则：根据患者病情和血气分析结果采取不同的给氧方法和给氧浓度。保证迅速提高 PaO_2 到 60mmHg 或 SaO_2 达 90%以上的前提下，尽量降低吸氧浓度。Ⅰ型呼衰可短时间内间歇较高浓度（>35%）吸氧。但是对于Ⅱ型呼衰患者，在未行机械通气前应采取持续低浓度（<35%）鼻导管或鼻塞给氧，以免缺氧纠正过快引起呼吸抑制。鼻导管或鼻塞给氧时吸入氧浓度（%）=21+4×氧流量（L/min）。

2）方法：缺氧严重而无 CO_2 潴留者用面罩给氧，缺氧严重且伴有 CO_2 潴留者用鼻导管、鼻塞给氧，必要时进行机械通气。

3）观察：氧疗过程中，应密切观察氧疗效果，如吸氧后呼吸困难缓解、发绀减轻、心率减慢，表示氧疗有效；临床上必须根据患者血气结果及时调节吸氧流量或浓度，以防止发生氧中毒和 CO_2 麻醉。

（4）控制感染：呼吸道感染是诱发呼吸衰竭的最常见原因。使用有效的抗生素抗感染往往是决定患者预后的主要因素。用药期间密切观察患者的体温、咳痰的量和性质、肺部啰音等情况的变化，以判断疗效，并注意观察抗生素的不良反应。

（5）纠正酸碱失衡和电解质紊乱：慢性呼吸衰竭患者可出现呼吸性酸中毒、代谢性酸中毒、呼吸性酸中毒合并代谢性碱中毒、呼吸性碱中毒等酸碱失衡；还可出现低钾、低氯等电解质紊乱，应遵医嘱给予纠正。

4. 病情观察　观察患者的呼吸频率、节律和深度，使用辅助呼吸肌的情况，呼吸困难的程度。监测生命体征和意识状况，重症患者需 24 小时监测血压、心率和呼吸等情况，注意 SaO_2 的变化及有无肺性脑病的表现。观察缺 O_2 及 CO_2 潴留的症状和体征，如有发绀、球结膜水肿、尿量、水肿、瞳孔、肌张力、腱反射及病理反射等。及时了解血气分析、尿常规、血电解质等检查结果。

5. 健康教育

（1）疾病知识的介绍：向患者讲解疾病发病机制、发展和转归，语言力求通俗易懂，尤其对一些文化程度不高的老年患者应反复讲解，使患者理解康复保健的意义及目的。

（2）保健教育：教会患者缩唇呼吸、腹式呼吸、体位引流，及有效咳嗽、咳痰的技术，提高患者的自我保健及护理能力。教会患者及家属合理使用氧疗，不要自行调节氧流量。

（3）用药指导：指导患者遵医嘱用药，熟悉药物的剂量、用法和注意事项等。

（4）生活指导：指导患者制订合理的活动及休息计划，注意增强体质，避免引起呼吸衰竭的各种诱因。避免吸入刺激性气体，劝告吸烟患者戒烟，避免对机体的不良刺激。

（5）自我病情监测：学会识别病情变化，如咳嗽加剧、痰液增多、颜色变黄、呼吸困难加重或神志改变，应及早就医。

（五）护理评价

患者的呼吸频率、幅度和节律正常；PaO_2 和 $PaCO_2$ 在正常范围；掌握有效咳嗽、咳痰技术，呼吸道通畅；无明显体重减轻。没有与低氧血症和高碳酸血症相关的损害。

案例 7-4 分析

1. 该患者慢性反复咳嗽、咳痰伴气喘 15 年，桶状胸，符合 COPD 诊断。有 CO_2 潴留表现，动脉血气分析提示 PaO_2 降低、$PaCO_2$ 增高，符合慢性呼吸衰竭（Ⅱ型）的诊断。有神志改变，符合肺性脑病诊断。初步诊断为：COPD、慢性呼吸衰竭（Ⅱ型）、肺性脑病。

2. 主要护理问题

（1）慢性意识障碍：与缺 O_2 和 CO_2 潴留引起的中枢神经系统抑制有关。

（2）气体交换受损：与肺部感染、通气和换气功能障碍有关。

（3）体温过高：与肺部感染有关。

（4）清理呼吸道无效：与呼吸道分泌物增多、咳痰黏稠等有关。

（5）体液过多：与右心衰竭有关。

（6）潜在并发症：自发性气胸、酸碱失衡等。

3. 主要治疗措施　抗感染、持续性低浓度吸氧、呼吸兴奋剂、纠正酸碱失衡和电解质紊乱等。

第9节　胸部损伤和脓胸患者的护理

胸部损伤发生率约占全身损伤的四分之一。胸部损伤根据胸膜腔是否与外界相通，分为闭合性和开放性两类。胸腔与外界相通者称开放性胸部损伤，不相通者称闭合性胸部损伤，相对而言前者胸腔易受污染，后者胸腔无污染或较轻。本节着重讨论较常见的胸部损伤性疾病：肋骨骨折、气胸和血胸（及血气胸）以及脓胸。

一、肋骨骨折患者的护理

肋骨骨折是指肋骨完整性破坏或连续性中断，是常见的胸部损伤。肋骨骨折分单根单处、多根单处、单根多处和多根多处骨折四类。多根多处肋骨骨折局部形成软化区，可造成反常呼吸，表现为吸气时，软化区内陷，患侧肺膨胀不全，吸入的空气量不足；呼气时，软化区凸出，患侧肺回缩不全，残气排出不完全，影响下一次新鲜空气的入量和 CO_2 的顺利排出，最终造成患者的缺氧和体内 CO_2 的蓄积，引起一系列病理生理变化。

（一）护理评估

1. 致病因素　车祸、塌方、械斗、火器伤等分别借助直接暴力使胸部肋骨过度向内弯曲骨折，也可借前后挤压力量使肋骨段过度地向外弯曲折断。

2. 身体状况

（1）症状评估：胸痛是肋骨骨折的主要症状，且在咳嗽、深呼吸、变换体位时加剧。胸壁伤处软组织疼痛、肿胀、淤血、有或无伤口，多根多处肋骨骨折或伴气胸、血胸时，患者有气促、发绀、烦躁不安等。

（2）护理体检：肋骨完全骨折时，伤处肋骨畸形，局部有骨擦音和骨擦感，骨折处受压下陷，可有胸壁软化区，胸廓挤压试验阳性（前后或左右胸廓面相对挤压时，患者诉骨折处痛，即为阳性）。

（3）心理状态：患者由于疼痛、担心预后，可表现为极度不安、焦虑、恐惧等。

3. 辅助检查　X线片显示肋骨骨纹理连续性中断，骨折端移位、重叠。但肋软骨本身或骨与肋软骨之间骨折时，X线摄片不能显示，临床诊断应根据临床表现。X线其他表现有气胸、血胸等。

（二）护理问题

1. 疼痛：胸痛　与组织损伤有关。

2. 气体交换受损　与多根多处肋骨骨折形成软化区有关。

（三）护理目标

患者胸壁疼痛及呼吸困难得以减轻、消失。

（四）护理措施

1. **生活护理**　协助患者饮食、穿衣、翻身等护理。

2. **心理护理**　向患者及家属介绍病情和治疗方法,增强患者对顺利康复的信心。

3. **配合治疗**

（1）止痛:患者不能忍受疼痛情况下,使用药物止痛和非药物止痛,前者通过口服、肌注、肋间神经阻滞麻醉等方法完成(在肋骨骨折点或骨折近端,用利多卡因做断肋及上下肋肋间神经封闭止痛),数天后,患者疼痛减轻可忍受后停止用药。后者通过宽胶布固定:多根单处肋骨骨折引起患者疼痛难以忍受时,可用宽胶布在断肋及其上下各一肋的范围,于呼气末做胸部叠瓦状半环绕粘贴皮肤。

（2）控制反常呼吸:于软化区厚棉垫加压固定,用于急救现场或术前准备阶段,防止反常呼吸对心肺所致的不良影响。

（3）骨折复位固定:牵引固定(在多根多处肋骨骨折所形成的软化区,需用布巾钳钳住断骨,钳尾连牵引绳,通过滑轮,挂砝码做持续性牵引。牵引重量为2～3kg,持续2周)。清创及内固定:对肋骨骨折伴有肋间神经损伤,肋动脉出血,胸部器官出血或血气胸患者,伴胸壁缺损患者,进行手术处理并发症同时,对肋骨骨折进行内固定,可采取髓内针、医用不锈钢板和螺丝钉和钢丝等做内固定。

（4）协助咳嗽排痰:由于咳嗽伤口疼痛,轻咳或少咳影响了痰的排出,因此,在患者咳嗽前,一手掌按在肋骨断处,一手按在病变胸的对侧,患者咳嗽时,双手往胸内压,咳嗽完成手放松。

4. **病情观察**　观察记录患者肋骨骨折本身或并发其他复合伤出现的不适症状和阳性体征变化,常规记录血压、脉搏、呼吸、体温,每天软化区肋骨牵引的有效性(如牵引绳方向、位置有无滑脱),胸壁胶布固定的患者,需注意胶布有无潮湿,如出现异常,告知医师。

5. **健康指导**　禁止吸烟。选择空气无污染的生活环境活动,积极锻炼身体,按医嘱嘱患者复查及拆除固定。

（五）护理评价

患者的疼痛是否逐渐减轻或消失;是否恢复正常呼吸。

二、损伤性气胸患者的护理

案例7-5

患者,男,17岁。中午被一辆拖拉机从后面撞击,跌入路边水沟,被救后马上送至医院急诊室。检查发现患者呼吸困难,指甲发绀,躁动,胸部及颈部肿胀,触诊有捻发音及捻发感,左胸叩诊鼓音,气管向右偏移,X线胸片显示左侧气胸。急救处理:以左侧锁骨中线第2肋间交点(先消毒后,后浸润局麻)用针尾带乳胶管9号针头,刺入,在出现落空感时,即有气体吹风样喷出(同时针头停止深入),患者呼吸困难很快缓解,指甲发绀消失。用止血钳夹紧乳胶管,另一把蚊式血管钳贴皮夹住针管,胶布固定后,送患者到病房,准备手术。

问题:1. 该患者气胸是属于哪种类型? 为什么?

　　　2. 气胸排气的位置在哪里?

胸部损伤后胸膜腔内有气体进入，称为损伤性气胸。气胸的形成多由于肺组织或支气管破裂，空气进入胸膜腔，或因胸壁伤口穿破胸膜，胸膜腔与外界相通，外界空气进入所致。

（一）护理评估

1. 致病因素　根据胸膜腔内压力变化，常分为闭合性、开放性、张力性气胸三种。

（1）闭合性气胸：胸壁或肺组织有一过性的伤口，气体曾在伤口开放的时间内进入胸腔内，伤口在某些因素综合作用下关闭，气体不再进入胸膜腔。患侧胸内积气抵消胸膜腔内负压，使伤侧肺部分萎缩。若积气量大，则明显影响呼吸和循环功能。

（2）开放性气胸：胸壁伤口一直开放，气体可自由进出胸腔，患侧肺不同程度的萎缩，纵隔随呼吸摆动，影响了心肺功能，这种纵隔摆动又称为纵隔扑动。

（3）张力性气胸：肺及支气管分支有裂口，呈活瓣状，吸气时，气体进入胸腔，呼气时，裂口关闭，部分气体不能排出，每次呼吸大多引起上述现象，造成短时间内，患侧胸腔气压急剧升高，除患侧肺部受到严重压缩外，由于纵隔被推向健侧，健侧肺膨胀不全，致使患者出现严重的心肺功能不全。

2. 身体状况

（1）症状评估：三种类型气胸共同症状为呼吸困难。除轻度单纯闭合性气胸，多无明显症状外，其他气胸依据其类型、发病后入院时间、气胸严重程度、有无合并血胸而出现的呼吸困难轻重不同。张力性气胸患者出现进行性呼吸困难，伴烦躁（不能安静坐卧），口唇、指甲部位发绀。

（2）护理体检：

1）闭合性气胸：患侧胸廓膨隆，肋间饱满，叩诊鼓音，呼吸音减弱或消失，气管偏向健侧，有缺氧表现。

2）开放性气胸：胸壁有伤口，听到气体进出声音，叩诊鼓音，呼吸音减弱或消失，气管偏向健侧，有缺氧表现。

3）张力性气胸：患侧胸廓膨隆最明显，肋间饱满，叩诊鼓音，呼吸音减弱或消失，气管偏向健侧。皮下因积气而胀大，按压有捻发音及捻发感，主要分布在胸部、颈部，如果患者入院过迟，其分布更广，有明显躁动和缺氧表现。

（3）心理状况：患者有焦虑、恐惧、甚至出现濒死心理。

3. 辅助检查

（1）X线检查：患肺萎缩，患侧胸腔外带无肺纹理，纵隔偏向健侧，横膈下移，伴血胸时，则患侧胸腔有液平面，液平面下是均匀的高密度影。

（2）胸腔穿刺抽出气体。

（3）血气分析：动脉氧分压下降，动脉二氧化碳分压上升。

（二）护理问题

1. 气体交换受损　与患肺压缩、健肺膨胀不全及通气/血流比例失调有关。

2. 心输出量减少　与胸腔压力升高和合并失血有关。

3. 潜在并发症　肺不张、肺内感染、休克等。

（三）护理目标

呼吸困难缓解，恢复正常呼吸和循环功能，未发生并发症或并发症得到及时发现和处理。

（四）护理措施

1. 生活护理　注意营养补充,患者清醒、病情稳定者取半卧位,利于呼吸和引流;协助翻身,防止压疮形成。

2. 心理护理　鼓励患者克服暂时的困难,配合治疗,争取病情痊愈。

3. 配合治疗

（1）胸腔排气减压:胸穿或置管排气的位置,在患侧锁骨中线第 2 肋间交点处,如果属闭合性气胸,肺压缩超过 30％,则需穿刺排气减压。如果不超过,则让其自由吸收,气体需 2～3 周自行吸收消失。如果属张力性气胸,则需置管,做闭式胸膜腔引流术。

（2）封闭胸壁伤口:现场遇开放性气胸患者,胸壁小缺口,可先用手将胸壁伤口周围皮肤及软组织挤紧伤口,取凡士林纱布及厚棉垫、胸带等物品,局部消毒后,用准备的材料封闭固定伤口,待后续处理。过大的胸壁缺损,权衡封闭与无菌不可兼顾时,现场首选干净、对内无损伤、封堵可靠的材料堵塞,尽快送医院治疗。

（3）手术治疗:气胸合并肺等重要组织器官损伤、进行性血胸、严重肋骨骨折、胸壁缺损及气胸保守治疗失败者等需进行手术治疗。通过修补、止血、固定、切除失效难以修复的肺叶,再放置胸腔闭式引流等手段处理。做好胸腔闭式引流护理。

（4）防治感染及支持疗法:应用抗生素及注意补充营养。

4. 病情观察　观察生命体征及胸部症状和体征的变化。病情好转时,表现为患者呼吸困难、发绀、烦躁、胸廓饱满、气管偏移、皮下积气等症状和体征减轻或消失。

5. 健康指导　禁止吸烟。选择空气无污染的生活环境活动或锻炼身体。注意交通安全。

（五）护理评价

患者呼吸困难是否缓解,心功能和有效循环血容量是否维持正常;是否发生并发症或并发症是否得到及时发现和处理。

案例 7-5 分析

1. 该病诊断:张力性气胸。依据:①胸部外伤史。②呼吸困难,指甲发绀。③胸部及颈部肿胀,手触及捻发音及捻发感。④左侧叩诊鼓音,气管向右偏。⑤X 线胸片显示左侧气胸。⑥胸穿后有气体吹风样喷出,呼吸困难很快缓解。

2. 急救措施

张力性气胸在短时间内可造成患侧胸膜腔正高压状态,造成患侧肺压缩,健侧肺膨胀不全,静脉回流受限,心脏舒张受限而出现进行性呼吸困难、缺氧和心功能不全等表现,急救方法是选择患侧锁骨中线第 2 肋间交点穿刺排气减压。

虽然排气后患者症状缓解,但是张力性气胸肺部伤口呈活瓣状,随呼吸不断有气体进入患侧胸膜腔内,因此胸穿针尾部需连胶管或手套,可不断将胸膜腔内新生气体排出。为防止针头过深刺入误伤肺叶,针头一旦越过胸壁壁层胸膜停止深入,并用钳夹针及纱布固定于胸壁上。

该患者肺部损伤严重程度尚不清楚,因此需进一步检查及观察,相应采取措施应对。

三、损伤性血胸患者的护理

胸部损伤后引起的胸膜腔积血,称为损伤性血胸。若与气胸同时存在,称为血气胸。

（一）护理评估

1. 致病因素　损伤性血胸多由车祸、工伤、人为伤害等引起。战争状态则多与火器伤有关。

2. 身体状况

（1）症状评估：胸部组织受伤后表现：患者胸痛、咳嗽、咯血。失血过多表现：如皮肤苍白或发绀、湿冷、脉搏增快、血压下降、尿量减少、精神烦躁或淡漠、严重时昏迷。胸部积血后肺功能不全表现：呼吸困难、口唇苍白或发绀。

（2）护理体检：急性期患侧胸腔饱满，叩诊浊音或实音，呼吸音减弱或消失，语颤增强，气管偏向健侧；胸穿或胸腔闭式引流管引出血性胸水。在血胸后期，因引流不及时或不畅等因素而产生另一种方向的变化，表现为患侧胸膜增厚、粘连，患肺萎缩，纵隔偏向患侧，患侧胸壁塌陷，呼吸音减弱或消失。

（3）心理状态：急性期患者存在焦虑，强烈求医愿望，并希望尽快解决其不适，担心预后。慢性期出现情绪低落。

3. 实验室及辅助检查　血常规：红细胞计数降低，血红蛋白下降，红细胞压积下降；血气分析：动脉血氧分压下降，二氧化碳分压升高；X线摄片：患侧胸腔有液平面，平面下显示高密度影。B超：急性期患侧胸腔内有积液，胸穿抽出积血。

（二）护理问题

1. 组织灌注量不足　与急性大量失血有关。

2. 气体交换受损　急性期与肺组织受压等因素有关，后期与患肺粘连固定有关。

（三）护理目标

改善组织灌流量；改善呼吸困难。

（四）护理措施

1. 生活护理　加强营养，给予高热量、高蛋白、高维生素饮食。

2. 心理护理　消除患者焦虑，鼓励患者采取乐观态度，积极配合治疗和护理工作。

3. 配合治疗

（1）抗休克治疗：采取多路输液、输血等措施抗休克。

（2）药物止血：止血芳酸、止血环酸等。

（3）闭式胸膜腔引流：置管位置在腋中线和腋后线之间第7、8肋间，此法可将胸膜腔积血排出体外，防止日后胸膜粘连；改善肺功能；并能动态观察有无进行性胸膜腔出血。

（4）抗生素应用：防治感染。

（5）配合医师及时清创、缝合、包扎伤口，注意无菌操作。

4. 病情观察　①注意观察生命体征和胸膜腔引流液量、颜色、性状；观察胸腔内是否存在活动性出血。②有无并发症：胸部损伤的主要并发症是肺部感染和胸膜腔内感染，应注意观察体温、呼吸、胸痛、呼吸音、胸膜腔引流等情况，及早发现和处理并发症。

5. 健康指导　加强安全生产和驾驶的宣传教育，避免发生工伤，严格遵守交通规则以防止车祸等意外损伤。

（五）护理评价

患者组织灌流量是否得到改善；呼吸困难是否缓解。

四、脓胸患者的护理

脓胸是由化脓性致病菌侵入胸膜腔而引起的急性或慢性化脓性感染。多种病原菌借助一些条件，引起胸膜炎。胸膜炎症及其胸膜腔内的炎性渗出物，构成脓胸。临床上有急性脓胸和慢性脓胸之分,前者以渗出为主,而后者以增生粘连为主。

（一）护理评估

1. 致病因素

(1) 细菌感染:经由肺部感染直接向胸腔溃破或皮肤、黏膜感染经由血液引起胸膜炎和炎性渗出。常见病原菌有金黄色葡萄球菌、肺炎双球菌、链球菌等。

(2) 外伤:如开放性胸部损伤,细菌由伤口进入胸腔。

(3) 胸部手术并发症:如食管癌术后吻合口漏。

(4) 其他:如身体抵抗力差,细菌毒力强等。

2. 身体状况

(1) 症状评估:急性期:发热、咳嗽、呼吸困难、患侧胸痛;慢性期:慢性病容,低热、咳嗽、胸闷、消瘦、患侧胸痛。

(2) 护理体检:急性期:胸部饱满、气管偏向健侧、叩诊浊音或实音、呼吸音减弱或消失;慢性期:胸部塌陷、气管偏向患侧,叩诊实音,呼吸音减弱或消失。尚有原发疾病的临床表现。

(3) 心理状态:患者因发热、胸痛、呼吸困难等引起焦虑,有积极求医愿望。

3. 实验室及辅助检查

(1) 胸部 X 线:急性期见患胸液平面,密度影增高,气管偏向健侧,横膈下移,部分肺部原发病慢性期见患胸密度影增高,气管偏向患侧,横膈上移。

(2) 胸部 B 超及胸膜腔穿刺:可确定脓腔部位、大小;急性期可抽出脓性胸水。

(3) 血液检查:血白细胞升高,中性粒细胞比例增加。

（二）护理问题

1. 疼痛:胸痛 与机械损伤及炎性损伤有关。

2. 气体交换受损 与肺受压或粘连有关。

3. 体温过高 与炎症反应及炎性物吸收有关。

（三）护理目标

患者疼痛缓解,呼吸困难减轻直到消失;体温恢复正常。

（四）护理措施

1. 生活护理 提供良好饮食,改善营养状况,给予高热量、高蛋白、高维生素饮食。

2. 心理护理 护士应多与患者沟通,积极处理患者发热、胸痛、呼吸困难,使其相对舒适,心理趋于平静,鼓励患者做有利于康复的活动,克服忧郁情绪。

3. 配合治疗

(1) 抗生素:根据病原菌相应选用,在细菌培养及药敏结果出来前,先根据脓液及患病部位常见菌种应用抗菌药物,做好用药护理。

(2) 保持引流通畅:保持胸膜腔闭式引流通畅,防止引流管扭曲,注意切口处清洁。

(3) 支持治疗:重症患者需静脉补充营养,输球蛋白及白蛋白等。

4. 病情观察 观察生命体征及脓胸的症状、体征的变化,记录胸腔闭式引流情况,如引流液的数量和性状。

（五）护理评价

患者胸痛是否缓解,呼吸困难是否减轻;体温是否恢复恢复正常。

小结

　　急性上呼吸道感染大多是由病毒感染引起。肺炎以细菌性肺炎最多见，院外感染以肺炎链球菌肺炎最常见，痰呈铁锈色，治疗首选青霉素。支气管扩张主要表现为慢性咳嗽、大量脓痰、反复咯血。大量咯血者应禁食，小量咯血者宜进少量温、凉流质；保持呼吸道通畅、必要时进行引流；支气管哮喘表现为反复发作性呼气性呼吸困难伴哮鸣音、胸闷和咳嗽，严重者可呈端坐呼吸。当出现哮喘发作先兆时，应立即吸入 β_2 受体激动剂。痰菌阳性的肺结核患者是结核病主要的传染源，传播途径主要是经呼吸道飞沫传播。痰中查到结核菌是确诊肺结核最特异的方法。肺结核的化疗原则是早期、联合、适量、规则和全程。动脉血气分析是诊断呼衰的主要依据：$PaO_2<$ 60mmHg 而 $PaCO_2$ 为Ⅰ型呼衰；$PaO_2<$60mmHg 伴有 $PaCO_2>$50mmHg 为Ⅱ型呼衰。诊断 ARDS 最常用也是必须具备的指标是氧合指数（PaO_2/FiO_2）降低。呼衰患者要慎用镇静安眠药。保持呼吸道通畅是抢救呼衰基本而关键的一环，不同类型的呼衰，氧疗的原则及目标不同，Ⅱ型呼衰，应低浓度（<35％）持续给氧。胸部外伤时，短时间内威胁生命的病理变化有张力性气胸、进行性血胸、气管内出血等，及时提出护理问题、配合治疗非常重要。

自 测 题

A_1 型题

1. 急性上呼吸道感染的主要病因是（　　）
   A. 病毒感染　　　　B. 细菌感染
   C. 过度劳累　　　　D. 受凉
   E. 过度紧张

2. 对急性上呼吸道感染的患者护理，下列措施不妥的是（　　）
   A. 患者高热时指导患者多喝水
   B. 如有细菌感染者可根据病原菌选用敏感的抗菌药物
   C. 给予清淡、高热量、丰富维生素、易消化的食物
   D. 观察患者呼吸道局部症状和全身症状的情况，及时发现并发症
   E. 可让患者家属多探视患者

3. 咯血患者饮食护理错误的是（　　）
   A. 大咯血者暂禁食
   B. 少量咯血者宜进少量温凉的流质饮食
   C. 可饮用浓茶、咖啡、酒等刺激性饮料
   D. 多饮水
   E. 多食富含纤维素的食物

4. 大咯血的患者不宜（　　）
   A. 咳嗽　　　　　　B. 屏气
   C. 绝对卧床　　　　D. 少交谈
   E. 禁饮食

5. 体位引流的禁忌证是（　　）

A. 痰液黏稠　　　　B. 咳黄色脓痰者
C. 大咯血患者　　　D. 频繁咳嗽者
E. 咳大量痰液者

6. 支气管扩张的典型临床表现为（　　）
   A. 慢性咳嗽，黏液或泡沫状痰，气急，低热，两肺底啰音
   B. 慢性咳嗽，大量脓痰，反复咯血，常有肺部感染
   C. 发热，刺激性咳嗽，黏液脓性痰，两肺呼吸音增粗，散布干湿性啰音
   D. 高热，咳嗽，黏液血性痰，一侧胸痛和呼吸音减低
   E. 发热，黏液性血痰，两肺底闻及湿啰音

7. 护士帮助支气管扩张患者进行体位引流时，不正确的是（　　）
   A. 引流前向患者讲解配合方法
   B. 根据病变的部位选择合适的体位
   C. 每次引流的时间可从 5～10 分钟开始，根据患者情况进行调整
   D. 痰液较多的患者应让其快速大量咳出
   E. 若患者出现咯血、头晕等，立即终止引流

8. 对支气管哮喘患者作保健指导，下列哪项是错误的（　　）
   A. 避免刺激性气体吸入
   B. 病室内可以放置花、草、地毯
   C. 不可以进食可能致敏的食物（如鱼、虾、蛋）

D. 避免过度劳累或情绪激动

E. 气候变化时注意保暖,避免呼吸道感染

9. 以下药物有可能引起支气管哮喘患者发作的是
（　　）
   A. 维生素 E　　　　B. 普萘洛尔
   C. 泼尼松　　　　　D. 氨茶碱
   E. 青霉素

10. 细菌性肺炎最常见的病原菌是（　　）
    A. 葡萄球菌　　　　B. 大肠埃希菌
    C. 肺炎链球菌　　　D. 铜绿假单胞菌
    E. 克雷白杆菌

11. 按病因学分类,临床上最常见的肺炎是（　　）
    A. 细菌性肺炎　　　B. 病毒性肺炎
    C. 支原体肺炎　　　D. 真菌性肺炎
    E. 衣原体肺炎

12. 肺炎链球菌肺炎的首选治疗是（　　）
    A. 青霉素 G　　　　B. 罗红霉素
    C. 氯霉素　　　　　D. 头孢匹胺
    E. 四环素

13. 休克型肺炎最突出的表现是（　　）
    A. 血压降低　　　　B. 高热
    C. 意识障碍　　　　D. 少尿
    E. 四肢厥冷

14. 成人肺结核最常见的类型是（　　）
    A. 原发型肺结核
    B. 急性血行播散型肺结核
    C. 菌阴肺结核
    D. 浸润型肺结核
    E. 结核性胸膜炎

15. 大咯血患者发生窒息时,首要的护理措施是
（　　）
    A. 止血　　　　　　B. 输血
    C. 吸氧　　　　　　D. 心理安慰
    E. 维持气道通畅

16. 肺结核确诊的主要依据为（　　）
    A. 痰结核菌检查　　B. OT 试验
    C. PPD 试验　　　　D. 纤维支气管镜检查
    E. X 线检查

17. 判断结核菌素试验（PPD 试验）结果的最重要
    指标是（　　）
    A. 红斑直径　　　　B. 水疱数量
    C. 硬结直径　　　　D. 发红时间
    E. 有无水疱

18. 中等量咯血是指 24 小时咯血量在（　　）
    A. 100ml 以内　　　B. 100～500ml
    C. 500ml 以上　　　D. 300ml 以内
    E. 50ml 以内

19. 缩唇式呼气的作用（　　）
    A. 加强呼吸运动
    B. 减轻胸痛
    C. 减轻呼吸肌劳累
    D. 防止小气道过早陷闭
    E. 减弱呼吸运动

20. 慢性呼吸衰竭最常见的病因是（　　）
    A. 细菌性肺炎
    B. 支气管哮喘
    C. 自发性气胸
    D. 慢性阻塞性肺疾病
    E. 呼吸道感染

21. 呼吸衰竭最早、最突出的症状是（　　）
    A. 呼吸困难　　　　B. 发绀
    C. 精神神经症状　　D. 头晕、心悸
    E. 呕血、黑便

22. 关于胸部叩击法不正确的一项是（　　）
    A. 易在餐前 30 分钟或餐后 2 小时进行
    B. 患者取侧卧位
    C. 手指并拢、手背拱起呈空心掌
    D. 自肺尖由上而下、由内向外叩击
    E. 避开乳房、心脏和骨突部位

23. 慢性支气管炎并发阻塞性肺气肿患者,主要是
    在原有症状的基础上又出现（　　）
    A. 反复发绀
    B. 剧烈咳嗽
    C. 咯多量脓痰
    D. 经常感染发热
    E. 逐渐加重的呼吸困难

24. 带金属声的咳嗽应考虑（　　）
    A. 喉头炎　　　　　B. 支气管扩张症
    C. 支气管哮喘　　　D. 肺炎
    E. 支气管肺癌

25. 反常呼吸出现在（　　）
    A. 多根肋骨骨折
    B. 多根肋骨多处骨折
    C. 闭合性气胸
    D. 开放性气胸
    E. 张力性气胸

26. 诊断肋骨骨折最有价值的表现是（ ）
    A. 胸部外伤史
    B. 患处肿胀、疼痛
    C. 胸部挤压试验阳性
    D. 局部压痛
    E. 血性胸水

27. 开放性气胸患者呼吸困难最主要的急救措施
    是（ ）
    A. 吸氧
    B. 输血补液
    C. 气管插管行辅助呼吸
    D. 立即剖胸探查
    E. 迅速封闭胸部伤口

28. 胸膜腔封闭式引流的引流管脱出时应
    首先（ ）
    A. 通知医师紧急处理
    B. 给患者吸氧
    C. 嘱患者缓慢呼吸
    D. 将脱出的引流管重新置入
    E. 用手指捏闭引流口周围皮肤

29. 张力性气胸主要的病理生理变化是（ ）
    A. 纵隔向健侧移位
    B. 纵隔扑动
    C. 胸壁反常呼吸运动
    D. 肺内气体对流
    E. 连枷胸

30. 急性脓胸引流管安置位置（ ）
    A. 锁骨中线第 2 肋间
    B. 患侧肩胛下线第 7 肋间
    C. 患侧腋中线第 7、8 肋间
    D. 患侧腋中后线之间第 7、8 肋间
    E. 以上都不正确

A₂ 型题

31. 患者，男，52 岁。有支气管扩张病史 10 年，咯
    血 100ml 后突然出现胸闷气促、张口瞪目、两
    手乱抓、抽搐、大汗淋漓、牙关紧闭。此时患者
    应取（ ）
    A. 头低足高位，头偏向一侧
    B. 去枕平卧位
    C. 平卧位，头偏向一侧
    D. 端坐位
    E. 患侧卧位

32. 患者，女，27 岁。患支气管扩张多年，常反复

咯血。患者就诊时又因剧咳而致大咯血，在观察中突然发现咯血中止，表情恐怖，张口瞪目，两手乱抓，应考虑发生下列何种紧急状况而立即抢救（ ）
    A. 肺梗死   B. 窒息
    C. 休克   D. 呼吸衰竭
    E. 心力衰竭

33. 患者，女，22 岁。既往有哮喘病史，春季外出
    旅游出现咳嗽、咳痰伴喘，24 小时后就诊。查
    体：脉搏 92 次/分，呼吸 28 次/分，肺部听诊闻
    及哮鸣音。该患者哮喘发作最有可能的诱因
    是（ ）
    A. 尘螨   B. 病毒
    C. 花粉   D. 精神紧张
    E. 动物毛屑

34. 患者，男，56 岁。咳嗽、发热 3 天，住院后咳大
    量铁锈色痰，应考虑为（ ）
    A. 慢性支气管炎   B. 支气管哮喘
    C. 肺炎链球菌肺炎 D. 支气管扩张
    E. 肺癌

35. 患者，男，22 岁。因肺炎住院，体温 40.5℃，脉
    搏细弱，血压 90/60mmHg，在病情观察中应
    特别警惕发生（ ）
    A. 晕厥   B. 昏迷
    C. 心律失常   D. 休克
    E. 惊厥

36. 某肺结核患者，突然出现喷射性大咯血，继而
    突然中断，表情恐怖，大汗淋漓，此时首要的护
    理措施是（ ）
    A. 立即取半卧位   B. 加压给氧
    C. 立即气管插管   D. 人工呼吸
    E. 保持呼吸道通畅，清除血块

37. 患者，男，50 岁。患慢性支气管炎 20 年，近 3
    年出现进行性的呼吸困难，2 天前受凉，病情
    加重，入院治疗。判断该患者病情是否发展至
    COPD，必须进行的检查项目是（ ）
    A. 心电图   B. 胸部 X 线检查
    C. 痰液检查   D. 血气分析
    E. 肺功能检查

38. 患者，男，65 岁。患慢性阻塞性肺气肿，近日
    痰多，不易咳出，常有头痛、烦躁、白天嗜睡，夜
    间失眠。晨间护理时发现患者神志淡漠，间歇
    性抽搐时应考虑出现（ ）

A. 窒息先兆　　　B. 呼吸性酸中毒

C. 肺性脑病　　　D. 休克早期

E. 脑疝先兆

39. 患者,女,60 岁,反复咳嗽、咳痰 10 年,气急 3 年,诊断为慢支、肺气肿。2 天前受凉后咳嗽咳痰加重,咳脓痰,呼吸困难逐渐加重。查体:桶状胸,双肺听诊湿啰音。血常规:白细胞及中性粒细胞增多,X 线检查:肋间隙增宽,肺纹理增粗、紊乱。该患者目前最重要的护理措施是( )

A. 祛痰止咳

B. 应用肾上腺糖皮质激素

C. 控制感染

D. 吸氧

E. 营养支持

40. 患者,男,78 岁。因近日咳嗽、咳痰、气急明显,现出现神志不清、发绀、多汗及皮肤湿润温暖。血气分析:pH 7.3,PaO_2 45mmHg,$PaCO_2$ 80mmHg,应给予( )

A. 高浓度持续吸氧

B. 高浓度间断吸氧

C. 低浓度间断吸氧

D. 低浓度持续吸氧

E. 酒精湿化吸氧

41. 患者,男,68 岁,因慢性肺源性心脏病收入院。现患者喘憋明显,略有烦躁,在治疗过程中,应慎用镇静剂以避免( )

A. 洋地黄中毒　　　B. 双重感染

C. 脱水、低血钾　　　D. 引起呼吸抑制

E. 加重心力衰竭

42. 患者,男,80 岁。慢性支肺气肿病史 30 年,近 1 周来出现咳嗽、咳痰,伴心悸、气喘。查体:呼吸急促、发绀明显、颈静脉怒张、下肢水肿。首优的护理问题是( )

A. 焦虑　　　B. 体液过多

C. 体液不足　　　D. 睡眠形态紊乱

E. 气体交换受损

43. 患者,女,30 岁。患浸润性肺结核 2 年。予链霉素肌注、异烟肼、利福平口服治疗半年,近来患者自述耳鸣,听力下降,可能是( )

A. 肺结核的临床症状

B. 链霉素对听神经的损伤

C. 异烟肼对听神经的损伤

D. 利福平对听神经的损伤

E. 异烟肼对周围神经的损伤

44. 患者,男,12 岁。从五楼坠下,被二楼电线缓冲后继续下坠,致胸外伤性血气胸。入院时,患者血压正常。安放闭式胸腔引流管,进行病情观察,第一个小时,引流管排出气体和新鲜血 200ml,第二个小时观察期间,发现出血量突然增加,血压下降,患者极度烦躁,并咳出血,此时护士优先做的工作是( )

A. 继续病情观察　　　B. 应用止血药

C. 高流量给氧　　　D. 剖胸探查前准备

E. 一旦出血量达到 600ml,再进行手术前准备

A_3/A_4 型题

(45、46 题共用题干)

患者,女,57 岁,患肺结核。6h 前开始咯血,量约 200ml,止血效果不佳。1min 前突然咯血不畅、呼吸急促、口唇发绀、烦躁不安。

45. 该患者发生的紧急情况是( )

A. 呼吸衰竭　　　B. 大咯血

C. 窒息　　　D. 失血性休克

E. 急性肺炎

46. 患者应立即采取的体位是( )

A. 去枕平卧位　　　B. 侧卧位

C. 端坐位　　　D. 中凹位

E. 头低足高位

(张志萍　庞远雄　吴　慧)

第8章

消化系统疾病患者的护理

消化系统疾病临床常见,多起病隐匿,呈慢性病程,容易造成严重的消化吸收功能障碍,当病情发生急性变化,如出血、穿孔等也可以危及患者的生命。

第1节 消化系统疾病患者常见症状的护理

一、恶心与呕吐

恶心是一种可以引起呕吐冲动的上腹部不适,紧迫欲吐的感觉。呕吐是指通过胃的强烈收缩迫使胃内容物或部分小肠内容物经口排出的体外的反射动作。呕吐可将对机体有害的物质排出体外,对机体有保护性作用,但持久而剧烈的呕吐可导致水、电解质、酸碱平衡紊乱及营养障碍等。

(一)护理评估

1. 致病因素 注意询问了解引起恶心、呕吐的原因:①消化系统疾病:如消化性溃疡、胃炎、幽门梗阻、胃癌、胆囊炎、胰腺炎、肠梗阻、肝炎、腹膜炎及胃肠道功能紊乱等。②中枢神经系统疾病:如颅内感染、颅脑损伤、脑血管疾病、癫痫及脑肿瘤等。③心血管疾病:如心肌梗死、心力衰竭等。④全身性疾病:如糖尿病酮症酸中毒、甲亢危象、尿毒症等。⑤前庭神经病:如梅尼埃病。⑥妊娠或服用药物:如抗恶性肿瘤药及洋地黄等。⑦中毒:如乙醇、一氧化碳及有机磷农药等。

2. 身心状况

(1)症状评估:注意询问恶心的程度、恶心过后是否有呕吐;恶心、呕吐发生的时间、频率、原因或诱因,与进食的关系;呕吐特点及呕吐物的量和性质如气味、颜色等;呕吐伴随的症状如发热、腹泻、腹痛、腹胀、头痛、眩晕等。

(2)护理体检:①全身状况:主要检查生命体征、神志、营养状况及有无失水表现。②腹部检查:主要检查有无胃肠型及蠕动波、肝脾大及移动性浊音;肠鸣音是否正常。

(3)心理状态:患者长期或反复恶心呕吐,易产生紧张、烦躁不安,甚至焦虑和恐惧等不良心理。

3. 辅助检查 对呕吐量大者,测定其有无电解质及酸碱平衡失调。必要时对呕吐物做毒物分析和细菌培养。根据病情选择性地进行肝肾功能、心电图、B超等检查。

(二)护理问题

1. 有体液不足的危险 与大量呕吐引起体液丧失有关。

2. 活动无耐力 与频繁呕吐与食物摄入量减少有关。

3. 焦虑 与频繁呕吐、不能进食有关。

（三）护理目标

患者生命体征在正常范围内,未发生水、电解质紊乱及酸碱平衡失调;恶心、呕吐减轻或停止,逐步恢复进食,活动耐力恢复或有所改善;焦虑程度减轻,情绪稳定。

（四）护理措施

1. 生活护理

（1）环境:病室内注意开窗通风以去除异味,保持空气清新。

（2）体位:患者呕吐时,协助其采取合适的体位。病情轻者取坐位;病情重及体力弱者,如昏迷患者,可采取侧卧位或仰卧位、头偏向一侧,以免呕吐物误吸入呼吸道发生窒息。呕吐后协助患者漱口,保持口腔清洁,及时更换被污染的衣物。　考点:昏迷患者的体位

（3）饮食护理:非禁食者,可少量多次进食易消化食物或者口服补液,以免引起恶心和呕吐;呕吐剧烈不能进食或严重水、电解质紊乱时,遵医嘱静脉补液给予纠正。

2. 心理护理　消除患者紧张情绪,向患者解释精神紧张、焦虑会影响食欲和消化功能,不利于呕吐的缓解;运用放松技术帮助其转移注意力,调节情绪,树立治疗信心。

3. 配合治疗

（1）遵医嘱给予止吐药物:如甲氧氯普胺或多潘立酮等。注意观察药物疗效及不良反应。

（2）积极补充水分和电解质:非禁食者给予口服补液,注意少量多次;严重呕吐不能进食者,遵医嘱通过静脉输液给予纠正。

4. 病情观察

（1）失水征象监测:①定时测量和记录生命体征直至稳定。②准确监测和记录每天的出入液量、尿比重、体重。③观察患者有无软弱无力、口渴、尿少、皮肤黏膜干燥和弹性减低,烦躁等脱水表现。④动态观察血清电解质、酸碱平衡状态等实验室检查结果。

（2）呕吐的观察与处理:观察、记录呕吐的时间、方式、次数,呕吐物的量、性状、颜色及气味,必要时留取标本送检。

5. 健康指导　①向患者家属说明恶心呕吐的常见诱因,教会患者缓解恶心、呕吐的方法,积极治疗原发病。②教会患者一些常用放松技术,如指导患者深呼吸、交谈、听音乐等方法转移患者注意力,减少呕吐的发生。

（五）护理评价

患者生命体征是否在正常范围内,能否避免发生水、电解质紊乱及酸碱平衡失调。患者恶心、呕吐是否减轻或停止,能否逐步恢复进食,活动耐力恢复或有所改善。焦虑程度是否减轻,情绪是否良好。

二、腹痛的护理

腹痛是腹部的感觉神经纤维受到某些因素如炎症、缺血、损伤或理化因子刺激后,产生冲动传至痛觉中枢所产生的一种痛苦感觉,是消化系统疾病的常见症状。

（一）护理评估

1. 致病因素　询问患者有无引起腹痛的局部或全身性疾病史:①腹腔脏器疾病,如:胃、肠、肝、胆、胰、肾等脏器炎症、肿瘤、外伤、梗阻。②腹外脏器疾病,如胸腔脏器疾病和脊柱疾病,心肌梗死、肺炎、胸椎结核等。③全身性疾病,如糖尿病酮症酸中毒、尿毒症等。育龄妇女要注意询问有无停经史。　考点:腹痛的症状评估

2. 身心状况

（1）症状评估：腹痛的性质、部位、程度及伴随症状，因不同的疾病而表现各异，如胃、十二指肠疾病引起的腹痛多为中上腹部隐痛、灼痛或不适感，伴畏食、恶心、呕吐、嗳气、反酸等；小肠疾病多呈脐周疼痛，并有腹泻、腹胀等表现；大肠病变所致的腹痛为腹部一侧或双侧疼痛；急性胰腺炎常出现上腹部剧烈疼痛，为持续性钝痛、钻痛或绞痛，并向腰背部呈带状放射；急性腹膜炎为持续而广泛的全腹剧痛，而且伴腹肌紧张，有压痛、反跳痛。

（2）护理体检：①全身状况：注意评估生命体征、神志、神态、体位、营养状态及有关疾病的相关体征，如腹痛伴黄疸者提示与胰腺、胆系疾病有关；腹痛伴休克者提示与腹腔脏器破裂、穿孔等有关。②腹部症状：注意有无腹部包块、腹肌紧张、压痛及反跳痛，肠鸣音是否正常。

（3）心理状态：患者可因疼痛而产生精神紧张、焦虑、恐惧等负面情绪。

3. 辅助检查　根据病种不同选择相应的实验室检查，必要时需做 X 线钡餐检查、消化道内镜检查等。

（二）护理问题

1. 疼痛：腹痛　与腹腔脏器炎症、平滑肌痉挛、缺血、溃疡等有关。

2. 焦虑　与腹痛有关。

（三）护理目标

患者的疼痛逐渐减轻或消失，焦虑减轻、消失，情绪稳定。

（四）护理措施

1. 生活护理

（1）环境：保持病室安静、光线柔和，利于患者情绪稳定。

（2）体位：腹痛发作时，安排患者卧床休息，以减轻疲劳感和能量消耗，提高对疼痛的耐受力；并协助患者保持舒适的体位，以减轻疼痛。

（3）饮食护理：指导患者合理饮食，如急性腹痛在未明确诊断时宜禁食，遵医嘱静脉补液，必要时行胃肠减压；慢性腹痛宜进食营养丰富、易消化、富含维生素的饮食；消化性溃疡患者禁食酸性食物；胆道疾病患者禁食油腻食物。

2. 心理护理　评估患者对腹痛的心理反应，有针对性地进行心理疏导，减轻其紧张和焦虑情绪，增强其对疼痛的耐受性，提高镇痛效果。

3. 配合治疗

（1）教会患者非药物缓解疼痛的方法：①指导式想象、分散注意力：指导患者数数、深呼吸、谈话、回忆一些有趣的往事，转移对疼痛的注意力以减轻疼痛。②行为治疗，如放松技术、冥想、音乐疗法等。③局部热疗法：除急腹症外，对疼痛的部位局部热敷，解除肌肉痉挛达到止痛效果。

（2）药物治疗：遵医嘱合理使用镇痛药，注意观察疗效及不良反应。急性剧烈腹痛诊断未明确时，禁止随意使用镇痛药物，以免掩盖症状，延误病情。

（3）手术治疗：对于腹腔脏器缺血、破裂、穿孔或腹膜炎引起的腹痛，应采取手术疗法去除病因。

4. 病情观察　重点是对疼痛的监测，注意观察记录患者腹痛的部位、性质及程度、发作时间、频率、持续时间；注意观察有无伴随症状，如休克、呕吐、腹泻、呕血等；注意观察非药物性缓解疼痛和药物止痛的效果。

5. 健康指导　①告知患者腹痛的原因和常见诱因，强调积极治疗原发病和预防诱因的重要性。②指导患者掌握非药物缓解疼痛的方法。③对慢性腹痛反复发作经久不愈者,建议定期门诊复查,遵医嘱用药。

（五）护理评价

患者的疼痛是否减轻或消失;患者的焦虑是否减轻、消失,情绪是否稳定。

三、腹泻、便秘的护理

腹泻是指排便次数多于平日习惯的频率,粪质稀薄。其发生机制为肠蠕动亢进、肠分泌增多或吸收障碍。腹泻分为急性和慢性两种,起病缓慢,病程超过 2 个月者为慢性腹泻;若起病急骤,每日排便在 10 次以上,量多而稀薄,并含有病理成分为急性腹泻。便秘是指排便频率减少,1 周内排便次数少于 2～3 次,排便困难,大便干结。便秘主要与肠内容物在肠内运行迟缓和停滞过久,水分过分吸收有关。

（一）护理评估

1. 致病因素

（1）有无引起腹泻的原因:急性腹泻多由食物中毒、肠道和全身感染性疾病、变态反应、药物不良反应等引起。慢性腹泻的原因包括慢性肠道感染性和非感染性疾病以及全身性疾病,如甲亢、尿毒症等。

（2）引起便秘的原因:便秘常见于全身性疾病(如急性腹膜炎、低血钾导致肠麻痹)、身体虚弱、不良排便习惯、功能性便秘,结肠、直肠、肛门疾病等。

2. 身心状况

（1）症状评估:①腹泻:询问大便的次数、性质、量和气味,有无腹痛及疼痛部位,有无里急后重、恶心、呕吐、发热等伴随症状;有无脱水、尿量减少、疲乏无力等失水表现;有无消瘦、贫血等营养不良表现。②便秘:询问排便的周期,粪便是否干结,有无便意,排便是否困难,是否伴有肛门疼痛、出血、腹痛、腹胀、肛门排气停止等伴随症状,便秘是逐渐加重,还是与腹泻交替出现。

（2）护理体检:严重腹泻者注意观察有无失水体征及电解质紊乱和酸碱失衡,有无排便频繁刺激引起的肛周皮肤糜烂。长期慢性腹泻者注意观察营养状况。

（3）心理状态:患者因严重腹泻或便秘会产生紧张、焦虑、恐惧、抑郁等不良情绪反应。

3. 辅助检查　正确采集新鲜粪便标本做粪便常规检查,看有无白细胞、红细胞、脓细胞,必要时做细菌学检查。急性腹泻患者注意监测血清电解质和酸碱平衡状况。

（二）护理问题

1. 腹泻　与肠道疾病或全身疾病有关。

2. 有体液不足的危险　与大量腹泻引起失水有关。

3. 便秘　与活动少、饮食结构不合理、疾病影响等有关。

（三）护理目标

患者排便情况恢复正常;未发生水、电解质紊乱及酸碱平衡失调。

（四）护理措施

1. 生活护理

（1）环境:保持病室环境清洁,提供方便的如厕和清洗条件。肠道传染病引起的腹泻应严格进行消毒隔离。

（2）休息与活动:根据病情调整休息和活动,急性起病及全身症状明显者宜卧床休息;慢

97

性、轻症者适当增加休息以减轻腹泻症状。

（3）饮食护理：腹泻者应摄取富含营养、低脂、易消化、少渣的食物，忌食生冷及刺激性食物。便秘者摄取富含纤维素的食物（如韭菜、芹菜等），多吃蔬菜、水果，常饮蜂蜜水等。

（4）肛周皮肤护理：排便频繁时，因粪便刺激，肛周皮肤易损伤，发生创面糜烂及感染。排便后用温水清洗肛周皮肤，保持清洁干燥，可以涂呋喃西林氧化锌软膏、无菌凡士林或抗生素软膏以保护肛周皮肤，促进损伤愈合。

2. 心理护理　向患者说明不良情绪可加重病情，帮助患者稳定情绪，树立战胜疾病的信心。

3. 配合治疗

（1）腹泻：遵医嘱给予抗生素、止泻剂、解痉止痛药物，合理补液以纠正体液失衡状态。注意药物的输入速度及不良反应。

（2）便秘：遵医嘱适当给予导泻剂，必要时口服硫酸镁、番泻叶或行灌肠治疗。积极针对便秘的病因进行治疗。

4. 病情观察

（1）腹泻患者：①注意观察排便情况、伴随症状等。②严重腹泻患者注意动态监测体液平衡状态。

（2）便秘患者：排便的时间有无缩短，排便时的用力程度、肛门疼痛、出血等伴随症状有无减轻，粪便的性状较前有无软化等。

5. 健康指导　①帮助患者及其家属了解腹泻和便秘的常见病因及诱因，指导患者积极治疗原发病和避免常见诱因。②帮助患者提高遵医意识及行为，不能自行使用止泻剂或导泻剂。③指导患者养成良好的饮食习惯及排便习惯。④指导患者保持良好的心理状态，避免紧张、焦虑等不良情绪。

（五）护理评价

排便情况是否恢复正常；是否发生水、电解质紊乱及酸碱平衡失调。

第2节　肝硬化患者的护理

案例8-1

　　患者，男，55岁。乏力、食欲减退、腹胀不适10个月，今日食辣椒和烤馒头片后，觉得上腹不适，伴恶心，有便意，如厕排出柏油便约600ml，并呕鲜血约500ml，当即晕倒，家人急送入院，查Hb 48g/L，收入院。既往有乙肝病史，无烟酒嗜好，否认血吸虫疫水接触史。查体：T 37℃，P 120 次/分，R 22 次/分，Bp 90/60mmHg，营养不良，慢性肝病面容，神志清楚，巩膜无黄染，面颊可见蜘蛛痣2个，无颈静脉怒张，心肺未见异常。腹部膨隆，腹壁静脉可见，移动性浊音（＋），肝掌，双下肢有轻度可凹性水肿。

问题： 1. 该患者主要护理问题是什么？
　　　　2. 如何对该患者进行健康教育？

　　肝硬化是各种慢性肝病发展的晚期阶段。其病理特征是肝脏弥漫性纤维化、再生结节和假小叶形成。肝硬化起病隐匿，病程发展缓慢，临床上分为代偿期和失代偿期，但两期界限常不清楚或有重叠现象。晚期以肝功能减退和门静脉高压为主要表现，常出现多种并发症。

（一）护理评估

1. 致病因素　引起肝硬化的病因很多,包括病毒性肝炎、慢性酒精中毒、非酒精性脂肪性肝炎、胆汁淤积、肝静脉回流受阻、遗传代谢性疾病、工业毒物或药物、自身免疫性肝炎、血吸虫病、隐源性肝硬化等,在我国最常见的是病毒性肝炎,欧美国家则以慢性酒精中毒多见。　　**考点:** 我国最常见的肝硬化病因

2. 身心状况

（1）代偿期肝硬化:代偿期症状轻且无特异性,可表现为乏力、食欲减退、腹胀不适等,常因劳累出现或加重。

（2）失代偿期肝硬化:主要表现为肝功能减退和门静脉高压的症状和体征。

1）肝功能减退的表现:①全身症状:一般情况与营养状况较差,呈肝病面容,面色黝黑而无光泽。消瘦乏力,其程度可自轻度疲倦至严重乏力,可有不规则低热,与肝细胞坏死有关。②消化道症状:食欲不振为常见症状,进食后上腹部饱胀不适、恶心或呕吐,稍进食油腻肉食就易引起腹泻。③出血倾向:常有鼻出血、牙龈出血、皮肤紫癜和胃肠道出血等倾向,主要与肝脏合成凝血因子减少及脾功能亢进所致血小板减少有关。④与内分泌紊乱有关的症状:肝脏对雌激素的灭活功能减退,导致雌激素增多,雄激素减少,可在面部、颈、上胸、肩背等上腔静脉引流区域出现蜘蛛痣,在手掌大鱼际、小鱼际和指端腹侧部有红斑,称为肝掌;有时肾上腺糖皮质激素也减少,男性可有性功能减退、乳房发育,女性可发生闭经、不孕。　　**考点:** 失代偿期肝硬化的症状、体征评估

2）门静脉高压症的表现:①脾大:多为轻至中度增大,晚期出现脾功能亢进,导致红细胞、白细胞、血小板减少。②侧支循环的建立与开放:主要的侧支循环有食管和胃底静脉曲张、腹壁静脉曲张和痔静脉曲张。食管和胃底静脉曲张是肝硬化合并上消化道出血的重要原因,常因粗硬食物的机械损伤、胃酸反流腐蚀损伤或腹内压突然增高,使曲张静脉破裂导致上消化道出血,表现为呕血、黑便甚至休克。腹壁静脉曲张是在脐周与腹壁可见迂曲的静脉,以脐为中心向上及下腹延伸,呈水母头状。痔静脉扩张可形成痔核,破裂时引起便血。③腹水:是肝硬化晚期最突出的表现,是肝硬化失代偿期的重要标志。腹水的形成主要与门静脉压力增高、低清蛋白血症致血浆胶体渗透压降低等有关。

（3）并发症:常见的并发症包括上消化道出血、感染、肝性脑病、电解质和酸碱平衡紊乱、原发性肝癌、肝肾综合征等,其中最常见的并发症是食管胃底静脉曲张破裂导致上消化道出血;最严重的并发症是肝性脑病,也是最常见的死亡原因。

（4）心理状态:患者因肝硬化病程长,且并发症多,疗效不佳,预后差,易产生焦虑、恐惧、抑郁甚至绝望等心理反应。因长期治疗,家庭经济负担加重,患者及其家属也易出现悲观绝望等不良情绪。　　**考点:** 肝硬化并发症的评估

3. 辅助检查

（1）血常规:代偿期多正常,失代偿期可有不同程度的贫血,伴有脾功能亢进时,可致白细胞、血小板、红细胞计数减少。

（2）肝功能检查:代偿期正常或偶有轻度的酶异常,失代偿期转氨酶升高、蛋白代谢异常(清蛋白/球蛋白比值降低或倒置),凝血酶原时间延长。

（3）影像学检查:X线钡餐检查食管静脉曲张可见虫蚀样或蚯蚓状充盈缺损,胃底静脉曲张可见菊花瓣样充盈缺损。B超、CT、MRI检查可显示肝、脾的形态,门静脉及脾静脉内径增宽及腹水。

（二）护理问题

1. 营养失调:低于机体需要量　与肝硬化所致食欲减退、消化不良及营养吸收障碍有关。

2. 体液过多 与肝功能减退、门静脉高压有关。

3. 活动无耐力 与肝功能减退、大量腹水有关。

4. 有皮肤完整性受损的危险 与营养不良、皮肤干燥、水肿、瘙痒及长期卧床有关。

5. 焦虑 与病程漫长、症状复杂多变、病情重及预后差等有关。

（三）护理目标

患者能认识到营养不良的原因，并遵循饮食计划，营养状况得到好转；腹水和水肿等症状减轻，身体舒适感增加；活动耐力和生活自理能力增强；皮肤黏膜完整，未发生破损和感染。患者情绪稳定，能积极配合治疗和护理，恐惧、抑郁等不良情绪减轻或消失。

（四）护理措施

1. 生活护理

（1）休息与活动：代偿期肝硬化患者应适当减少活动，可以参加轻体力工作，注意避免过度劳累；失代偿期肝硬化患者应强调以卧床休息为主，休息可以减少能量消耗，减轻肝脏代谢的负担，增加肝脏的血流量，有助于肝细胞的修复。

（2）体位：轻度腹水者尽量取平卧位，抬高下肢以增加肝、肾血流量，改善肝细胞营养，减轻水肿。大量腹水者，可取半卧位，使膈肌下移，有利于呼吸运动。

考点：饮食护理 （3）饮食护理：保证饮食营养和遵守必要的饮食限制是改善肝功能、延缓病情进展的基本措施。根据患者具体情况制订饮食计划，原则上给予高热量、高蛋白质、高维生素、易消化饮食。肝功能显著损害或有肝性脑病先兆时，应限制或禁食蛋白质，待病情好转后才逐渐增加摄入量，并以植物蛋白为主，多食新鲜蔬菜水果；有腹水时应低盐或无盐饮食，氯化钠限制在每天 1.2～2.0g，进水量限制在每天 1000ml 左右；有食管胃底静脉曲张者进餐时宜细嚼慢咽，避免进食刺激性强，粗糙和坚硬的食物（如糠皮、硬屑、鱼刺、甲壳等）以防损伤曲张静脉而出血。

2. 心理护理 护理人员多与患者沟通交流，鼓励患者及其家属表达出其内心的感受和忧虑，在精神上给患者安慰和支持。积极发挥家庭的支持作用，指导患者家属在情感上关心和支持患者，从而减轻患者心理压力。指导患者进行心理自我调适，在安排好治疗、身体调理的同时勿过多考虑病情，遇事豁达开朗，树立治疗疾病的信心，保持愉快心情。对表现出严重焦虑和抑郁的患者，加强巡视并及时干预，以免发生意外。

3. 配合治疗

考点：用药的护理要点 （1）遵医嘱用药：可给予抗纤维化的药物如秋水仙碱、护肝药物、利尿剂等，并注意观察药物的疗效和副反应。长期服用秋水仙碱，可出现胃肠道反应及粒细胞减少的不良反应；使用利尿药时速度不宜过快，以每日体重减轻不超过 0.5kg 为宜，避免诱发肝性脑病和肝肾综合征；护肝药物不宜滥用。

（2）营养支持：必要时遵医嘱给予静脉补充足够的营养，如复方氨基酸、清蛋白、高渗葡萄糖液等。

（3）腹腔穿刺放腹水的护理：事先准备好腹腔穿刺器械、消毒物品和腹水标本收集试管等。术前说明注意事项、测量腹围、体重、生命体征，排空膀胱以免误伤膀胱；术中及术后监测生命体征，观察有无不适反应；术毕用无菌敷料覆盖穿刺部位；束紧腹带，避免腹内压骤然下降；记录抽出腹水的量、性质和颜色，标本及时送检。

（4）皮肤护理：每日用温水擦浴，避免水温过高、用力搓擦及使用有刺激性的皂类和溶液。黄疸时出现皮肤瘙痒，应避免搔抓，遵医嘱给予止痒处理，防止皮肤破损继发感染。长期卧床患者应定时翻身,防止发生压疮。

4. 病情观察　①观察腹水和下肢水肿的消长,准确记录出入量,测量腹围、体重。②监测血清电解质和酸碱度变化,及时发现水、电解质和酸碱平衡紊乱。③注意有无呕血和黑便,有无精神异常,有无腹痛、腹胀、发热,有无少尿、无尿等表现,以及早发现上消化道出血、肝性脑病、腹膜炎等并发症。若发现异常,及时报告医师并协助处理。

5. 健康指导

(1)疾病知识指导:帮助患者和家属掌握本病的有关知识和自我护理方法。

(2)休息和活动指导:保证身心两方面的休息,增强活动耐力。生活起居保持良好的规律,保证有充足的休息和睡眠。

(3)饮食指导:指导患者合理调理饮食,切实遵循饮食治疗原则和计划。

(4)用药指导:向患者详细介绍所用药物的名称、剂量、给药时间和方法,教会其观察药物疗效和不良反应。

(5)照顾者指导:指导家属理解和关心患者,给予精神支持和生活照顾,细心观察及早识别病情变化。

（五）护理评价

患者能否遵循饮食计划,营养状况是否得到好转;腹水和水肿等症状是否减轻,身体舒适感是否增加;活动耐力和生活自理能力是否增强;皮肤黏膜是否完整,是否发生破损和感染;情绪是否稳定,是否能积极配合治疗和护理,恐惧、抑郁等不良情绪是否减轻或消失。

案例 8-1 分析

1. 该患者目前存在的主要护理问题

(1)营养失调:低于机体需要量,与肝硬化所致食欲减退、消化不良及营养吸收障碍有关。

(2)体液过多:与肝功能减退、门静脉高压有关。

(3)活动无耐力:与肝功能减退、大量腹水有关。

(4)有皮肤完整性受损的危险:与营养不良、皮肤干燥、水肿、瘙痒及长期卧床有关。

(5)有感染的危险:与机体抵抗力降低、门-腔静脉侧支循环开放有关。

2. 由案例可看出,该患者发病的主要诱因是因为食用了坚硬、刺激性的食物后引起的,因此其健康指导重点是加强饮食的指导和相关疾病知识的指导。

第 3 节　肝性脑病患者的护理

案例 8-2

患者,女,56 岁,因意识不清 1 天入院。1 天前因食鸡肉及鸡汤后出现躁动不安,淡漠少言,随地便溺。既往有乙肝病史 18 年,腹胀、水肿、皮肤黏膜出血 3 年。3 天前出现昼睡夜醒。入院体检:T 36℃,P 80 次/分,R 18 次/分,Bp 100/65mmHg,能正确回答简单问题,但有时吐词不清,定向力差,消瘦,慢性肝病面容,扑翼样震颤(+),腹壁静脉曲张,脾肋下 2cm,移动性浊音(+),双下肢可见淤斑。

问题: 1. 主要从哪些方面去评估患者?

2. 该患者的处理原则是什么?

3. 该患者应采取哪些护理措施?

4. 健康教育的重点是什么?

肝性脑病是由严重的肝病引起的、以代谢紊乱为基础、中枢神经系统功能失调的综合征，其主要临床表现是意识障碍、行为失常和昏迷。

（一）护理评估

1. 致病因素

（1）基本病因：导致肝性脑病的病因包括病毒性肝炎后肝硬化、重症肝炎、暴发性肝功能衰竭、门静脉高压门体分流手术、原发性肝癌、妊娠期急性脂肪肝、严重胆管感染等。其中最常见的病因是病毒性肝炎后肝硬化。

考点：肝性脑病最常见的诱因

（2）诱发因素：肝性脑病常有明显的诱因，常见的有上消化道出血、高蛋白饮食、大量排钾利尿和放腹水、应用镇静催眠药和麻醉药、便秘、感染、尿毒症、外科手术、低血糖等。

（3）发病机制：肝性脑病的发病机制尚未完全阐明。一般认为是由于肝细胞功能衰竭和门-腔静脉之间形成的侧支循环，使来自于肠道的许多毒性代谢产物，未经肝脏解毒和清除，由侧支循环进入体循环，透过血-脑屏障至脑部，引起中枢神经系统功能紊乱。目前，关于肝性脑病的发病机制主要有如下假说：①氨中毒学说：氨对大脑的毒性作用是干扰脑的能量代谢，使大脑细胞能量供应不足，不能维持正常功能。②其他学说：包括假神经递质学说、γ-氨基丁酸/苯二氮䓬（GABA/BZ）复合体学说、氨基酸代谢不平衡学说等都可导致神经传导发生障碍，出现意识障碍或昏迷等症状。

2. 身心状况

（1）身体状况：肝性脑病在临床上主要表现为高级神经中枢的功能紊乱如性格改变、行为失常、智力下降、行为失常、意识障碍等，以及运动和反射异常如扑翼样震颤、肌阵挛、反射亢进和病理反射等。因此根据意识障碍程度、神经系统体征和脑电图改变，可将肝性脑病的临床过程分为四期。

考点：肝性脑病的临床分期

1）一期（前驱期）：此期临床表现不明显，仅有轻度性格改变和行为失常，如焦虑、淡漠、欣快激动、睡眠倒错、健忘、随地便溺等，其仍能正确回答问题但有时吐词不清且较缓慢，可有扑翼样震颤，脑电图多数正常。

扑翼样震颤

扑翼样震颤也称为肝震颤，即嘱患者两臂平伸，肘关节固定，手掌向背侧伸展，手指分开时，可见到手向外侧偏斜，掌指关节、腕关节、甚至肘与肩关节急促而不规则地扑击样抖动。

2）二期（昏迷前期）：①以意识错乱、睡眠障碍、行为失常为主。此期主要表现为嗜睡、行为异常、言语不清、书写障碍、理解力及定向力障碍，不能完成简单计算；还可有睡眠时间倒错、昼睡夜醒，甚至出现幻觉、恐惧、狂躁而被看成一般的精神病。②有明显的神经体征如：腱反射亢进、肌张力增高、巴宾斯基征阳性，扑翼样震颤存在。③脑电图表现异常。

3）三期（昏睡期）：①以昏睡和精神错乱为主。大部分时间呈昏睡状态，但可唤醒。②各种神经体征持续或加重，扑翼样震颤存在，肌张力高，腱反射亢进，锥体束征常阳性。③脑电图表现异常。

4）四期（昏迷期）：①神志完全丧失，不能唤醒。浅昏迷时，腱反射亢进和肌张力高；深昏迷时，各种反射消失，肌张力降低。肝功能损害严重的肝性脑病患者有明显黄疸、出血倾向和肝臭，易并发各种感染、肝肾综合征和脑水肿等。②由于患者不能合作，扑翼样震颤无法引出。③脑电图明显异常。

以上各期的分界不很清楚,前后期临床表现可有重叠,其程度可因病情发展或治疗好转而变化。

（2）心理状态:随着病情的发展加重,患者会逐渐丧失工作能力和生活自理能力。由于长期治疗和预后不佳,给患者及其家庭带来沉重的经济及精神负担,患者及其家人会产生抑郁、焦虑、恐惧等各种心理问题。

3. 辅助检查

（1）血氨:慢性肝性脑病尤其是门体分流性脑病患者多有血氨升高,急性肝性脑病患者血氨可以正常。

（2）脑电图:肝性脑病患者的脑电图表现为节律变慢。二至三期患者表现为 δ 波或三相波,每秒 4～7 次。

（二）护理问题

1. 意识障碍　与血氨增高、干扰脑细胞能量代谢和神经传导有关。

2. 营养失调:低于机体需要量　与肝功能衰竭致代谢紊乱、进食少有关。

3. 活动无耐力　与肝功能减退、营养摄入不足有关。

4. 知识缺乏　缺乏预防肝性脑病的相关知识。

（三）护理目标

患者意识逐渐恢复正常,未发生受伤和误吸等意外;能遵循饮食计划,营养状况得到好转;活动耐力和生活自理能力增强;了解预防肝性脑病的相关知识,能有效去除和避免其诱发因素。

（四）护理措施

1. 生活护理

（1）环境和休息:安排在环境安静的病房,保持室内空气新鲜,限制探视。绝对卧床休息,专人护理。

（2）体位:根据病情取适当体位,昏迷者取仰卧位,头偏向一侧,防止舌根后坠阻塞呼吸道。兴奋躁动不安或抽搐者须使用床挡,必要时使用约束带,以防坠床。

（3）饮食护理:

1）蛋白质:肝性脑病患者应限制蛋白质的摄入,因食物中的蛋白质可被肠菌的氨基酸氧化酶分解产生氨。在起病开始数天内,暂停蛋白质的摄入（Ⅰ、Ⅱ期肝性脑病可限制在 20g/d 以内）,待患者神志清楚后才逐步增加蛋白质饮食,从 20g/d 开始逐渐加至 1g/(kg·d),但短期内不能超过 40～50g/d,最好给予植物性蛋白。因为动物蛋白含芳香族氨基酸多易进入大脑形成较多假神经递质而干扰大脑的功能,而植物性蛋白含支链氨基酸多,支链氨基酸可竞争性抑制芳香族氨基酸进入大脑从而减少假神经递质的形成,植物性蛋白中的纤维素被肠菌酵解产生酸有利于氨的清除。

2）热量:给予高热量饮食,每天供给足量的热量,主食以碳水化合物为主,如面条、稀饭等,尽量少给予脂肪类食物。昏迷患者以鼻饲或静脉滴注 25% 葡萄糖溶液供给热量,以减少体内蛋白质的分解。

3）维生素:每天提供丰富的维生素,多食新鲜蔬菜和水果。但禁用维生素 B_6,因其可影响多巴进入脑组织,减少中枢神经系统的正常传导递质。

4）脂肪:脂肪可延缓胃的排空,应尽量少用。

5）水、钠:显著腹水者,限制水、钠摄入。钠量限制在 250mg/d,水入量为尿量加 1000ml/d。

2. 病情观察　密切注意肝性脑病的早期征象，如患者有无冷漠或欣快，有无理解力和近期记忆力减退，行为异常及扑翼样震颤。注意观察患者思维及认知的改变，评估判断患者意识障碍的程度。监测并记录患者的生命体征及瞳孔变化。

3. 治疗配合

（1）及早识别及去除肝性脑病发作的诱因

1）慎用镇静药及对肝功能有损害的药物：镇静、催眠、镇痛药及麻醉剂可诱发肝性脑病，在肝功能严重减退时应尽量避免使用。当患者出现烦躁、抽搐时禁用巴比妥类、苯二氮䓬类等镇静剂。

2）纠正电解质和酸碱平衡紊乱：避免快速利尿和大量放腹水，及时处理严重的呕吐和腹泻，以防止有效循环血量锐减、大量蛋白质丢失及低钾血症，避免加重肝损害和意识障碍。

3）止血和清除肠道积血：上消化道出血可使肠道产氨增多，致血氨增高诱发本病，是肝性脑病的最常见的诱因。故出血停止之后应灌肠和导泻，以清除肠道内积血，减少氨的吸收。清除肠道积血可用乳果糖、乳梨醇或硫酸镁口服或鼻饲导泻，用生理盐水或弱酸液清洁灌肠。

链接

肠腔 pH 如何影响氨的转化

氨有非离子氨（NH_3）和离子氨（NH_4^+），NH_3 在酸性环境下易转化 NH_4^+，NH_4^+ 在碱性环境下易转化为 NH_3。游离的 NH_3 有毒性易吸收入血并易透过血-脑屏障而干扰脑的能量代谢；NH_4^+ 呈盐类形式存在，相对无毒，不易吸收入血，不能透过血-脑屏障。选用弱酸液灌肠使肠道酸化，肠腔内 pH <6 时可减少氨的吸收并能使血中的氨渗入肠腔随粪便排出，从而降低血氨；而碱性液可使肠腔内呈碱性，使肠腔 NH_3 大量弥散入血，导致血氨增高。

4）保持大便通畅，防止便秘：便秘者禁用碱性液如肥皂水灌肠。

5）避免低血糖的发生：低血糖时大脑产生的能量减少，影响脑内去氨过程，增加氨毒性。

（2）用药护理：

1）新霉素：可抑制肠道产尿素酶的细菌，减少氨的形成，但长期口服新霉素有可能致耳毒性和肾毒性，使用不宜超过 1 个月，使用期间注意监测听力和肾功能。

考点：肝性脑病患者的用药护理

2）谷氨酸钠或钾、精氨酸等药物：在理论上这些药具降血氨作用，曾广泛在临床上使用，但至今尚无证据肯定其疗效，且这类药物对水电解质、酸碱平衡有较大影响，现临床已很少使用。

3）乳果糖或乳梨醇：其通过酸化肠道，使肠道产氨量减少。其在肠内产气较多，可引起腹胀、腹痛、恶心、呕吐及电解质紊乱，故应遵医嘱从小剂量开始使用。

4）L-鸟氨酸-L-门冬酸：使用该药时应检查肾功能，严重肾衰竭者禁用该药。静脉给药时应控制速度，避免出现恶心、呕吐等消化道不良反应。

链接

人　工　肝

人工肝是用分子吸附剂再循环系统（MARS）代替肝脏的某些功能，如可清除肝性脑病患者血液中部分有毒物质、降低血胆红素浓度及改善凝血酶原时间等。可赢取时间为肝移植做准备，尤其适用于急性肝功能衰竭的患者。

（3）对症护理：

1）保护脑细胞：对有抽搐、脑水肿的患者，遵医嘱使用脱水剂时注意滴速和尿量。

2) 昏迷患者的护理：①患者取仰卧位,头略偏向一侧以防舌后坠阻塞呼吸道。②保持呼吸道通畅,深昏迷患者必要时做气管切开以排痰,保证氧气供给。③做好口腔、眼的护理,对眼睑闭合不全,角膜外露的患者用生理盐水纱布覆盖眼部。④尿潴留患者给予留置导尿。⑤为防止静脉血栓形成和肌肉萎缩,给患者做肢体被动运动。

4. 心理护理　注意患者的心理状态的同时,也应重视对照顾者的心理护理,与照顾者多沟通,建立良好关系,对照顾者表示关心和信任,给予情感上的支持,与其讨论可能获得的其他资源和社会支持。帮助照顾者了解该病的特点,做好心理准备。

5. 健康指导

(1) 疾病知识指导:向患者和家属介绍肝性脑病的相关知识,指导其了解肝性脑病的各种诱发因素,并能有效去除和避免,如限制蛋白质的摄入,不滥用对肝脏有损害的药物,保持大便通畅,避免各种感染,戒烟、酒等。

考点: 肝性脑病患者的健康指导

(2) 用药指导:指导患者遵医嘱按规定的剂量、用法服药,了解药物的常见不良反应,并能定期随访复诊。

(3) 照顾者指导:指导照顾者了解和识别肝性脑病的早期征象,以便患者发生肝性脑病时能及时被发现,及时得到诊治。

(五) 护理评价

患者意识是否恢复正常,生命体征是否平稳;能否遵循饮食计划,营养状况有无改善;活动耐力和生活自理能力是否增强;抵抗力是否增强,是否发生感染;能否识别肝性脑病的早期征象。

案例 8-2 分析

1. 该案例中应注意观察和评估肝性脑病的早期征象,如患者有无冷漠或欣快,有无理解力和近期记忆力减退,行为异常及扑翼样震颤。注意观察患者思维及认知的改变,评估判断患者意识障碍的程度。监测并记录患者的生命体征及瞳孔变化。

2. 对该患者的处理:消除诱因,减少肠内毒物生成和吸收,遵医嘱正确使用药物,对症治疗等。

3. 对该患者采取的护理措施包括一般护理、病情观察、治疗配合护理、心理护理等方面。但护理的重点是避免和消除诱因、饮食护理、肝性脑病早期征象的识别。

4. 该病例中健康指导的重点是对患者及其家属进行肝性脑病相关知识的指导,使患者及其家属了解该病的常见诱因及其避免和消除诱因的方法,指导患者及其家属对肝性脑病早期征象的识别。

第 4 节　消化性溃疡患者的护理

案例 8-3

患者,男,45 岁,工程师。因最近忙于一项工程设计,休息时间少、睡眠困难,出现上腹部不适、消化不好,且夜间时有腹痛而入院治疗。该患者当胃不舒服时自己常常服用阿司匹林。以前无任何身体健康问题,爱喝酒,长期喝咖啡。入院诊断为消化性溃疡。

问题: 1. 该患者发生溃疡的主要病因有哪些?

2. 主要的护理问题有哪些?

3. 如何进行饮食护理?

消化性溃疡主要是指发生在胃和十二指肠球部的慢性溃疡。由于溃疡的形成与胃酸和胃蛋白酶的消化作用有关，故称为消化性溃疡。临床上十二指肠溃疡（DU）较胃溃疡（GU）多见。十二指肠溃疡可发生于任何年龄，但以青壮年为多，为慢性经过，胃溃疡的发病年龄较迟，平均晚 10 年。

（一）护理评估

1. 致病因素 消化性溃疡的病因较为复杂，研究表明与幽门螺杆菌感染、胃酸分泌过多、遗传、心理、药物等多种因素有关。概括起来，胃肠黏膜的保护性因素和损害性因素之间失去平衡是发生溃疡的基本原理。

（1）幽门螺杆菌感染：为消化性溃疡的重要发病原因。幽门螺杆菌感染破坏了胃、十二指肠的黏膜屏障，损害了黏膜的防御修复机制。幽门螺杆菌感染还可引起高胃泌素血症，胃酸分泌增加，这两方面的协同作用促使胃、十二指肠黏膜损害，形成溃疡。

（2）胃酸和胃蛋白酶：在损害因素中，胃蛋白酶的蛋白水解作用和胃酸都对胃和十二指肠有侵袭作用，胃酸的作用占主导地位。

（3）遗传因素：家族中有易患消化性溃疡倾向者，其患病概率增加。血型 O 者，比其他血型者易患十二指肠溃疡。

（4）应激和心理因素：持久和过度的精神紧张、情绪激动可引起大脑皮质功能紊乱，迷走神经兴奋使肾上腺皮质激素分泌增加，导致胃酸和胃蛋白酶分泌增多，促使溃疡形成。

（5）生活习惯因素：饮食无规律、暴饮暴食、粗糙食物、浓茶、烈酒、咖啡、烟等，均可诱发消化性溃疡。

（6）药物因素：长期应用非甾体类抗炎药如阿司匹林、类固醇等，可破坏黏膜屏障，形成溃疡。

2. 身心状况 消化性溃疡临床表现有三大特点，即慢性经过、周期性发作及节律性疼痛。发病与季节、情绪波动、饮食失调等因素有关。

（1）腹痛：主要症状，疼痛的部位、节律、持续时间及其规律性依溃疡部位的不同而有其特殊性（表 8-1）。

表 8-1　胃与十二指肠溃疡疼痛的比较

	胃溃疡	十二指肠溃疡
疼痛部位	剑突下正中或偏左上腹	脐部偏右上方
疼痛时间	进餐后 0.5～1 小时，持续 1～2 小时后逐渐缓解，下次进餐后疼痛复发	进餐后 3～4 小时，饥饿痛或午夜痛
疼痛节律	进食→疼痛→缓解	疼痛→进食→缓解
抗酸药疗效	不明显	明显

考点：溃疡的疼痛部位及节律性

（2）其他表现：可有上腹饱胀、厌食、反酸、嗳气、恶心、呕吐。胃溃疡因进食诱发疼痛而影响进食，长期进食受限可导致营养不良、消瘦和贫血。十二指肠溃疡往往由于进食可缓解疼痛而频繁进食，体重可增加。

（3）并发症：

1）出血：是消化性溃疡最常见的并发症，十二指肠溃疡更易发生，出血的部位通常在胃小弯或十二指肠后壁，临床表现取决于出血的速度和量，轻者表现为呕血或黑便，重者可出现周围循环衰竭。

2）穿孔：是消化性溃疡最严重的并发症。部位大多数在胃小弯、十二指肠球部前壁。常发生在饮食过饱、饭后剧烈运动、精神过度紧张或劳累等情况下。主要表现为腹部剧痛和急性腹膜炎的体征。

3）幽门梗阻：主要发生在幽门管、十二指肠球部。突出症状是呕吐，常发生在晚间或下午，呕吐量大，多为不含胆汁、带有酸臭味的宿食；上腹膨隆，可见胃型及蠕动波，有振水音；呈低氯、低钾性碱中毒表现。

4）癌变：少数胃溃疡可发生癌变，尤其是 45 岁以上的患者，经严格的内科治疗无效，粪便隐血试验持续阳性者，疼痛节律性丧失，要高度怀疑癌变的可能。

（4）心理状态：对突发的腹部疼痛、呕血及便血等患者无足够的心理准备，表现出极度紧张、焦虑不安；由于知识的缺乏，对疾病的治疗缺乏信心，对手术有恐惧心理；因影响患者日常生活及工作，易产生急躁情绪；因惧怕癌变易产生担扰心理。

3. 实验室辅助检查

（1）胃镜检查：胃镜检查是确诊胃十二指肠溃疡的首选检查方法，可明确溃疡部位，并可在直视下取活组织行幽门螺杆菌检测及病理学检查；若有溃疡出血可在胃镜下止血治疗。

（2）X 线钡餐检查：溃疡的直接征象是可见龛影；胃扩张、张力减低、排空延迟，提示为幽门梗阻。

（3）幽门螺杆菌监测：是消化性溃疡的常规检查项目。监测结果常可决定治疗方式。

（4）胃液分析：胃溃疡胃酸的分泌正常或偏低，十二指肠溃疡胃酸的分泌增高。

（5）粪便隐血试验：阳性提示溃疡有活动性，如胃溃疡患者持续阳性，提示有癌变可能。

（二）护理问题

1. 疼痛　与胃十二指肠黏膜受侵蚀及酸性胃液的刺激有关。

2. 营养失调：低于机体需要量　与溃疡病所致摄入不足、消化吸收障碍等有关。

3. 有体液不足的危险　与穿孔引起的急性腹膜炎、大出血、幽门梗阻等引起的失血、失液及手术有关。

4. 焦虑　与溃疡迁延不愈合、发生并发症及对手术担忧有关。

5. 潜在并发症　出血、感染、十二指肠残端破裂、吻合口瘘、胃肠道梗阻、倾倒综合征等。

（三）护理目标

患者疼痛减轻或消失；营养状况改善，机体抵抗力及手术耐受力增强；焦虑减轻，舒适感增加，能配合治疗及护理。

（四）护理措施

1. 生活护理

（1）饮食护理：①规律进食：定时定量，使胃酸有规律的适量分泌，睡前应避免零食，因其可刺激胃酸分泌，加重夜间疼痛。②少食多餐：一般以每日 4～5 餐为宜，不宜过饱，少食可避免胃窦部过度扩张引起的促胃泌素分泌增加，以减少胃酸对病灶的刺激。③忌口：避免食用刺激胃黏膜或促胃酸分泌的食物，如酸、辣、生、冷、油煎食物，不利于溃疡的愈合。④主食：进食富有营养但又易消化的饮食，应以面食为主，因其柔软易消化，能中和胃酸，不习惯面食者，可以软饭或米粥代替。牛奶不必多食，可少量给予，因其所含的蛋白质和钙能强烈刺激促胃液素分泌，使餐后胃酸分泌过高。戒烟酒。

（2）休息与活动：生活规律，注意劳逸结合。病情轻者可适当工作，较重者应卧床休息一段时间，要保证充足的睡眠。避免过重的体力活动和精神紧张，因这些均可刺激胃分泌增加，加重溃疡疼痛。

2. 心理护理 评估患者对疾病的了解程度和焦虑的水平，鼓励患者表达其所担心的问题。教会患者缓解焦虑的放松方法。向患者介绍有关溃疡病的防治知识，使患者了解其规律性、治疗护理措施等。鼓励患者的家庭成员参与患者的护理并提供精神支持。

3. 治疗配合

用药护理：遵医嘱用药，注意观察疗效及药物的不良反应。

1）抗幽门螺杆菌药：如氨苄西林、克拉霉素、甲硝唑等三联治疗，可使幽门螺杆菌根除率达到 80% 以上。

2）胃酸分泌抑制药：①H_2 受体拮抗剂：能阻止组胺与 H_2 受体相结合，使壁细胞分泌胃酸减少，常用药物有西咪替丁、雷尼替丁和法莫替丁，主要副作用是乏力、头晕、嗜睡和腹泻。②质子泵阻滞剂：是目前最强的胃酸分泌抑制剂，作用时间长，常用药物有奥美拉唑、兰索拉唑等。③制酸剂：使胃内酸度降低，常用药物有氢氧化铝、碳酸氢钠、铝碳酸镁等。

3）保护胃黏膜药物：①枸橼酸铋钾：可形成一层防止酸和胃蛋白酶侵袭的保护屏障。此外，还具有抗幽门螺旋杆菌的作用。常用枸橼酸铋钾 240mg，每日 2 次口服。②硫糖铝：可与溃疡面上带阳电荷的渗出蛋白质相结合，它还可能刺激局部内源性前列腺素合成，对黏膜起保护作用。③前列腺素类药物：如米索前列醇，具有增强胃黏膜防御能力。

4. 并发症的护理

（1）出血：观察呕血、黑粪的量及性状，监测生命体征和意识情况，护理详见本章第 5 节。

（2）穿孔：按急性腹膜炎护理。但应注意：①嘱患者禁食，遵医嘱插胃管并维持有效的胃肠减压。②观察腹痛、腹部压痛、腹肌紧张的程度和范围，检查肝浊音界和肠鸣音情况。③遵医嘱做好各项术前准备。

（3）幽门梗阻：观察呕吐情况和患者的营养状况，准确记录出入液量，指导患者禁食，遵医嘱静脉输液，纠正水、电解质和酸碱失衡。需手术治疗的患者做好各项术前准备。

5. 手术治疗患者的护理

（1）术前护理：

1）心理护理：鼓励患者表达所担心的问题，向患者解释手术方式及注意事项，缓解患者焦虑，使患者以一种恰当的心态去接受手术。

2）饮食和改善营养：对于择期手术患者应少量多餐，避免粗糙、刺激性食物。给予高蛋白、高热量、维生素含量丰富、易消化饮食，必要时可行胃肠外营养。

3）胃肠道准备：择期手术，术前 3 天进少渣饮食，手术前晚灌肠清洁肠道，手术日晨放置胃肠减压管，吸出胃内容物使胃排空，以防麻醉及手术过程中呕吐、误吸及术中胃内容物污染腹腔。胃肠减压管一直放置到术后，防止术后胃肠膨胀，影响吻合口愈合。

4）急性穿孔患者的术前护理：严密观察患者的生命体征，注意腹痛、腹膜刺激征、肠鸣音等变化，随时向医生报告病情变化情况。安置好体位，禁食、禁饮，行胃肠减压，输液，维持体液平衡，应用抗生素抗感染。记录好液体出入量。

5）幽门梗阻患者的术前护理：完全梗阻者术前禁食，放置胃管行持续胃肠减压，非完全梗阻者可给予无渣半流质饮食。输液、输血，改善患者营养状况及低氯、低钾性碱中毒。术前 3 天每晚用温和的生理盐水洗胃。

（2）术后一般护理：

1）病情观察：定时测量生命体征，同时密切观察神志、肤色、切口敷料渗液、尿量及胃肠减压情况,详细记录 24 小时出入量。

2)体位:术后取平卧位,血压平稳后取半卧位,以缓解腹肌紧张,减轻腹部切口张力,减轻疼痛,有利于呼吸和循环。

3)输液:禁食期间应静脉补充液体,维持患者生理需要。必要时可输入血浆或全血,以改善患者的营养状况或贫血,有利于疾病恢复。

4)饮食:胃肠减压期间应禁食,做好口腔护理,胃管必须在术后肛门排气后才可拔除。拔管后当日可给少量饮水,每次 4～5 汤匙,1～2 小时一次;第 2 日给少量流质,每次 100～150ml;拔管后第 4 日,可改半流质。术后 1 个月内应少食多餐,避免生、冷、硬、辛辣及不易消化食物。

5)应用抗生素:术后继续应用抗生素以预防感染。

6)活动:鼓励患者术后早期活动,早期活动可促进胃肠蠕动恢复,防止肠粘连,促进呼吸和血液循环,减少术后并发症。定时翻身,术后第 2 天可协助下床活动。

(3)术后并发症的观察和护理:

1)吻合口出血:术后 24 小时内可从胃管内流出少量暗红或咖啡色胃液,一般不超 300ml,量逐渐减少而且颜色变淡,属手术后正常现象。若短期内从胃管内流出大量鲜血,甚至呕血或黑便属于吻合口出血,可采取禁食、应用止血剂、输新鲜血等措施多可停止。若出血量大,出现休克时,应做好手术的准备。

2)十二指肠残端瘘:是手术严重的并发症,常发生于术后 3～6 日,表现为右上腹突然发生剧烈疼痛和腹膜刺激征,需立即进行手术。术后积极纠正水、电解质紊乱,可考虑全胃肠外营养或做空肠造口行管饲以补充营养。此外还需多次少量输新鲜血,应用抗生素预防感染,用氧化锌糊剂保护造口周围皮肤等措施。

3)胃肠道梗阻:遵医嘱采取禁食、胃肠减压、输液等,如不缓解则需做好再次手术的准备。

4)倾倒综合征:在进食高渗性食物后 10～20 分钟发生,患者自觉上腹胀痛不适、心悸、乏力、出汗、头晕、恶心、呕吐以至虚脱,并有肠鸣和腹泻等,平卧几分钟后可缓解。术后早期指导患者少食多餐,使胃肠逐渐适应,饭后平卧 20～30 分钟,饮食避免过甜、过热的流质,告知患者 1 年内多能自愈。

6.健康指导

(1)疾病知识指导:向患者及家属讲解溃疡病的病因、诱因、发作规律、治疗常识及家庭自我护理的方法。

(2)生活指导:告知规律作息、避免过度紧张和劳累、合理饮食、戒烟酒、坚持正规治疗对溃疡患者的重要性。

(3)用药指导:指导患者遵医嘱用药,并说明药物的不良反应,避免使用对胃黏膜有损害的药物,如阿司匹林、糖皮质激素等。

(五)护理评价

患者焦虑或恐惧程度是否减轻,情绪是否稳定;患者营养状况是否得到维持或改善,体重是否得到恢复;患者有无不适,或原有的不适是否得到缓解。患者的并发症是否得到有效的预防或已发生的并发症能否得到及时的发现和处理。

案例 8-3 分析

1.发生溃疡的主要病因是应激、心理因素及不良的生活习惯:休息时间少,睡眠困难及爱喝酒,长期喝咖啡。

2. 主要护理问题

(1) 疼痛：与胃十二指肠黏膜受侵蚀及酸性胃液的刺激有关。

(2) 营养失调：低于机体需要量，与溃疡病所致摄入不足、消化吸收障碍及并发症致营养损失过多有关。

(3) 潜在并发症：出血、穿孔、幽门梗阻、癌变。

3. 饮食护理要点

(1) 进食富有营养又易消化的饮食。鼓励患者和家庭成员参与饮食计划的讨论和制订。

(2) 饮食要合理，定时进食，进食不宜过快、过饱，避免粗糙、过冷、过热和刺激性食物或饮料，如咖啡、酒、茶、可乐、香料、油煎食物等。

(3) 溃疡活动期应少量多餐，一般以每日 5～6 餐为宜，症状控制后可改为每日 3 餐。牛奶不必多食可少量给予。

(4) 睡前零食应避免，因其可刺激胃酸分泌，加重夜间疼痛。

(5) 戒烟酒。

第 5 节　上消化道大量出血患者的护理

案例 8-4

患者，男，38 岁。既往有十二指肠溃疡病史 5 年。今日中午因饮酒后连续呕血 3 次，上厕所时解稀黑便，感觉头晕、心慌，即急诊入院，呕吐物初为咖啡渣样，后为鲜红色。入院体检：T 37.7℃，P 110 次/分，R 26 次/分，Bp 80/50mmHg。神志清楚，口唇苍白，剑突下偏右有压痛，移动性浊音(一)。

问题: 1. 该患者身体状况有何异常？

2. 估计患者出血量有多少？

3. 该如何紧急处理？

考点：上消化道出血的概念

上消化道出血是指屈氏韧带以上的消化道，包括食管、胃、十二指肠和胰腺、胆道及胃空肠吻合术后的空肠等部位病变所致的出血。上消化道大出血是指在数小时内失血量超过 1000ml 或循环血容量的 20%，主要临床表现为呕血和黑便，往往伴有血容量减少引起的急性周围循环衰竭，是临床常见的急症。

（一）护理评估

考点：上消化道出血最常见的致病因素

1. 致病因素　引起上消化道出血的原因很多，其中最常见的病因是消化性溃疡，最严重病因为肝硬化引起的食管胃底静脉曲张破裂，其次是急性糜烂出血性胃炎和胃癌，胆道疾病、全身性疾病如血液病、尿毒症等也可引起上消化道出血。

考点：上消化道出血的身体状况

2. 身体状况　上消化道出血的临床表现主要取决于出血量、出血速度、出血部位。

(1) 呕血与黑便：是上消化道出血的特征性表现。上消化道大量出血后均有黑便。出血部位在幽门以上者常伴有呕血和黑便，但如果出血量较少，速度慢者可无呕血，仅有黑便。反之，在幽门以下出血者可仅表现为黑便，但若出血量大、速度快，可因血反流入胃腔引起恶心、呕吐而有呕血。

1) 呕血：胃内储积的血量达到 250～300ml 可引起呕血。呕血多呈咖啡渣样。若呕血呈鲜红色或有血块，则提示出血量大且速度快，因血液在胃内停留时间短，未经胃酸充分混合即呕出。

2) 黑便：每日出血量超过 50～100ml，即可出现黑便，是血红蛋白中的铁与肠内硫化物形成硫化铁所致。典型的黑便呈柏油样，黏稠而发亮，当出血量大，血液在肠内推进快，粪便可呈暗红色甚至鲜红色。

（2）失血性周围循环衰竭：急性大量失血由于循环血容量迅速减少而导致周围循环衰竭，其程度轻重取决于出血的量和速度。一般一次出血量在 400ml 以下时，可不出现全身症状；当超过 400～500ml，可出现全身症状，如头昏、心慌、乏力，突然起立发生晕厥、肢体冷感、心率加快、血压偏低等。短时间内出血量超过 1000ml，可出现周围循环衰竭的表现。

（3）发热：上消化道大量出血后，多数患者在 24 小时内出现低热，一般不超过 38.5℃，持续 3～5 天降至正常。

3. 心理状态　患者由于大量呕血、黑便、明显全身症状常使患者及家属极度恐惧不安，长期反复的消化道出血则易使患者产生悲观、绝望的心理，对治疗失去信心。

4. 辅助检查

（1）实验室检查：①观察血象改变：出血后 3～4 小时以上才出现贫血，出血后 24～72 小时血液稀释到最大限度。出血后 24 小时内网织红细胞即见增高，出血停止后逐渐降至正常。上消化道大量出血 2～5 小时，白细胞计数轻至中度升高，血止后 2～3 天才恢复正常。②大便隐血试验：消化道出血时，出血量在 5～10ml 即可粪便隐血试验阳性。③肠源性氮质血症：是指上消化道大量出血后，由于大量血液中的蛋白质消化产物在肠道被吸收，血中尿素氮浓度可暂时升高。常在出血后数小时内开始上升，24～48 小时达高峰，如无继续出血，3～4 天后降至正常。

（2）胃镜检查：是上消化道出血病因诊断的首选检查方法。一般在出血后 24～48 小时内行急诊内镜检查，不仅可以明确病因，还可做紧急止血治疗。　<u>考点：上消化道出血病因诊断的首选检查方法</u>

（3）X 线钡剂造影检查：有胃镜检查禁忌证或不愿进行胃镜检查者，可行 X 线钡剂造影检查，宜在出血已停止及病情基本稳定数天后进行。

（二）护理问题

1. 体液不足　与上消化道大量出血有关。

2. 活动无耐力　与失血性贫血、周围循环衰竭致组织缺氧有关。

3. 有受伤的危险：创伤、窒息、误吸　与气囊长时间压迫食管胃底黏膜有关。

4. 恐惧　与呕血、黑便、失血性休克严重威胁生命健康有关。

5. 知识缺乏　缺乏上消化道出血的应对知识。

（三）护理目标

患者无继续出血的征象，血容量不足得到纠正，生命体征稳定；活动耐力逐渐增强；患者未发生创伤、窒息、误吸等损伤；能正确认识该疾病，恐惧、紧张情绪消除，情绪稳定；获得了上消化道出血的应对知识。

（四）护理措施

1. 生活护理

（1）休息与体位：大出血患者强调卧床休息，患者取平卧位并将下肢略抬高，以保证脑部供血；呕血时取半卧位或侧卧位，避免误吸；休克患者取休克体位，以增加回心血流量。

（2）饮食护理：急性大出血伴恶心、严重呕血或者剧烈呕吐者，应暂禁食。少量出血无呕吐者，可进温凉、清淡流质饮食；出血停止后改为营养丰富、易消化、无刺激性半流质、软食，少量多餐；消化性溃疡出血停止 24 小时后可给予温凉流质饮食；食管胃底静脉曲张破裂出血一般在出血停止后 48～72 小时后试给予半量冷流质饮食，避免粗糙、坚硬、刺激性食物，防止损伤曲张静脉再次出血。　<u>考点：上消化道出血的饮食护理</u>

2. 心理护理　细心评估患者的心理变化，耐心做好各种解释工作，消除患者及其家属的疑虑,努力做到各项护理工作及时准确,使其产生安全感和信任感;帮助患者保持稳定的情绪,更好地配合治疗和护理。

3. 配合治疗

考点: 上消化道出血的配合治疗

（1）积极补充血容量:立即查血型和配血,尽快建立有效静脉输液通道;迅速补充血容量,在配血过程中,可先输平衡液或葡萄糖盐水。注意避免因输液、输血过快、过多而引起肺水肿,原有心脏病或老年患者必要时根据中心静脉压调节输入量。肝硬化患者注意应输新鲜血液,因为库存血中含氨较高,易诱发肝性脑病。

（2）止血护理:

1）非曲张静脉上消化道大出血,以消化性溃疡所致出血最常见。止血措施如下:①抑制胃酸分泌的药物如质子泵抑制剂或 H_2 受体拮抗剂,可抑制胃酸分泌,前者效果最显著,提高胃内 pH 值具有止血作用。急性出血期以静脉途径给药。②内镜直视下止血,经内镜对出血灶进行高频电灼、激光、微波止血。③手术治疗,经内科治疗无效,行紧急手术治疗。④介入治疗,严重消化道大出血在少数特殊情况既无法进行内镜治疗,又不能耐受手术,可考虑在选择性肠系膜动脉造影找到出血灶的同时进行血管栓塞治疗。

2）食管胃底静脉曲张破裂大出血:①药物止血护理,血管加压素可引起腹痛、血压升高、心律失常、心肌缺血甚至发生心肌梗死,同时使用硝酸甘油可减少其不良反应,且滴入速度应准确,并注意观察其不良反应,冠心病患者忌用血管加压素,可用生长抑素如奥曲肽持续滴注。②森斯塔肯-布莱克莫尔管(三腔二囊管)压迫止血护理,用气囊压迫过久会导致黏膜糜烂,气囊持续压迫最长时间不应超过 24 小时,目前已逐渐被内镜直视下注射硬化剂和圈套结扎曲张静脉止血等方法所代替,已不作为首选止血措施。③内镜直视下注射硬化剂或组织黏合剂至曲张静脉,或用皮圈套扎曲张静脉,不仅能达到止血目的,而且可有效防止早期再出血,是目前治疗食管胃底静脉曲张破裂出血的重要手段。④外科手术或经颈静脉肝内门体静脉分流术。

4. 病情观察

（1）监测指标:①患者呕血与黑便的性质、颜色及量。②生命体征,对大量呕血的患者,每 5～20min 测量血压、脉搏一次。③患者的主观感觉、精神和意识状态,如有无烦躁不安、嗜睡、表情淡漠等。④皮肤和甲床色泽,肢体温度或湿度,周围静脉尤其是颈静脉充盈情况等。⑤准确记录 24 小时出入液量,疑有休克时,留置导尿管,测每小时尿量。⑥定期复查红细胞计数、血细胞比容、血红蛋白、网织红细胞计数等实验室检查指标,以了解贫血程度、出血是否停止。⑦监测血清电解质和血气分析的变化。

（2）出血量的估计:

考点: 出血量的估计

1）轻度出血时,患者仅有头晕、乏力的表现,此时出血量一般<500ml。

2）中度出血时,患者可有烦躁、口渴、出汗、心悸、尿少、心率增快、血压偏低等表现,此时出血量一般在 1000ml 左右。

3）重度出血时,患者有失血性休克表现,出现烦躁不安或神志不清、呼吸急促、血压显著降低、脉压变小、心率明显增快、面色苍白、口唇发绀、四肢湿冷、尿量减少时,一般出血量>1500ml。

（3）继续或再次出血的征象:①反复呕血,呕吐物由咖啡色转为鲜红色。②黑便次数及量增多,且粪质稀薄,色泽呈暗红色甚至鲜红色,伴肠鸣音亢进。③经积极补充血容量,患者一般状况及周围循环衰竭的表现未见改善。④红细胞计数与血红蛋白持续下降,网织红细胞计数和血尿素氮持续或再次增高。⑤肝硬化门静脉高压出现脾大的患者,在出血后脾常暂时性缩小,如不见脾恢复肿大提示有继续出血。

5. 健康指导

(1)饮食指导:注意饮食卫生和饮食的规律,避免进食粗糙、刺激性食物,或过冷、过热、产气多的食物,禁饮烈酒、咖啡、浓茶。避免过饥或暴饮暴食。

(2)用药指导:避免服用损害胃肠道黏膜的药物如阿司匹林、吲哚美辛等。

(3)疾病知识指导:向患者和家属介绍上消化道出血的病因、诱因、治疗、预防和护理等相关疾病知识,帮助患者掌握自我护理知识,减少再次出血的危险。

(五)护理评价

患者有无继续出血的征象,血容量不足是否得到纠正,生命体征是否稳定;活动耐力是否逐渐增强;患者是否发生创伤、窒息、误吸等损伤;是否能正确认识该疾病,恐惧、紧张情绪是否消除,情绪是否稳定;是否获得了上消化道出血的应对知识。

案例8-4分析

1. 该案例中,患者的身体状况有以下异常:出现了呕血、黑便、头晕、心慌、口唇苍白、腹部压痛等。

2. 从患者的症状、体征等方面评估患者的出血量约1000ml,是中度出血。

3. 紧急处理包括尽早建立静脉通道,迅速补充血容量,采取有效的止血措施如使用抑制胃酸分泌药物以止血,内镜直视下止血等措施。

第6节 急性化脓性腹膜炎患者的护理

案例8-5

患者,男,49岁,8年前无明显诱因出现上腹正中隐痛,常于空腹时发生,进食后疼痛缓解。近3年来,上腹痛发作时间延长,间歇时间缩短,发作次数增多。6小时前突发上腹部剧烈刀割样疼痛,迅速波及全腹,自服"阿托品片"疼痛未见缓解,急诊入院。护理体检:T 39.5℃,P 115次/分,R 20次/分,Bp 80/60mmHg。面色苍白,出冷汗,肢体发凉,全腹压痛,以上腹部最为明显且反跳痛阳性,腹肌明显紧张,呈"木板样",叩诊肝浊音界缩小,移动性浊音(+),肠鸣音消失。血常规:WBC 15×10^9/L,中性粒细胞0.80。

问题:1. 该患者的临床诊断是什么?

2. 主要的临床表现有哪些?

3. 主要的护理问题是什么?

急性腹膜炎是由细菌感染、化学刺激和物理损伤等引起的腹膜急性渗出性炎症。按发病机制可分为原发性与继发性;按病因可分为细菌性(化脓性)和非细菌性;按累及范围分为弥漫性与局限性。临床上以急性继发性化脓性腹膜炎最为多见,是一种常见的外科急腹症。

(一)护理评估

1. 致病因素 以继发性腹膜炎最常见。

（1）原发性腹膜炎：是指腹腔内无原发病灶，病原菌经血行、淋巴等途径到达腹腔所引起的腹膜炎。多发生于10岁以下的女孩，在肾病、营养不良等机体抵抗力低下的情况下并发上呼吸道感染时引起。

（2）继发性腹膜炎：是指腹腔内有原发病灶，腹膜炎常由腹腔内脏器穿孔、破裂、炎症或手术污染等所致。常见病因有：①腹腔空腔器官穿孔，如胃十二指肠溃疡急性穿孔、急性阑尾炎穿孔、急性坏疽性胆囊炎穿孔、肠穿孔等。②腹腔器官炎症扩散，如急性阑尾炎、急性胰腺炎、绞窄性肠梗阻、女性生殖器化脓性炎症等。③腹部损伤，如胃肠损伤性破裂。④腹腔手术污染，如胃肠道吻合口瘘。致病菌以大肠埃希菌最为多见，其次为厌氧杆菌、链球菌等，一般多为混合感染。

2. 身心状况

（1）腹痛：是最主要症状，特点为持续性剧烈疼痛，始于原发病灶部位，随炎症扩散波及全腹。深呼吸、咳嗽、转动体位时疼痛加重。

（2）恶心、呕吐：早期为腹膜受刺激引起的反射性呕吐，呕吐物多为胃内容物，发生麻痹性肠梗阻时呕吐物常呈黄绿色胆汁样或粪样肠内容物。

（3）感染中毒症状：患者出现高热、脉速、呼吸浅快、大汗、口干，常伴有等渗性缺水，电解质紊乱及代谢性酸中毒。严重者可出现面色苍白或发绀、四肢发凉、呼吸急促、脉搏微弱、血压下降、神志不清等休克征象。

（4）腹部体征：①视诊：明显腹胀，腹式呼吸减弱或消失。②触诊：腹部压痛、反跳痛和腹肌紧张，称为腹膜刺激征，是腹膜炎的标志性体征；腹部压痛和反跳痛以原发病变部位最为明显。腹肌紧张程度与病因和患者全身情况有关。如胃肠或胆囊穿孔，腹肌可呈"木板样"强直；而年老体弱或幼儿则腹肌紧张多不明显，易被忽视。③叩诊：胃肠胀气时呈鼓音；胃肠穿孔时，肝浊音界缩小或消失；腹腔内渗液较多时可叩出移动性浊音。④听诊：肠鸣音减弱或消失。⑤直肠指检：直肠前壁隆起，触痛，说明盆腔已感染或形成盆腔脓肿。

（5）心理状态：由于病情重，患者常有烦躁、焦虑情绪。当需要手术时，更易产生恐惧不安感，甚至拒绝手术。非手术治疗或诊断未明确前，因不允许用止痛剂，部分腹痛患者及其家属可能有不理解的情绪或言行。

3. 辅助检查

（1）实验室检查：血液生化检查有水、电解质及酸碱平衡紊乱；血常规检查可见白细胞计数及中性粒细胞比例升高。

（2）影像学检查：腹部X线检查可见肠胀气或多个气液平面的肠麻痹征象，胃肠穿孔时可见膈下游离气体；B超、CT检查对腹腔内实质性脏器病变有诊断价值，并能明确脓肿位置及大小。

（二）护理问题

1. 疼痛　与腹膜炎症刺激或手术有关。

2. 体温过高　与腹腔内感染、毒素吸收有关。

3. 体液不足　与腹腔内和肠道内大量体液渗出、呕吐、禁食有关。

4. 潜在并发症　感染性休克、腹腔脓肿、粘连性肠梗阻等。

（三）护理目标

患者疼痛缓解；焦虑减轻，体温恢复正常；水、电解质及酸碱平衡得到维持。

（四）护理措施

1. 非手术及术前护理

（1）一般护理：

1）体位：无休克情况下患者取半卧位，半卧位有利于改善呼吸和循环，利于腹腔炎症局限于盆腔，减轻中毒症状。休克患者可取平卧位。

2）禁食、胃肠减压：一般患者入院后暂时禁食。对胃肠道穿孔或肠梗阻等患者，及时行胃肠减压，吸出胃肠道内容物和气体，改善胃肠道血供和减少内容物流入腹腔，以减轻腹胀和腹痛。

3）输液或输血：遵医嘱静脉输液，补充足够的水、电解质和营养，必要时输全血或血浆，以维持有效循环血量。要安排好输液顺序，根据病情及时调整输液速度、量和种类。

（2）病情观察：定时监测生命体征、尿量，观察有无水、电解质和酸碱平衡紊乱及休克的表现。记录 24 小时液体出入量，定时观察腹部症状和体征变化；动态观察血常规及生化等有关检查结果；观察有无腹腔脓肿形成。当病情突然加重或在非手术治疗期间出现手术指征时，应立即报告医生处理。

（3）治疗配合：①抗感染：遵医嘱使用抗生素，注意给药途径及配伍禁忌。②疼痛护理：对诊断不明仍需观察或治疗方案未确定的患者，禁用吗啡、哌替啶等镇痛剂，以免掩盖病情。

2. 手术后护理

（1）一般护理：术后患者血压平稳后取半卧位，禁食并行胃肠减压。在 2～3 日后待肠蠕动恢复，拔除胃管后，可进流质饮食，少量多餐。如无腹胀、腹痛、呕吐等不适，逐渐改半流质饮食或普食。行胃肠吻合术者，术后进食时间、进食性质更须严格控制。病情允许时鼓励患者及早翻身或下床活动，以促进肠蠕动恢复，预防肠粘连及下肢静脉血栓形成。

（2）病情观察：①观察生命体征变化。②注意腹部症状和体征。③观察手术伤口的情况。④注意腹腔引流液的量、颜色和性质。根据病情观察，注意有无腹腔内活动性出血、伤口感染、腹腔残余脓肿以及粘连性肠梗阻的可能性。若发现异常，及时通知医生并配合处理。

（3）治疗配合：

1）伤口护理：预防伤口的污染或感染。观察切口敷料是否干燥，有渗血、渗液应及时更换；观察切口愈合情况，及早发现切口感染征象；对腹胀明显的患者可加用腹带，以防止伤口裂开。

2）腹腔引流护理：妥善固定引流管，防止受压或扭曲折叠，保持引流通畅。准确观察记录引流液的量、颜色和性状。当患者体温及血细胞计数恢复正常，腹部症状体征缓解，引流液的量明显减少、色清，即可考虑拔管。

3）用药护理：术后禁食期间遵医嘱静脉输液和营养维持，必要时输全血或血浆，以补充机体代谢的需要。遵医嘱适当应用镇痛剂减轻疼痛，继续使用抗生素控制感染。

3. 健康指导　①指导患者进食易消化食物，少食多餐，避免进食过凉、过硬及辛辣食物，以防止在肠粘连的基础上诱发肠梗阻。②指导患者早期进行适当活动，防止肠粘连。③如有腹痛、腹胀、恶心、呕吐、发热等不适时，应及时去医院复诊。

（五）护理评价

患者疼痛是否得到缓解；焦虑是否减轻，体温是否恢复正常；水、电解质及酸碱平衡是否得到维持。

案例8-5分析

1. 该患者的临床诊断是急性化脓性腹膜炎。

2. 主要的临床表现有腹痛，感染中毒症状如高热、脉快、呼吸变快、面色苍白、出冷汗、肢体发凉等休克征象，并出现了腹膜刺激征。

3. 主要的护理问题

(1) 疼痛：与腹膜炎症刺激有关。

(2) 体温过高：与腹腔内感染、毒素吸收有关。

(3) 低效性呼吸型态：与腹痛、腹胀等有关。

(4) 潜在并发症：感染性休克、腹腔脓肿等。

第7节　常见外科急腹症患者的护理

案例8-6

患者，女，38岁，已婚。6小时前感脐周阵发性疼痛，2小时前疼痛转移至右下腹，为持续性，伴有恶心、呕吐。体格检查：T 38.5℃，P 100次/分，R 20次/分，Bp 100/80mmHg，急性痛苦面容，巩膜无黄染，心肺正常。腹平坦，腹式呼吸运动消失，下腹压痛、肌紧张、反跳痛，以右下腹明显，无移动性浊音，肠鸣音稍弱。

问题：1. 请考虑患者的初步诊断是什么？

2. 该患者的处理原则是什么？

3. 请提出当前主要的护理问题是什么？

4. 请简述该患者的护理要点。

一、腹部损伤患者的护理

腹部损伤分为开放性损伤和闭合性损伤两大类，这两种损伤都可能伴有内脏损伤。开放性损伤根据腹膜是否破损又分为穿透性伤及非穿透性伤，在开放性损伤中常见受损内脏依次是肝、小肠、胃、结肠、大血管等；在闭合性损伤中受损内脏依次是脾、肾、小肠、肝、肠系膜等。

（一）护理评估

1. 致病因素　腹部损伤多为暴力所致，损伤的严重程度取决于暴力的强度、速度、着力部位、作用方向，及其解剖特点、内脏原有病理情况和功能状态等内在因素的影响。

(1) 开放性损伤：多见于利器或火器损伤，腹壁有伤口。

(2) 闭合性损伤：多见于挤压、碰撞、高处坠落等钝性暴力，腹壁无伤口。

(3) 医源性损伤：见于各种穿刺、内镜检查、灌肠、刮宫等诊疗操作。

2. 身心状况

(1) 单纯性腹壁损伤：局限性疼痛、压痛、肿胀和淤斑。全身症状轻，一般情况好。实验室、影像学、腹腔穿刺等辅助检查无异常发现。

(2) 腹腔内脏损伤：①实质性脏器（脾、肝、肾、胰等）损伤，主要表现为腹腔内或腹膜后出血，患者面色苍白、脉搏加快、血压不稳或下降，甚至休克。腹痛和腹膜刺激征较轻，但肝、胰、肾破裂时，胆汁、胰液或尿液漏入体腔可出现明显的腹痛、腰痛、腹膜刺激征。出血量多时可有腹胀和移动性浊音。②空腔脏器（胃、肠、胆道、膀胱等）损伤，主要表现为急性腹膜炎，患者出现持续性剧烈腹痛，伴恶心、呕吐。腹膜刺激征明显，肝浊音界缩小或消失，肠鸣音减弱或消失；稍后出现体温升高、脉快、呼吸急促等全身中毒表现，严重者可发生感染性休克。

（3）多发性损伤：此类患者病情复杂，应系统全面地观察患者有无合并颅脑、胸部或四肢等部位损伤。

（4）心理状态：腹部损伤多在意外情况下突然发生，加之有伤口、出血、内脏脱出等，患者多表现出紧张、焦虑、恐惧等心理变化，同时又对治疗及预后产生担忧。

　　3. 辅助检查

（1）实验室检查：①血液检查：实质性脏器损伤时，出现红细胞、血红蛋白、血细胞比容下降；空腔脏器损伤时，出现白细胞计数及中性白细胞增高。②尿液检查：泌尿系损伤时可见血尿。③血、尿淀粉酶检查：胰腺损伤可见血、尿淀粉酶升高。

（2）影像学检查：X 线立位腹平片见到膈下游离气体提示胃肠道破裂；B 超检查、CT 检查主要用于诊断实质性脏器损伤。

（3）腹腔穿刺和腹腔灌洗：腹腔穿刺阳性率可达 90% 左右，对疑有内脏器官损伤而腹腔穿刺阴性者，可重复腹腔穿刺或改行腹腔灌洗术。

（4）腹腔镜检查：经上述检查仍不能确诊且疑有腹腔内脏器损伤时，考虑行腹腔镜检查，可直接观察损伤部位、性质及损伤程度。

（二）护理问题

　　1. 疼痛　　与腹腔内脏器破裂及腹膜受消化液、血液刺激有关。

　　2. 皮肤完整性受损　　与腹部开放性损伤有关。

　　3. 恐惧　　与突然遭受暴力损伤有关。

　　4. 潜在并发症　　失血性休克，急性腹膜炎，腹腔脓肿等。

（三）护理目标

患者腹痛缓解；情绪稳定，焦虑恐惧感减轻。

（四）护理措施

　　1. 急救护理　　首先处理危及生命的情况，如心跳呼吸骤停、窒息、大出血、张力性气胸等；对已发生休克者应迅速建立通畅的静脉通路，及时补液，必要时输血；对开放性腹部损伤，应妥善处理伤口，及时止血，做好包扎固定。如有少量肠管脱出，切勿强行回纳腹腔以免加重腹腔污染，可用清洁敷料覆盖并用碗、盆等加以保护后包扎，送医院处理；如果大量肠管脱出，则应及时回纳腹腔以免肠系膜血运障碍而导致肠管坏死。

　　2. 非手术治疗及手术前护理

（1）一般护理：①体位：绝对卧床休息，不可随便搬动患者，以免加重病情。生命体征平稳后改为半卧位。②饮食：禁食，必要时胃肠减压。禁食期间通过静脉补充营养。待病情好转肠蠕动恢复后，方可拔除胃管开始进食。③遵医嘱用药：观察药物疗效及不良反应，补充足量的液体，必要时输血或血浆。

（2）严密观察病情变化：①每 15～30min 测定一次脉搏、呼吸和血压。②每 30min 检查一次腹部体征，注意腹膜刺激征程度和范围的改变。③观察血红细胞数、血红蛋白和血细胞比容及白细胞数的变化。

（3）心理护理：解释观察的目的、不用止痛剂的原因，消除患者的急躁情绪。

（4）术前准备：尽快做好急诊术前准备，禁灌肠防止肠穿孔，加重病情。

3. **手术后护理**　原则上与急性腹膜炎患者的护理相同。

4. **健康指导**

（1）普及各种急救知识，在意外发生现场，能进行简单的急救或自救。

（2）加强安全教育，宣传劳动保护、安全生产、遵守交通规则的知识，避免意外损伤的发生。

（3）发生腹部损伤后，一定及时到医院就诊。

（4）出院后要适当休息，加强锻炼，增加营养，促进康复。若有腹痛、腹胀等不适，应及时到医院复诊。

（五）护理评价

患者腹痛是否缓解；情绪是否稳定，焦虑恐惧感是否减轻。

二、急性阑尾炎患者的护理

急性阑尾炎是阑尾的急性化脓性感染。发病率居外科急腹症的首位，可发生于任何年龄，但以青壮年为多见，男性发病率高于女性。急性阑尾炎随病变的发展可分为单纯性、化脓性、坏疽性和阑尾周围脓肿四种病理类型。

（一）护理评估

1. **致病因素**

（1）阑尾腔梗阻：是急性阑尾炎的主要病因。从解剖上看，阑尾管腔细窄、开口狭小，加之阑尾系膜较短，使阑尾卷曲呈蚯蚓状，因此阑尾淋巴滤泡明显增生或粪石、寄生虫等异物均可造成阑尾腔梗阻；从生理上看，各种原因的胃肠功能紊乱均可反射性引起阑尾壁肌肉和阑尾动脉痉挛，不仅可以加重阑尾腔梗阻，还使阑尾壁缺血坏死。

（2）细菌入侵：在阑尾腔发生梗阻后，腔内压力上升，可造成阑尾黏膜缺血坏死。阑尾腔内细菌繁殖并乘机向阑尾壁入侵，引起化脓性感染。常见的致病菌有大肠埃希菌、肠球菌及脆弱类杆菌等。

2. **身心状况**

（1）腹痛：是急性阑尾炎最早出现的症状。多数患者腹痛开始的部位在上腹部或脐周围，疼痛较轻呈阵发性，6~8小时后，腹痛部位逐渐下移，最后固定于右下腹部，这种转移性右下腹痛是急性阑尾炎的特征表观。腹痛的程度和性质与病理类型关系密切，单纯性阑尾炎多呈持续性钝痛或胀痛，而化脓性和穿孔性阑尾炎常为阵发性剧痛或跳痛。在病程中若腹痛突然减轻，这可能是阑尾梗阻解除的结果，但也有可能是阑尾穿孔后腔内压力骤然降低所致，所以单纯的腹痛减轻并不一定是病情好转的征象。

（2）胃肠道症状：恶心、呕吐最为常见，早期多为反射性，呕吐物为食物残渣和胃液，晚期的呕吐则与腹膜炎有关。部分患者可出现便秘或腹泻。若有里急后重症状，常提示阑尾已穿孔，形成盆腔脓肿。

（3）全身反应：患者自觉头痛、头晕、乏力。单纯性阑尾炎发热较轻，体温多在37.5~38.0℃；化脓性和穿孔性阑尾炎时，可达39.0℃左右。极少数患者出现寒战、高热和黄疸，提示有化脓性门静脉炎的可能。

（4）护理体检：右下腹有固定而明显的局限性压痛点，是急性阑尾炎最重要的体征。压痛点在麦氏（McBurney）点附近，常在腹痛未转移至右下腹之前就已存在，因而有助于急性阑尾炎的早期诊断。当阑尾炎化脓或穿孔时，炎症波及壁腹膜，可出现腹肌紧张及反跳痛。做结肠充气试验、腰大肌试验、闭孔内肌试验和直肠指检有助于判断阑尾有无炎症及其位置所在。

（5）心理状态：了解患者及家属对急性腹痛及阑尾炎的认知程度、心理承受能力及对手术的认知程度。

3. 辅助检查

（1）实验室检查：多数患者的血常规检查可见白细胞计数和中性白细胞比例增高。尿常规可有少量红细胞，系输尿管受局部炎症刺激所致。如尿中出现大量红细胞，提示可能是输尿管结石。

（2）B超检查：可显示阑尾肿大或阑尾周围脓肿。

（二）护理问题

1. 疼痛　与急性阑尾炎的炎性刺激及手术创伤有关。

2. 体温过高　与化脓性感染有关。

3. 体液不足　与禁食、呕吐、高热有关。

4. 潜在并发症　弥漫性腹膜炎、切口感染、内出血、腹腔脓肿、粘连性肠梗阻等。

（三）护理目标

患者疼痛缓解；体温恢复正常。

（四）护理措施

1. 非手术及术前护理

（1）体位：卧床休息，取半卧位。

（2）饮食：轻者可进流质，重者应禁食、禁口服药物及灌肠，以减少肠蠕动，避免肠内压力增加导致阑尾穿孔或炎症扩散。禁食期间静脉补液以维持机体的需要。

（3）药物应用：应用抗生素控制感染。适当应用解痉剂以缓解疼痛，但禁用吗啡或哌替啶，以免掩盖病情。

（4）严密观察病情变化：①注意患者生命体征变化，每 4～6 小时测量体温、脉搏、呼吸 1 次。若出现寒战、高热、黄疸，可能为门静脉炎，应及时通知医生处理。②注意腹部症状和体征的变化，观察期间如腹痛突然减轻，并有明显的腹膜刺激征，且范围扩大，提示阑尾已穿孔，应立即手术治疗。③观察期间 6～12 小时查血常规 1 次。

2. 术后护理

（1）体位：患者回病房后按不同的麻醉给予适当的体位。血压平稳后采用半卧位，以降低腹壁张力减轻切口疼痛，有利于呼吸和引流。

（2）饮食：轻症患者手术当天禁食，术后第 1 天流质，但勿进食过多甜食及牛奶，以免引起腹胀。术后第 2 天半流质，第 3～4 天后进普食。重症患者待肛门排气后方可进流质。

（3）应用抗生素：术后应选用有效抗生素，控制感染，防止并发症。

（4）切口和腹腔引流的护理：保持切口敷料清洁、干燥；观察切口愈合情况，及时发现切口出血及感染的征象。妥善固定引流管，保持引流通畅，根据烟卷引流情况，可在术后 48～72 小时酌情拔除。

（5）早期活动：应鼓励患者早期下床活动，以促进肠蠕动恢复防止发生肠粘连。轻症患者手术当天即可下床活动，重症患者应在床上活动，待病情稳定后及早下床活动。

（6）术后并发症的护理：①切口感染：是急性阑尾炎术后最常见的并发症。表现为术后 2～3 天体温上升，切口局部红肿、胀痛或跳痛。处理原则为拆除缝线排出脓液，放置引流，定期换药。②术后出血：常发生在术后 24～48 小时内。阑尾系膜结扎线脱落可引起腹腔内大出血，表现为腹痛、腹胀、失血性休克。一旦发生出血征象，应立即输血、补液、纠正休克。

必要时再次手术止血。③腹腔脓肿：常发生在术后 5～7 天，表现为体温升高或下降后又升高，并有腹痛、腹胀、腹部包块及直肠或膀胱刺激症状等。按腹腔脓肿相应治疗原则处理。④粪瘘：少见。多因阑尾残端结扎线脱落或术中损伤所致。临床表现类似阑尾周围脓肿。一般经非手术治疗粪瘘可闭合自愈，少数需手术治疗。

3. 健康指导 ①指导患者保持良好的饮食、卫生及生活习惯，餐后不做剧烈运动。②及时治疗胃肠道炎症或其他疾病，预防慢性阑尾炎急性发作。③阑尾周围脓肿者，告知患者 3 个月后再次住院行阑尾切除术。术后早期下床活动，防止肠粘连甚至粘连性肠梗阻。④自我监测，发生腹痛或不适时及时就诊。

（五）护理评价

患者疼痛是否得到缓解或控制；体温是否恢复正常；是否对阑尾炎的预防有无足够的了解。

三、急性肠梗阻患者的护理

肠梗阻是肠内容物由于各种原因不能正常运行、顺利通过肠道，是外科常见的急腹症，发病率仅次于急性阑尾炎和胆道疾病。

（一）护理评估

1. 致病因素

（1）按梗阻发生的基本原因分类：

1）机械性肠梗阻：最常见，因肠腔变窄造成肠内容通过障碍。原因包括：①肠腔堵塞，如蛔虫团、粪块、胆石、异物等堵塞肠管。②肠管受压，如粘连带压迫、肠管扭转、嵌顿疝、肿瘤压迫等。③肠壁病变，如先天性肠道闭锁、狭窄、肿瘤、套叠、炎症等。

2）动力性肠梗阻：因肠壁神经肌肉运动紊乱致使肠内容物运行障碍。分为：①麻痹性肠梗阻：由于肠管失去蠕动功能所致。可以发生在急性弥漫性腹膜炎、腹膜后血肿、腹部创伤及腹部大手术后。②痉挛性肠梗阻：由于肠壁肌肉持续过度收缩所致，见于慢性铅中毒、急性肠炎等。

3）血运性肠梗阻：指肠系膜血管发生血栓或栓塞，引起肠管血液循环障碍，继而发生肠麻痹致肠内容物运行障碍。

（2）按肠壁血运有无障碍分类：①单纯性肠梗阻：肠壁血运正常，仅肠内容物不能通过。②绞窄性肠梗阻：伴有肠壁血运障碍的肠梗阻。

2. 身心状况

（1）腹痛：单纯性机械性肠梗阻由于梗阻部位以上肠蠕动增强，患者表现为阵发性腹部绞痛；绞窄性肠梗阻，腹痛间歇期缩短，呈持续性剧烈腹痛；麻痹性肠梗阻腹痛特点为全腹持续性胀痛。

（2）呕吐：早期为反射性，呕吐物为食物或胃液。后期呕吐情况随梗阻部位不同而表现各异：高位小肠梗阻呕吐较早而频繁，呕吐物为胃液、十二指肠液和胆汁；低位小肠梗阻呕吐出现迟，呕吐物为带臭味的粪样物；结肠梗阻到晚期才出现呕吐；如呕吐物呈咖啡色或血性，常提示已有肠管血运障碍。

（3）腹胀：一般出现较晚，腹胀程度与梗阻部位有关。高位小肠梗阻时腹胀不明显；低位小肠梗阻则表现为全腹膨胀；结肠梗阻因回盲瓣关闭，梗阻以上结肠成为闭袢，故腹周膨胀显著。

（4）停止排便排气：在完全性肠梗阻发生后，患者多不再排便排气，但在梗阻早期由于肠蠕动增加，梗阻以下部位残留的气体和粪便仍可排出。此外，某些绞窄性肠梗阻如肠套叠，可自肛门排出血性黏液样粪便。

（5）腹部体征：①视诊：机械性肠梗阻常可见肠型和蠕动波；肠扭转时腹胀多不对称；麻痹性肠梗阻腹胀均匀。②触诊：单纯性肠梗阻肠管膨胀，有轻度压痛；绞窄性肠梗阻，可有固定压痛和肌紧张，少数患者可触及包块。蛔虫性肠梗阻常在腹部触及条索状团块。③叩诊：当腹腔渗液较多时，可出现移动性浊音。④听诊：机械性肠梗阻肠鸣音亢进，有气过水声、高调金属音；麻痹性肠梗阻，肠鸣音减弱或消失。

（6）全身情况：早期无明显变化；晚期可出现脉搏细速、血压下降、面色苍白、眼球凹陷、皮肤弹性减退、四肢发凉等脱水、感染中毒和休克征象。

（7）心理状态：患者有无接受手术治疗的心理准备；有无过度焦虑或恐惧；是否了解围术期的相关知识。了解患者的家庭、社会支持情况，包括家属对肠梗阻相关知识的掌握程度，对患者经济和心理的支持情况等。

3. 辅助检查

（1）实验室检查：血红蛋白、血细胞比容、白细胞计数和中性粒细胞比例明显增高。晚期由于出现代谢性酸中毒，血 pH 及 CO_2 结合力下降。

（2）X 线检查：在肠梗阻发生 4～6 小时后，腹部 X 线平片检查可见到胀气的肠袢，有多个阶梯状气液平面及胀气肠袢。

（二）护理问题

1. 体液不足　与频繁呕吐、肠腔内大量积液、胃肠减压有关。

2. 疼痛　与肠内容物不能正常运行或通过障碍，引起肠蠕动增强有关。

3. 潜在并发症　腹腔感染、肠粘连、术后切口感染或裂开、肠瘘等。

（三）护理目标

患者的体液平衡得以维持；疼痛缓解；体温维持在正常范围。

（四）护理措施

1. 非手术及术前护理

（1）禁食和胃肠减压：①肠梗阻患者应常规禁食，在梗阻缓解后 12 小时方可试进少量流质，但忌甜食和牛奶以免引起肠胀气，48 小时后试进半流质。②胃肠减压，注意保持胃肠减压的通畅有效，并做好口腔护理减轻患者的不适感。注意观察和记录引流液的颜色、性状和量。如发现血性液体应考虑有绞窄性肠梗阻的可能。

（2）输液和使用抗生素：禁食期间，应遵医嘱补充液体及电解质，必要时输血，以维持水、电解质及酸碱平衡，改善患者全身营养状况，保证输液的通畅并观察输液后反应。遵医嘱使用抗生素以防治细菌感染，减少毒素吸收，减轻中毒症状。用药期间应注意用药效果及不良反应。

（3）缓解疼痛：在确定无肠绞窄或肠麻痹后，可遵医嘱使用阿托品类解痉药，以缓解腹痛。但禁用吗啡类止痛药物，以免掩盖病情。

（4）严密观察病情变化：定时测量生命体征，血常规、血电解质及血气分析结果，严密观察腹痛、腹胀、呕吐及腹部体征情况。在观察期间患者出现下列表现之一，则有绞窄性肠梗阻的可能。①腹痛发作急骤，起始即为持续性剧烈疼痛，或在阵发性加重之间仍有持续性剧烈疼痛。②病情发展迅速，早期出现休克，抗休克治疗后改善不显著。③有明显腹膜刺激征，体温升高,脉搏加快,白细胞计数增高。④腹胀不对称,腹部有局部隆起或触及有压痛的肿块。⑤呕吐物、胃肠减压抽出液、肛门排出物为血性,或腹腔穿刺抽出血性液体。⑥腹部 X 线片符合绞窄性肠梗阻的特点。⑦经积极非手术治疗而症状体征无明显改善。

2. 术后护理

（1）体位：患者血压平稳后,取半卧位。

（2）饮食：术后禁食,通过静脉补充营养。待肠蠕动恢复、肛门排气后,可拔除胃管,逐步恢复饮食。应提供易消化的高蛋白、高热量和高维生素的食物。

（3）防治感染：遵医嘱应用抗生素。

（4）观察病情：观察生命体征,观察有无腹痛、腹胀、呕吐及肛门排气,观察伤口敷料及引流情况。

（5）术后并发症的观察与护理：术后如出现腹部胀痛、持续发热、白细胞计数增高,应警惕腹腔内感染的可能。腹壁切口红肿,以后流出较多带有粪臭味液体,则可能已发生肠瘘。

（6）早期活动：术后应早期活动,鼓励患者术后第 1 天可离床活动,促进肠道功能恢复,预防或减轻肠粘连的发生。

3. 健康指导

（1）少食辛辣刺激食物,宜进食营养丰富、高维生素、易消化吸收的食物。反复发生粘连性肠梗阻的患者少食粗纤维食物,避免暴饮暴食,饭后忌剧烈活动。

（2）便秘者应通过调整饮食、腹部按摩等方法保持大便通畅,无效者可适当予以口服缓泻剂,避免用力排便。

（3）保持心情愉悦,每天进行适量体育锻炼。

（4）加强自我监测,若出现腹痛、腹胀、呕吐等不适及时就诊。

（五）护理评价

患者的体液平衡是否得以维持;疼痛是否缓解;体温是否维持在正常范围内。

四、胆石症和胆道感染患者的护理

胆石症是胆道系统内发生结石的总称。按结石所在部位分为胆囊结石、肝外胆管结石和肝内胆管结石。胆道感染按发病部位分为胆囊炎和胆管炎两类。根据胆囊内有无结石,将胆囊炎又分为结石性胆囊炎和非结石性胆囊炎,非结石性胆囊炎较少见。胆石症和胆道感染是腹部外科常见病。感染可促使结石形成,而结石梗阻又可继发感染,二者关系密切,往往同时存在。

（一）护理评估

1. 致病因素 了解有无进食脂肪餐、饱餐等急性胆囊炎的诱因;以往有无类似发作史。

2. 身心状况

（1）胆囊结石与胆囊炎：

1）静止性胆囊结石：20%～40%的胆囊结石患者终生无症状,多在健康体检中偶然被发现,称为静止性胆囊结石。

2）急性胆囊炎：约 95%的患者同时伴有胆囊结石,主要表现：①胆绞痛：多在饱餐、进食油腻食物后,于上腹部或右上腹部出现疼痛,呈阵发性,可向右肩胛部和背部放射。②伴有恶心、呕吐。③发热。④早期可出现墨菲(Murphy)征阳性,有时可触及肿大的胆囊。⑤并发症：急性化脓性、坏疽性胆囊炎可致局限性或弥漫性腹膜炎;脓性胆汁进入胆管和胰管可致胆管炎或胰腺炎的发生。

3）慢性胆囊炎：其表现不典型，多数患者有胆绞痛病史，其后有厌油腻、腹胀、嗳气等消化道症状。体格检查时右上腹胆囊区有轻压痛和不适感。

（2）胆管结石与胆管炎：

1）肝外胆管结石与急性胆管炎：肝外胆管结石一般可无症状，但当结石阻塞胆管并继发感染时，出现典型的夏柯（Charcot）三联征，即腹痛、寒战高热、黄疸。①腹痛多为阵发性或持续性绞痛，发生在剑突下及右上腹部，可向右肩背部放射，常伴恶心、呕吐。②胆管梗阻继发感染后，胆管内压力增高，感染向上扩散，细菌和毒素经毛细胆管进入肝窦，再入全身血流而引起寒战、高热，体温可高达39～40℃。③胆管梗阻后可出现黄疸，其轻重程度、发生和持续时间取决于胆管梗阻的程度、是否并发感染等因素。

2）肝内胆管结石与胆管炎：肝内胆管结石常与肝外胆管结石并存，其临床表现与肝外胆管结石相似。当胆管梗阻和感染仅发生在部分肝叶、肝段胆管时，患者可无症状或仅有轻微的肝区和患侧胸背部胀痛；若一侧肝内胆管结石合并感染，而未能及时治疗并发展为叶、段胆管积脓或肝脓肿时，患者由于长期发热而出现体弱消瘦等表现，部分患者可有肝大、肝区压痛和叩痛等体征。

3）急性梗阻性化脓性胆管炎（AOSC）：发病急骤，进展快，除具有一般胆道感染的夏柯三联征外，还可出现休克、中枢神经系统抑制表现，称为雷诺（Reynolds）五联征。

起病初期即出现腹痛、畏寒发热、黄疸。神经系统症状主要为表情淡漠、嗜睡甚至昏迷；合并休克时也可表现为躁动、谵妄等。体格检查时患者体温可持续升高达39～40℃，脉搏快而弱，达120次/分以上，血压降低。呈急性病容，可出现皮下淤斑或全身发绀。剑突下及右上腹有腹膜刺激征；可有肝大和肝区叩痛；有时可扪及肿大的胆囊。如未给予及时有效的治疗，病情恶化将发生急性呼吸衰竭和急性肾衰竭等，严重者可在短期内死亡。

（3）心理状态：胆道疾病与患者的生活方式有密切关系，干预其生活习惯可能使患者有不适应感。症状的反复发作常使患者焦虑；当症状明显，或被告知手术时，则易产生恐惧感。胆道结石多次手术治疗仍不能痊愈，可使患者对治疗信心不足，甚至表现出不合作的态度。

3. 辅助检查

（1）实验室检查：胆道感染有白细胞总数及中性粒细胞增高。当发展为化脓性或坏疽性炎症时，有白细胞计数剧增的征象。胆管结石可出现血清胆红素升高，尿中胆红素升高，尿胆原降低或消失。

（2）B超检查：是首选的检查方法。胆囊结石显示胆囊肿大，壁厚，并可发现结石。胆管结石见胆管扩张，胆管内结石影像。

（3）胆囊造影：分口服法和静脉法两种。能显示胆囊的大小、形态，以及胆囊内有无结石。还能了解胆囊的收缩功能。

（4）经皮肝穿刺胆道造影术（PTC）：在X线或B超引导下用细长的穿刺针经皮肤穿刺肝内胆管，然后注入造影剂再照片，能得到清楚的胆管树的直接影像，对诊断胆道结石、判断胆道阻塞的原因和部位有很大的帮助。如果胆道梗阻引起黄疸，还可同时置管引流（PTCD），使胆道减压缓解黄疸。

（5）纤维内镜逆行胰胆管造影（ERCP）：用纤维十二指肠镜经十二指肠乳头插管，注入造影剂显示胆道系统及胰管的影像，可清楚显示胆道疾病。

（6）胆道镜检查：能直接观察胆管内有无病变、病变的性质和部位，并且能作为手术的补充治疗,如取出结石、扩张狭窄的胆管等。

（二）护理问题

1. 疼痛 与胆结石梗阻引起胆绞痛和继发感染有关。

2. 体温过高 与胆道感染、炎症反应有关。

3. 焦虑 与胆道疾病反复发作、担心治疗效果不佳有关。

4. 潜在并发症 感染性休克、体液代谢失衡。

（三）护理目标

患者疼痛缓解或消失;体温维持正常。患者焦虑减轻或消失。

（四）护理措施

1. 疼痛护理 胆绞痛发作的患者,遵医嘱给予解痉止痛药物,常用哌替啶 50～100mg、阿托品 0.5mg 肌内注射;但勿使用吗啡,因其能使 Oddi 括约肌痉挛,加重胆道梗阻。

2. 饮食护理 胆道疾病患者对脂肪消化吸收能力低,而且常有肝功能损害,故应给予低脂、高糖、高维生素易消化饮食。肝功能较好者可给富含蛋白质的饮食。对病情较重,伴有急性腹痛者或恶心、呕吐者,应暂禁饮食,注意静脉补液,维持水、电解质和酸碱平衡。

3. 手术护理

（1）腹腔引流管的护理:胆道手术腹腔放置的引流管常用的有乳胶管和双套管负压引流。无论何种腹腔引流管都应做好固定,避免滑入腹腔或脱出,应保持引流通畅,注意观察引流液的颜色、性质和量,如有出血或胆汁漏,则应做相应处理。引流管一般在术后 48～72 小时拔除。

（2）T 形管引流的护理:在胆总管切开处放置 T 形管引流的主要目的有:①引流胆汁;②支撑胆道;③引流残余结石。

1）妥善固定:接床边无菌瓶或袋,妥善固定引流管防止滑脱。对躁动不安的患者应有专人守护或适当加以约束,避免将 T 管拔出。

2）保持有效引流:注意保持引流管的通畅,如发现引流不畅,可以用手挤捏导管或用无菌盐水冲洗,但压力不宜过大,以免引起胆管炎。

3）观察引流胆汁的颜色、量和性状:正常成人每天胆汁分泌量为 800～1000ml,术后 24 小时内引流量为 300～500ml,恢复饮食后增至每天 600～700ml,以后逐渐减少至每天 200ml 左右。如胆汁突然减少,可能是引流不畅;如胆汁突然增多,提示胆道下端有梗阻的可能。注意观察胆汁的颜色,术后 1～2 天胆汁呈淡黄色、混浊,以后逐渐加深、清亮,呈黄色,如为血性胆汁应及时报告医生。

4）预防感染:长期带 T 形管者,应定期冲洗,每周更换无菌引流袋,注意无菌操作。引流管周围皮肤每天用 75% 乙醇溶液消毒,管周垫无菌纱布,防止胆汁刺激皮肤引起炎症。

5）拔管:T 形管一般在术后 10～14 天拔除。如体温正常,黄疸消失,胆汁每天减少至 200～300ml,先行夹管 1～2 小时,细心观察,若无饱胀、腹痛、发热、黄疸出现,再夹管 1～2 天后拔管,或术后行常规 T 形管逆行胆道造影,开放引流胆道造影剂 1～2 天后拔管。拔管时注意用手下压腹壁,轻轻拔除以免将导管窦道撕裂,造成胆汁性腹膜炎。拔管后用无菌纱布包扎引流口处,并及时更换敷料,注意严格无菌操作。

4. 并发症的观察及护理

（1）休克:胆石病时由于结石梗阻,胆汁排泄不畅,易于细菌生长、繁殖。特别是急性梗阻性化脓性胆管炎,这是肝内、外胆管结石最凶险的并发症,患者在夏柯三联征的基础上,又出现休克和精神症状,称为雷诺五联征。此时应及时报告医生紧急处理,关键是尽快解除胆道梗阻。

(2)术后出血:多因黄疸、肝功能障碍、凝血机制障碍,胆囊渗血、止血不完善等引起。一般术后 12~24 小时腹腔引流管可流出少量血性液,如果引流出大量鲜红色血性液体,应及时告知医师处理。

(3)术后早期胆漏:多因胆囊管结扎松脱、胆道损伤、T 形管缝合不严密等所致。主要表现为术后或次日发生胆汁性腹膜炎或从腹腔引流管中引流出胆汁。需注意的是有时已发生胆汁性腹膜炎,而腹腔引流管无胆汁流出,可能与胆汁积于膈下或腹腔脓肿有关。

(4)肺部并发症:常见的有肺不张和肺炎,多见于老年或患慢性支气管炎以及长期吸烟的患者。手术后因切口疼痛,患者不敢咳嗽,不能有效咳出痰液,痰液阻塞支气管引起肺不张、肺炎,表现为病侧呼吸音减弱,呼吸急促,以及发热和白细胞升高。术前应练习深呼吸运动,治疗呼吸道疾病,术后应加强排痰,或雾化吸入以稀释痰液。

5. 健康指导

(1)告诉患者手术可能放置引流管,掌握术后 T 形管自我护理及控制不适的方法等。

(2)告诉患者胆囊切除术后常有大便次数增多,数周、数月后逐渐减少。由于胆管结石复发率高,若出现腹痛、发热、黄疸等不适时应及时来院复诊。

(3)患者理解低脂肪饮食的意义并能够执行。

(4)鼓励患者及家属树立战胜疾病的信心,只要注意饮食、劳逸结合、情绪稳定,患者完全可以正常生活和工作。

(五)护理评价

患者疼痛是否缓解,体温是否正常;焦虑情绪是否得以缓解或消除。

五、急性胰腺炎患者的护理

急性胰腺炎是指胰腺分泌的胰酶在胰腺内被激活后而发生胰腺自身消化的化学性炎症。根据病理变化分水肿型和出血坏死型。前者多见,病情有自限性,可完全恢复,预后良好。后者病情严重,常伴有休克、腹膜炎等并发症,病死率高。多见于青壮年,女性多于男性。

(一)护理评估

1. 致病因素

(1)胆道疾病:是引起急性胰腺炎最常见的病因。其中 90% 为胆石症,其次为胆道感染和胆道蛔虫。由于壶腹部出口阻塞,包括胆石嵌顿、胆道感染分泌物、蛔虫阻塞可引起 Oddi 括约肌痉挛,如伴胆道内压增高,可通过胰胆管共同通道使胆汁反流进入胰管,引起急性胰腺炎。

(2)胰管阻塞:胰管结石或蛔虫、胰管狭窄、肿瘤等均可引起急性胰腺炎。

(3)酗酒和暴饮暴食:均可刺激胰液大量分泌,酗酒还可引起十二指肠乳头水肿,引起 Oddi 括约肌痉挛,又可引起剧烈呕吐,使十二指肠内压力骤增,导致十二指肠液反流入胰管,引起急性胰腺炎。

(4)十二指肠乳头邻近部位的病变:如十二指肠乳头憩室炎等。

(5)其他:如手术与创伤、某些急性传染病或应用某些药物后。

2. 身心状况

(1)症状:

1)腹痛:为本病最主要的表现和首发症状。常在饮酒和饱餐后突然起病。疼痛剧烈而持久,可呈钝痛、绞痛、钻痛或刀割样痛,伴有阵发性加剧。疼痛部位多在中上腹,向腰背部呈带状放射,取弯腰抱膝位可减轻,进食可加剧,且一般胃肠解痉药不能缓解。水肿型腹痛一般在 3～5 天后缓解。出血坏死型病情发展较快,腹部剧痛、时间较长,可引起全腹痛。

2）恶心、呕吐及腹胀:多在起病后出现,频繁而持久,呕吐物含有食物和胆汁,吐后腹痛并不减轻,同时有腹胀,出血坏死型者甚至出现麻痹性肠梗阻。胆源性胰腺炎患者的呕吐常在腹痛后发生,酒精性胰腺炎患者的呕吐常在腹痛时出现。

3）发热:多数患者有中度以上发热,一般持续 3～5 天。持续发热 1 周以上不退者,应怀疑为出血坏死型或有继发感染,如胰腺脓肿或胆道感染等。

4）低血压或休克:仅见于出血坏死型胰腺炎。极少数休克可突然发生,甚至发生猝死。亦可逐渐出现或有并发症时发生。

5）水、电解质及酸碱平衡紊乱:多有轻重不等的脱水,呕吐频繁者可有代谢性碱中毒。重者可有明显脱水与代谢性酸中毒。低血钙可至手足搐搦,常是重症与预后不良的征兆。

6）其他:急性呼吸衰竭或急性呼吸窘迫综合征、心力衰竭与心律失常、急性肾衰竭、肝性脑病等。

（2）体征:水肿型胰腺炎,腹部体征较轻,有上腹压痛,无肌紧张和反跳痛。急性出血坏死型则较重,全身表现有急性面容、表情痛苦、呼吸急促、脉搏增快、血压下降;腹部体征可为急性腹膜炎体征,有腹肌紧张、全腹显著压痛和反跳痛,伴有麻痹性肠梗阻时肠鸣音减弱或消失。少数患者出现两侧腹部皮肤暗灰蓝色淤斑或脐周皮肤青紫。

（3）并发症:主要见于出血坏死型胰腺炎,如胰腺脓肿和假性囊肿、消化道出血、败血症及真菌感染、多器官功能衰竭等。

（4）心理状态:患者由于发病突然,病情重,又多需在重症监护病房治疗,常会产生恐惧心理。此外,由于病程长,患者易产生悲观消极情绪。护士应为患者提供安静舒适环境,多与患者交流,耐心解答患者的问题,讲解有关疾病的治疗、护理知识,帮助患者树立战胜疾病的信心。

3. 辅助检查

（1）血常规:白细胞计数升高,中性粒细胞明显增高。

（2）淀粉酶测定:血清和尿淀粉酶明显升高,血清淀粉酶在起病后 6～12 小时开始升高,48 小时后开始下降,持续 3～5 天,血清淀粉酶超过正常值 3 倍即可诊断本病,但血淀粉酶升高的程度与病情的严重性并不一致,出血坏死性胰腺炎淀粉酶值可正常或低于正常。尿淀粉酶在发病后 12～14 小时开始升高,可持续 1～2 周。

（3）血清脂肪酶:升高较晚,适用于就诊较迟者,特异性较强。

（4）血清正铁血白蛋白:出血坏死型胰腺炎起病 72 小时内常为阳性。

（5）其他检查:出血坏死型者可出现低钙血症（<1.5mmol/L）及血糖升高（>10mmol/L）。B 型超声及 CT 检查可了解胰腺增大、有无胆道疾病,腹部平片可见肠麻痹等。

（二）护理问题

1. **疼痛:腹痛**　与急性胰腺炎所致的胰腺组织水肿有关。

2. **有体液不足的危险**　与禁食、呕吐、胰腺的急性出血有关。

3. **知识缺乏**　缺乏预防疾病再复发的知识。

4. **潜在并发症**　休克、急性腹膜炎、急性肾衰竭等。

（三）护理目标

患者疼痛减轻或得到控制,体液维持平衡。患者掌握了疾病治疗的有关知识。患者的并发症得到预防、及时发现和处理。

（四）护理措施

1. **一般护理**　患者应绝对卧床休息,选择舒适体位如弯腰抱膝体位可减轻疼痛。保持环境安静舒适,避免刺激。

2. **严密监测病情**　对出血坏死型应密切监测生命体征;观察呕吐物的性质和量,准确记录 24 小时出入量;观察腹痛程度及性质有无改变,遵医嘱定时留取血、尿标本,观察血、尿淀粉酶、血清电解质的变化。

3. **饮食护理**　急性期严格禁食水 1～3 天,以减少胃酸和食物刺激胰液分泌。禁食患者每日应补液 2000～3000ml,胃肠减压者补液量适当增加。由静脉滴注葡萄糖注射液,使胰腺分泌减少,促进胰腺修复。腹痛和呕吐基本消失后,可进食低糖类流食、半流食,以后逐步恢复普通饮食,但忌油脂食品。切忌暴饮暴食。

4. **口腔护理**　禁食期间一般不能饮水,口渴可含漱或用水湿润口唇。胃肠减压者,应每日做口腔护理,以减轻患者的口腔不适。

5. **用药护理**　了解常用药物的不良反应,如用生长抑素后可能出现消化道症状、眩晕、过敏等,停药后可恢复正常;抑肽酶可产生抗体,有过敏可能;加贝酯静脉滴注速度不宜过快,勿将药液注入血管外,多次使用时应更换注射部位,对有过敏史者及妊娠妇女和儿童禁用;使用西咪替丁静脉给药时,偶有血压下降、心跳呼吸停止等,给药速度不宜过快,应密切观察患者反应。

6. **抢救配合**　①准备抢救用物:如静脉切开包、氧气。②防治低血容量休克:患者取平卧位,注意保暖,保持呼吸道通畅并给氧,迅速建立静脉通道。③急性呼吸窘迫综合征:高浓度给氧,配合做气管切开、机械通气的护理。

7. **健康指导**

（1）向患者及家属介绍本病的病因和疾病过程,教育患者积极治疗胆道疾病。

（2）向患者及家属讲解油腻食物、饱食、饮酒等诱发因素与本病的关系,指导患者及家属掌握饮食卫生知识,养成规律进食习惯,避免暴饮暴食,戒除烟酒,防止复发。

（3）重症患者出院后要定期随访及时发现并发症。

（五）护理评价

患者腹痛是否减轻,有无痛苦面容和疼痛主诉是否减少;患者水、电解质是否维持平衡,生命体征是否平稳,有无休克发生。患者是否掌握了与疾病有关的治疗知识,能否复述健康教育内容并配合护理工作。并发症是否得到预防、及时发现和处理,康复程度如何。

案例 8-6 分析

1. 该患者的初步诊断是急性阑尾炎。

2. 该患者的处理原则是行阑尾切除术。

3. 当前主要护理问题:

（1）急性疼痛:与急性阑尾炎的炎性刺激有关。

（2）体温过高:与化脓性感染有关。

（3）体液不足:与呕吐、高热有关。

（4）潜在并发症:弥漫性腹膜炎、内出血、腹腔脓肿等。

4. 该患者的护理要点:

（1）体位:卧床休息,取半卧位。

（2）饮食：应禁食、禁口服药物及灌肠，以减少肠蠕动，避免肠内压力增加导致阑尾穿孔或炎症扩散。禁食期间静脉维持能量及水电解质的需要。

（3）药物应用：应用抗生素控制感染。适当应用解痉剂以缓解疼痛，但禁用吗啡或哌替啶，以免掩盖病情。

（4）严密观察病情变化：①注意患者生命体征变化，每4～6小时测量体温、脉搏、呼吸1次。若出现寒战、高热、黄疸，可能为门静脉炎，应及时通知医生处理。②注意腹部症状和体征的变化，观察期间如腹痛突然减轻，并有明显的腹膜刺激征，且范围扩大，提示阑尾已穿孔，应立即手术治疗。③观察期间6～12小时查血常规1次。

（5）做好术前准备。

第8节　腹外疝患者的护理

案例8-7

患者，男，56岁，左腹股沟肿物10年，行走时出现，平卧后消失，诊断为"左侧腹股沟斜疝"，拟行手术治疗。

问题：1. 对腹外疝患者手术前应协助患者做好哪些准备？

2. 手术后应如何护理？

3. 对该患者的健康教育主要有哪些内容？

腹外疝是由腹腔内的脏器或组织连同壁（层）腹膜，通过腹壁缺损或薄弱处向体表突出而形成。腹外疝是腹部外科最常见的疾病之一，根据其发生部位分为腹股沟疝（腹股沟斜疝、腹股沟直疝）、股疝、脐疝、切口疝、白线疝等。其中以腹股沟疝发生率最高，占90%以上，其次为股疝，占5%左右。

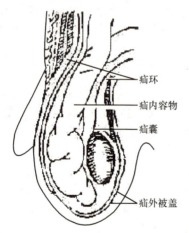

图8-1　腹外疝的解剖结构

典型腹外疝的病理解剖结构包括四部分：①疝环：即腹壁薄弱或缺损处，它是疝囊向体表突出的门户，各种疝通常以疝环部位作为命名依据，如腹股沟疝、股疝、脐疝、切口疝等。②疝囊：是壁腹膜经疝环向外突出形成的囊袋状结构，由疝囊颈、疝囊体及疝囊底构成。③疝内容物：是指突入疝囊的腹腔脏器或组织，以小肠最常见，大网膜次之，较少见的有盲肠、阑尾、乙状结肠、膀胱等。④疝外被盖：指疝囊以外的腹壁各层组织，通常由筋膜、肌肉、皮下组织和皮肤组成（图8-1）。

（一）护理评估

1. 致病因素　腹壁强度降低和腹内压力增高是腹外疝发病的两个主要因素。前者是疝发生的基础，后者是诱发因素。

（1）腹壁强度降低：有先天性和后天性两种情况。先天性因素有腹膜鞘状突未闭、脐环闭锁不全、腹壁白线缺损等，另外有些正常的解剖现象，如精索或子宫圆韧带穿过腹股沟管、股动静脉穿过股管也可造成该处腹壁强度减弱。后天性因素有手术切口愈合不良、手术切断腹壁神经、肥胖者过多的脂肪浸润、老年人肌肉退化萎缩以及胶原代谢异常等。

（2）腹内压力增高：常见原因有慢性咳嗽、习惯性便秘、排尿困难、晚期妊娠、腹腔肿瘤、腹水、婴幼儿啼哭、举重等。

2. 身心状况

（1）根据疝内容物的病理改变和临床表现，腹外疝分为三种类型。

1）可复性疝：临床上最为常见。当患者腹内压增高或站立时疝内容物进入疝囊，平卧或用手推送疝块时疝内容物很容易回纳腹腔。患者多无自觉症状或仅有局部坠胀不适，主要表现为局部包块，无触痛；如疝内容物为肠管时听诊可闻及肠鸣音；回纳疝块后可触及腹壁的缺损处，嘱患者咳嗽时检查者指尖能感知冲击感。

2）难复性疝：疝内容物与腹壁发生粘连，致使内容物不能完全回纳腹腔，内容物大多数是大网膜。如果盲肠或乙状结肠等也伴随小肠、网膜等滑入疝囊，则这些间位脏器就成为疝囊壁的一部分，这种疝称滑动性疝，也属于难复性疝。主要表现为坠胀、隐痛不适。滑动性疝尚有消化不良或便秘等症状。

3）嵌顿性疝和绞窄性疝：①当腹内压骤然升高时，较多的疝内容物强烈扩张疝环而进入疝囊，并随即被弹性回缩的疝环卡住，使疝内容物不能回纳腹腔，此时的疝就是嵌顿性疝，肿块张力高且硬，有明显触痛。如嵌顿的内容物为肠袢，即伴有腹部绞痛、恶心、呕吐、腹胀、停止排便排气等机械性肠梗阻的表现。②若嵌顿时间过久，疝内容物发生缺血坏死时，称为绞窄性疝，此时患者有急性腹膜炎体征，发生肠管绞窄者可有血便，肠管绞窄穿孔者可因疝块压力骤降疼痛暂时缓解，易误认为病情好转；严重者可并发感染性休克。

因此，嵌顿性疝和绞窄性疝是一个病理过程的两个阶段，在没有发生缺血坏死之前是嵌顿性疝，一旦发生缺血坏死，即演变为绞窄性疝。

（2）根据腹外疝发生的部位不同，常见以下几种类型：

1）腹股沟疝：腹腔内脏在腹股沟区突出，分为腹股沟斜疝和腹股沟直疝两种，其中以腹股沟斜疝最常见。两者区别见表8-2。

表8-2　腹股沟斜疝与直疝的鉴别

鉴别点	斜疝	直疝
发病年龄	多见于儿童及青壮年	多见于老年
突出途径	经腹股沟管突出，可进阴囊	由直疝三角突出，不进阴囊
疝块外形	椭圆或梨形，上部呈蒂柄状	半球形，基底较宽
回纳疝块后压住深环	疝块不再突出	疝块仍可突出
精索与疝囊的关系	精索在疝囊后方	精索在疝囊前外方
疝囊颈与腹壁下动脉关系	疝囊颈在腹壁下动脉外侧	疝囊颈在腹壁下动脉内侧
嵌顿机会	较多	极少

2）股疝：经股环、股管而自卵圆窝突出的疝，称为股疝。多见于中年以上的经产妇女，右侧较多见。主要表现为卵圆窝处有一半球形肿物隆起，大小通常像一枚核桃或鸡蛋，质地柔软，为可复性疝。股疝极易发生嵌顿和绞窄，从而引起局部明显疼痛，并出现急性肠梗阻症状。

3）脐疝：由脐环处突出的疝，称为脐疝。分为婴儿脐疝和成人脐疝两种，临床上以婴儿脐疝最多见。①婴儿脐疝：当婴儿啼哭、站立和用劲时，脐部膨胀出包块，一般直径1～2cm，无其他症状。婴儿脐疝多属易复性疝,往往在洗澡、换衣时无意中发现。②成人脐疝:多见于中年肥胖经产妇女。主要症状是脐部有半球形疝块,可回纳,常伴有消化不良、腹部不适和隐痛。由于疝环一般较小,因此成人脐疝较易发生嵌顿和绞窄。

4)切口疝:是指腹腔内脏自腹部手术切口处突出的疝。以下腹部中线切口发生率较高。腹部切口疝的主要症状是腹壁切口处有肿块出现。肿块通常在站立位或用力时更为明显,平卧休息则缩小或消失。较大的切口疝有腹部牵拉感,伴食欲减退、恶心、腹部隐痛等表现。

(3)心理状态:患者因疝块反复突出影响工作和生活而感到焦虑不安;对手术存在顾虑;患者是否掌握了预防腹内压增高的有关知识。

3.辅助检查

(1)透光试验:主要用于腹股沟斜疝与睾丸鞘膜积液的鉴别。

(2)X线检查:腹外疝发生嵌顿或绞窄时,腹部X线检查可见肠梗阻征象。

(二)护理问题

1.**知识缺乏**　缺乏预防腹外疝复发的有关知识。

2.**疼痛**　与疝块嵌顿或绞窄及手术创伤有关。

3.**体液不足**　与嵌顿疝或绞窄性疝引起的机械性肠梗阻有关。

4.**潜在并发症**　术后阴囊血肿、切口感染。

(三)护理目标

患者能描述预防腹内压增高的有关知识;并发症能得到预防、及时发现与处理。

(四)护理措施

1.非手术及术前护理

(1)消除引起腹内压增高的因素:腹内压增高易致疝修补手术失败或术后疝复发,因此术前应积极治疗慢性支气管炎、前列腺增生、习惯性便秘等原发病。吸烟者术前2周开始戒烟。

(2)避免疝内容物突出:平时佩戴疝带,压住疝环,避免疝内容物反复突出。巨大疝者应少活动、多卧床休息,防止发生嵌顿。

(3)严密观察病情变化:注意腹部情况,如出现机械性肠梗阻症状,应考虑发生嵌顿的可能。嵌顿性疝手法复位成功后应严密观察腹部情况,如有腹痛或腹膜刺激征,应考虑有肠坏死的可能。

(4)急症手术术前准备:嵌顿性疝和绞窄性疝原则上应急症手术,应做好输液、抗感染、胃肠减压等处理。

2.术后护理

(1)体位:术后取平卧位,膝下垫软枕,使髋关节微屈,以减轻腹壁张力,减轻切口的疼痛,促进切口愈合。次日改为半卧位。

(2)病情观察:定时测量患者的体温、脉搏、呼吸及血压。绞窄性疝手术后应注意有无腹痛及腹膜刺激征情况。

(3)预防切口感染:按医嘱输液及应用抗生素。保持切口敷料清洁、干燥,避免大小便污染。

(4)预防术后出血:注意观察有无切口渗血。腹股沟斜疝术后在切口处放置0.5kg沙袋压迫12~24小时,防止切口渗血;使用阴囊托或丁字带托起阴囊,避免发生阴囊血肿。

（5）防治腹内压增高：避免腹内压增高对切口愈合的不利影响。指导患者在咳嗽和深呼吸时，用手压住手术切口，避免一过性腹内压增高而造成修补术的失败，必要时可用镇咳药。

（6）术后活动安排：传统疝修补术后平卧 3～5 天，不宜过早下床活动。无张力疝根治术的患者可以早期下床活动。

3. 健康指导

（1）注意适度休息，术后 3 个月内不宜参加重体力劳动。

（2）平时多吃蔬菜水果，保持大便通畅。便秘者尽早给予缓泻药。

（3）避免受凉感冒，防止咳嗽、打喷嚏导致腹内压力增高。

（4）若发现疝复发，应及早到医院诊治。

（五）护理评价

患者能否正确描述预防腹内压增高的有关知识。有无发生阴囊水肿、切口感染；若发生，能否得到及时发现与处理。

案例 8-7 分析

1. 腹外疝患者手术前应协助患者做好以下准备

（1）消除引起腹内压增高的因素：腹内压增高易致疝修补手术失败或术后疝复发，因此术前应积极治疗慢性支气管炎、前列腺增生、习惯性便秘等原发病。吸烟者术前 2 周开始戒烟。

（2）避免疝内容物突出：平时佩戴疝带，压住疝环，避免疝内容物反复突出。巨大疝者应少活动、多卧床休息，防止发生嵌顿。

（3）严密观察病情变化：注意腹部情况，如出现机械性肠梗阻症状，应考虑发生嵌顿的可能。嵌顿性疝手法复位成功后应严密观察腹部情况，如有腹痛或腹膜刺激征，应考虑有肠坏死的可能。

（4）急症手术术前准备：嵌顿性疝和绞窄性疝原则上应急症手术，应做好输液、抗感染、胃肠减压等处理。

2. 手术后护理

（1）体位：术后取平卧位，膝下垫软枕，使髋关节微屈，以减轻腹壁张力，减轻切口的疼痛，促进切口愈合。次日改为半卧位。

（2）病情观察：定时测量患者的体温、脉搏、呼吸及血压。绞窄性疝手术后应注意有无腹痛及腹膜刺激征情况。

（3）预防切口感染：按医嘱输液及应用抗生素。保持切口敷料清洁、干燥，避免大小便污染。

（4）预防术后出血：注意观察有无切口渗血。腹股沟斜疝术后在切口处放置 0.5kg 沙袋压迫 12～24 小时，防止切口渗血；使用阴囊托或丁字带托起阴囊，避免发生阴囊血肿。

（5）防治腹内压增高：避免腹内压增高对切口愈合的不利影响。指导患者在咳嗽和深呼吸时，要用手压住手术切口，避免一时性腹内压增高而造成修补术的失败，必要时可用镇咳药。

（6）术后活动安排：传统疝修补术后平卧 3～5 天，不宜过早下床活动。无张力疝根治术的患者可以早期下床活动。

3. 对该患者的健康教育内容

（1）注意适度休息，术后 3 个月内不宜参加重体力劳动。

（2）平时多吃蔬菜水果，保持大便通畅。便秘者，尽早给缓泻药。

（3）避免受凉感冒，防止咳嗽、打喷嚏导致腹内压力增高。

（4）若发现疝复发，应及早到医院诊治。

第9节　直肠肛管良性疾病患者的护理

案例8-8

　　患者，女，30岁。8年前怀孕期间因大便干燥用力排便，肛内有一痔核脱出，便后有手纸带血现象，一段时间以后大便经常有痔核脱出及出血现象，自己用痔疮膏治疗一直无明显作用，病情逐渐发展变重，近1年来每次大便痔核均脱出，便后不能自行回纳，需用手托回。因出血量较多，已有贫血的症状，前来我院就诊。入院诊断为痔疮，拟行手术治疗。

问题：1. 该患者属于内痔的哪一期？
　　　2. 病情加重的原因有哪些？
　　　3. 主要的护理问题是什么？
　　　4. 术后的健康指导有哪些？

一、痔患者的护理

　　痔是直肠下段黏膜下和肛管皮肤下的静脉丛扩张和迂曲所形成的静脉团，发病率随年龄的增长而增高。

（一）护理评估

1. 致病因素

　　（1）解剖因素：门静脉及其分支无静脉瓣，血液易淤积，直肠黏膜下组织疏松，有利于静脉扩张。

　　（2）习惯性便秘：长时间用力排便，使静脉丛内压力长时间增高，逐渐破坏平滑肌纤维和弹性结缔组织，使静脉曲张。

　　（3）腹内压力增高：如妊娠期、盆腔肿瘤、前列腺肥大所致排尿困难等，使静脉回流受阻。

　　（4）其他：直肠下端和肛管的慢性感染可使静脉壁纤维化，从而失去弹性；长期饮酒、喜食辛辣食物，导致局部充血可促进痔的发生。

2. 身心状况

　　（1）内痔：位于齿状线以上，由直肠上静脉丛形成，表面覆盖直肠黏膜。主要表现为无痛性便血和痔核脱出。好发于直肠下端的左侧、右前或右后方（截石位3、7、11点）。内痔分4期：①第Ⅰ期：便时出血或便后滴血，无痔核脱出和疼痛。肛门镜检可见暗红色、软质肿物。②第Ⅱ期：便血加重，严重时呈喷射状，排便时痔核脱出肛门外，便后可自行回纳。③第Ⅲ期：排便、咳嗽等腹内压增高时痔核脱出，不能自行回纳，需用手托回。④第Ⅳ期：痔核长期脱出肛门外或用手回纳后又脱出。较大痔核若未及时回纳，可发生嵌顿引起局部剧烈疼痛，被嵌顿的痔核呈暗紫色提示发生坏死和感染。

　　（2）外痔：位于齿状线下方，由直肠下静脉丛形成，表面覆盖肛管皮肤。外痔可出现肛门不适，潮湿不洁，肛周偶有瘙痒感。常无明显症状，当患者过度用力排便时，可引起外痔静脉破裂出血，血块凝结于皮下可引起肛门剧痛，称为血栓性外痔，最常见。肛门外可见暗紫色圆形肿物，表面光滑、触痛明显。

　　（3）混合痔：由直肠上、下静脉丛互相吻合致齿状线上、下静脉丛同时曲张而成，兼有内、外痔的特点（图8-2）。

　　（4）心理状态：病程迁延时间长，反复发作，给患者生活和工作带来痛苦和不适而产生焦虑和恐惧心理。

3. 辅助检查

（1）直肠指诊：内痔早期常不易触及，指诊的主要目的是排除直肠息肉、直肠肿瘤等疾病。

（2）肛门镜检查：内痔可见局部黏膜呈暗红色隆起。

（3）肛门视诊：外痔检查可见肛缘皮肤肿胀、发亮、暗紫色圆形硬结，触痛明显。

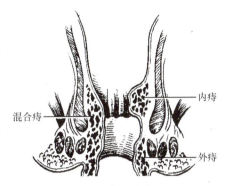

图 8-2　痔的分类

（二）护理问题

1. 疼痛　与黏膜受损感染、内痔脱出嵌顿、血栓性外痔形成及手术损伤有关。

2. 便秘　与患者害怕痔块脱出而压制便意有关。

3. 潜在并发症　术后尿潴留、大便失禁、切口感染等。

4. 知识缺乏　缺乏痔的预防知识。

（三）护理目标

患者疼痛减轻；保持大便通畅。患者的并发症得到预防，及时发现和处理。患者掌握有关疾病知识。

（四）护理措施

1. 非手术及术前护理

（1）病情观察：观察患者便血的情况，长期出血可出现缺铁性贫血，注意防止患者在排便时或淋浴时晕倒受伤。注意痔块脱出程度及能否回纳。

（2）缓解疼痛：对有剧烈疼痛者，应给予止痛处理，可于肛管内注入有消炎止痛作用的膏药或栓剂，肛门周围给予冷敷。内痔脱出者，应用温水洗净，涂润滑油后将其复位。水肿者，可用 50％硫酸镁湿敷，能使水肿消退。

（3）热水坐浴：用 1：5000 高锰酸钾溶液每日坐浴 2 次，水温 43～46℃，每次 20～30min。便后也应坐浴，以减轻水肿和疼痛，并防治感染。

（4）保持排便通畅：鼓励患者多吃蔬菜水果，多饮水，养成定时排便的习惯。便秘者给予缓泻剂。

（5）做好术前准备：行痔手术时，术前 1 天给予半流质饮食，术前 1 天晚可予缓泻剂，必要时行清洁灌肠。

2. 术后护理

（1）观察伤口出血情况：伤口出血是痔切除术后最早的并发症。因此，定时观察血压、脉搏、呼吸及伤口敷料渗血情况，如有出血征象应及时通知医生，并准备好凡士林纱布，做填塞肛门压迫止血用。

（2）减轻疼痛：肛门对痛觉非常敏感，加上有止血纱条的压迫，术后患者常有疼痛，可遵医嘱给予止痛剂，必要时放松填塞物，并告诉患者不要穿过紧的内裤，防止伤口受压。

（3）保持局部清洁：术后 2～3 天服阿片酊，有减少肠蠕动、控制排便的作用。术后 3 天内尽量不解大便，以保证手术切口愈合良好。每次排便后应彻底清洗并坐浴，然后用凡士林纱布和敷料覆盖。

（4）提供合适饮食：手术后伤口未愈合前，给予流质饮食，以减轻排便时对伤口的刺激。

伤口愈合后多摄取高纤维食物,如蔬菜、水果,促进水分吸收,保持大便通畅。

（5）并发症的观察与护理:

1）尿潴留:痔切除术后肛门疼痛不适,反射性引起膀胱括约肌痉挛,同时手术时麻醉的抑制作用使膀胱松弛,故易发生急性尿潴留。术后24小时应注意有无尿潴留的发生,如发生了尿潴留,需诱导排尿,如无效可给予导尿。

2）肛门狭窄:为防止发生肛门狭窄,术后5～10天内可行扩肛,每日1次。告诉患者有便意时尽快排便。

3）肛门失禁:肛门括约肌松弛者,术后3天指导患者进行肛门肌肉收缩舒张运动:于深吸气时用力夹紧两臀部及大腿,将肛门收牢尽量向上提,然后张口呼气再放松,早晚各练10min。

3. 健康教育

（1）鼓励患者养成定时排便的习惯,多饮水,多吃蔬菜或摄入适量粗纤维,保持大便通畅。

（2）术后不必限制排便,便秘者可服液状石蜡20ml,避免灌肠,每次便后以1:5000高锰酸钾溶液坐浴。

（3）每天坚持适量运动,避免长时间久站或久坐,鼓励患者进行肛门肌肉收缩舒张运动,以改善局部血液循环,增加肛门括约肌的功能。

（4）痔多采用保守治疗,护士必须评估患者的健康处理能力,使其达到以下认知标准:①能说出饮食与便秘的关系。②能正确示范清洁直肠肛门区域的技术。③能知道需要复诊追踪治疗的症状。

（五）护理评价

患者疼痛是否减轻,疼痛主诉是否减少。患者是否大便正常,有无便秘或排便困难。患者的并发症是否得到预防,及时发现和处理,如术后有无尿潴留、肛门狭窄等。患者是否掌握康复知识,能否复述健康教育知识。

二、肛裂患者的护理

肛裂是肛管皮肤全层裂开后形成的慢性溃疡。好发生于肛管后正中部位,少数可发生在前正中部位。

（一）护理评估

1. 致病因素　长期便秘、粪便干结引起的排便时机械性创伤是大多数肛裂形成的直接原因。另外,粗暴的检查亦可造成肛裂。

2. 身心状况

（1）疼痛:患者表现规律性的便时痛和便后痛两次疼痛高峰。排便时由于粪便冲击和扩张肛管产生剧烈的疼痛,如烧灼感或刀割样;便后由于肛门括约肌痉挛性收缩,再度出现持续时间更长的剧痛,约在30分钟到数小时后缓解,直至下次排便再次出现。

（2）便秘:患者由于惧怕疼痛而不敢排便,排便次数减少导致便秘,而便秘又使肛裂加重,形成恶性循环。

（3）血便:排便使溃疡裂隙加深而有出血,表现为粪块表面带血或手纸染血。

（4）心理状态:由于疼痛和便血给患者带来痛苦和不适,而产生焦虑和恐惧心理。

3. 辅助检查　肛裂患者严禁做直肠指检。肛门视诊在肛管的后正中线可发现溃疡裂隙;在溃疡裂隙上端的肛门瓣、肛乳头水肿可形成肥大乳头;溃疡裂隙下端皮肤因炎症、水肿及静脉、淋巴回流受阻,形成袋状的赘生物突出于肛门之外,称为"前哨痔"。溃疡裂隙、肛乳头肥大和"前哨痔",合称为肛裂"三联征"。

(二)护理问题

1. 疼痛　与排便时粪块刺激溃疡面的神经末梢有关。
2. 便秘　与粪块干硬、患者惧怕排便时疼痛有关。

(三)护理目标

患者疼痛减轻或消失;无便秘发生,保持排便通畅。

(四)护理措施

1. 肛门坐浴　热水坐浴能保持肛门清洁、改善血液循环、促进炎症吸收、促进裂口愈合,并有缓解括约肌痉挛、减轻疼痛的作用。可用 1：5 000 高锰酸钾温水坐浴。坐浴的盆具应足够大,能盛放 3000ml 溶液,一般每日坐浴 2 次。

2. 保持大便通畅　多饮水,多运动,多吃蔬菜水果,必要时口服缓泻剂,使大便松软、润滑以利排便。

3. 促进创面愈合　溃疡面涂抹消炎止痛软膏,促使溃疡愈合。

4. 扩肛疗法　局部麻醉后,患者侧卧位,先用示指扩肛后,再用示指和中指两指扩肛,维持扩张 5min。扩张后可解除括约肌痉挛扩大创面,促进裂口的愈合。但应注意有无并发症,如出血、肛周脓肿、大便失禁等。

5. 术后护理　对经久不愈的慢性肛裂,可行肛裂切除术,使创面新鲜,并以凡士林纱布覆盖创面,术后第 2 天开始用温水坐浴,每天 2 次,直至创面愈合。

6. 健康指导

(1)多吃水果及适量高纤维素食物,多饮水,避免长期大量饮酒及刺激性食物。

(2)保持大便通畅,养成每日定时排便的习惯,出现便秘时及时处理。

(3)保持肛门部清洁,养成每日或便后清洗肛门的习惯。

(4)肛裂和便秘互为因果,因此在护理中告知患者预防便秘和保持肛门清洁的方法极为重要。

(五)护理评价

患者疼痛是否减轻或消失。患者便秘问题是否消失,是否惧怕排便,能否保持排便通畅。

三、直肠肛管周围脓肿患者的护理

直肠肛管周围脓肿是指直肠肛管周围软组织内或其周围间隙内发生的急性化脓性感染,并发展成为脓肿。脓肿在破溃或切开后常形成肛瘘。

(一)护理评估

1. 致病因素　绝大多数起源于肛腺的感染。由于直肠肛管周围间隙内为脂肪疏松组织,因而肛腺感染极易蔓延、扩散。肛腺感染可向上、下、外三处扩散到直肠肛管周围间隙,形成各种不同部位的脓肿,如向下到肛管开口处产生肛门周围脓肿,向外到坐骨直肠间隙产生坐骨直肠窝(又称坐骨肛门窝)脓肿,向上扩散产生骨盆直肠窝脓肿。

2. 身心状况

(1)肛门周围脓肿:最常见,全身感染症状不明显,以局部炎症表现为主,肛周持续性跳痛和红、肿、热、触痛。常自行破溃,形成低位肛瘘。

(2)坐骨肛管窝脓肿:较常见,脓肿位于肛提肌以下的坐骨、肛管之间的软组织间隙内,初期表现为局部疼痛,炎症较重时局部红肿热痛明显,炎症波及直肠和膀胱时患者出现直肠刺激症状和膀胱刺激症状。如不及时切开,脓肿破溃可形成高位肛瘘。

（3）骨盆直肠窝脓肿:较少见,脓肿位于肛提肌以上的坐骨、直肠间隙内,由于脓肿位置深而高,引起的全身症状较重而局部体征不明显。常表现有直肠刺激症状和膀胱刺激症状,有明显排便痛和排尿困难。急性炎症期有不同程度的全身表现,如发热、头痛、乏力、食欲不振等;重症(深部脓肿)可有寒战、高热,甚至出现感染性休克(图 8-3)。

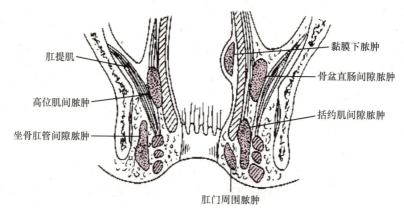

图 8-3　直肠肛管周围脓肿

（4）心理状态:肛周疼痛使患者产生焦虑的心理,甚至精神委靡。

3. 辅助检查

（1）实验室检查:白细胞计数升高,中性粒细胞比例增加。

（2）直肠指检:直肠侧壁外扣及痛性肿块或波动感。

（3）B超检查:可发现脓肿的位置。

（二）护理问题

1. 疼痛　与直肠肛管周围脓肿刺激及压迫有关。

2. 体温过高　与直肠肛管周围感染有关。

3. 皮肤完整性受损　与脓肿破溃及手术切开引流有关。

4. 潜在并发症　肛瘘。

（三）护理目标

患者因脓肿刺激引起的疼痛减轻或消失;体温恢复正常。患者未出现因脓肿破溃或手术切开引流而引起皮肤完整性受损的现象;未出现潜在并发症肛瘘。

（四）护理措施

1. 保持大便通畅　鼓励患者多喝水,多吃蔬菜水果,少吃辛辣刺激性食物,避免饮酒。养成定时排便习惯,有便秘者可服用缓泻剂。

2. 急性炎症期的护理　患者应卧床休息。局部热敷或温水坐浴,每日2次。应用抗生素控制感染。

3. 脓肿切开引流的护理　术后伤口覆盖敷料,外盖消毒棉垫,然后以"丁"字带妥善固定。每日更换敷料2次,更换敷料前用1:5000高锰酸钾溶液坐浴。注意保持脓液引流通畅。

4. 健康指导

（1）保持排便通畅,养成每日定时排便的习惯,出现便秘情况及时处理。

（2）保持肛门部位清洁,养成每日清洗肛门的习惯。

（3）直肠肛管周围脓肿需手术切开排脓,护理时应注意保持脓液引流通畅。如治疗护理不当,可形成肛瘘。

（五）护理评价

患者是否出现因脓肿刺激而引起的疼痛。患者的体温是否恢复正常。患者是否出现因脓肿破溃或手术切开引流而引起皮肤完整性受损的现象。患者是否出现潜在并发症肛瘘。

四、肛瘘患者的护理

肛瘘是直肠肛管与肛门周围皮肤相通的感染性窦道。由内口、瘘管、外口三部分组成。其内口位于齿状线附近,多为一个,外口位于肛门周围皮肤上,可为一个或多个。肛瘘多见于青壮年男性,常经久不愈或间歇性反复发作。

（一）护理评估

1. 病因及分类

（1）病因:大部分肛瘘由直肠肛管周围脓肿引起,因此内口多在齿状线上肛窦处,脓肿自行破溃或切开引流处形成外口。脓腔在愈合缩小的过程中,形成慢性感染性管道,即为瘘管。由于外口皮肤生长较快,常有假性愈合引起反复发作。

（2）分类:

1）按瘘口和瘘管的数量:①单纯性肛瘘:只有一个瘘管。②复杂性肛瘘:有多个瘘口和瘘管。

2）按瘘管的部位:①低位肛瘘:瘘管位于肛门外括约肌深部以下。②高位肛瘘:瘘管位于肛门外括约肌深部以上。

3）根据瘘管外口位置:①外瘘:肛瘘外口在肛门周围皮肤上。②内瘘:肛瘘的两个开口均在直肠肛管内。

2. 身心状况

（1）典型症状是肛周外口经常流脓、肛周湿疹和瘙痒,无明显疼痛。当外口堵塞或假性愈合时脓液不能排出,可出现直肠肛管周围脓肿症状,随脓肿破溃脓液流出后,症状缓解。局部检查可见肛周皮肤上有单个或多个瘘口,呈红色乳头状隆起。直肠指检可扪及条索状瘘管。

（2）心理状态:由于粪便流出,臭味增大,患者不愿意走进人群,担心个人形象受到破坏。病情反复,使患者灰心失望。

3. 辅助检查

（1）直肠指诊:内口处有轻压痛,有时可扪及条索样瘘管。

（2）肛门镜检查:直视下看到内口常在红肿发炎的肛窦处有分泌物。

（3）染色检查:将干纱布放入直肠内,由外口注入亚甲蓝(美蓝)1~2ml,然后拉出纱布,如有染色,即证明有内口存在。

（二）护理问题

1. 舒适改变　肛周瘙痒、疼痛,与外口排出液刺激肛门周围皮肤有关。

2. 潜在并发症　肛门伤口感染、术后肛门失禁等。

（三）护理目标

患者舒适度增强;未出现肛门伤口感染、术后肛门失禁等潜在并发症。

（四）护理措施

1. 术前护理

（1）适当休息，防止肛门受压或摩擦。

（2）保持大便通畅，口服缓泻剂以软化大便。

（3）保持肛门部清洁，用 1∶5000 高锰酸钾溶液温水坐浴，每次 20min，每日 2 次。每次大便后另加 1 次。

（4）急性炎症期遵医嘱应用抗生素预防感染。

2. 术后护理

（1）饮食：术后 2～3 天内进半流质少渣饮食。

（2）排便：术后 3 天内为控制排便，可口服阿片酊。3 天后口服液状石蜡，以软化粪便防止便秘。

（3）保持局部清洁：肛瘘切开术后 48～72 小时内，如未排便可仅更换外面敷料，排便后用 1∶5000 高锰酸钾溶液坐浴。

（4）伤口护理：定时换药，在坐浴后取出伤口内纱布，检查伤口引流情况。伤口内填充的纱布要逐渐减少，既要保持引流通畅，又不延长伤口愈合时间。伤口愈合后期，每隔数日扩张肛管，防止出现假性愈合。

（5）并发症的观察和护理：肛瘘手术如切断肛门直肠环，可造成肛门失禁，患者粪便无法控制。对肛门失禁者，由于粪汁外流造成局部皮肤糜烂，应保持肛周皮肤清洁、干燥，局部涂氧化锌软膏保护皮肤。

3. 健康指导

（1）保持大便通畅，养成每日定时排便的习惯，出现便秘情况及时处理。

（2）保持肛门部清洁，养成每日或便后清洗肛门的习惯。

（3）肛瘘需手术治疗，否则会反复发作直肠肛管周围脓肿。护士应加强术后护理，注意有无肛门失禁等并发症。

（五）护理评价

患者舒适度是否增强。患者是否出现肛门伤口感染、术后肛门失禁等潜在并发症。

案例 8-8 分析

1. 该患者属于内痔的第三期。

2. 病情加重的原因

（1）解剖因素：门静脉及其分支无静脉瓣，血液易淤积，直肠黏膜下组织疏松，有利于静脉扩张。

（2）习惯性便秘：长时间用力排便，使静脉丛内压长时间增高，逐渐破坏平滑肌纤维和弹性结缔组织，使静脉曲张。

（3）腹内压力增高。

（4）其他：直肠下端和肛管的慢性感染，长期饮酒、喜辛辣食物，导致局部充血，均可促进痔的发生。

3. 主要的护理问题

（1）便秘：与患者害怕痔块脱出而将便意压制下来有关。

（2）潜在并发症：术后尿潴留、大便失禁、切口感染等。

（3）知识缺乏：缺乏痔的预防知识。

4. 术后的健康指导内容

（1）鼓励患者养成定时排便的习惯，多饮水，多吃蔬菜或摄入适量粗纤维，保持大便通畅。

（2）术后不必限制排便，便秘者可服用液状石蜡 20ml，避免灌肠，每次便后以 1：5000 高锰酸钾液坐浴。

（3）每天坚持适量运动，避免长时间久站或久坐，鼓励患者进行肛门肌肉收缩舒张运动，以改善局部血液循环，增加肛门括约肌的功能。

（4）使患者达到以下认知标准：①能说出饮食与便秘的关系；②能正确示范清洁直肠肛门区域的技术；③能知道需要复诊追踪治疗的症状。

小结

消化系统疾病常见的症状主要有恶心和呕吐、呕血和黑便、腹痛、腹泻和便秘、黄疸、吞咽困难等。目前，我国肝硬化的主要病因为病毒性乙型肝炎。肝硬化失代偿期以肝功能减退和门静脉高压为主要表现，常出现上消化道出血、肝性脑病、感染等严重并发症。肝性脑病是由严重的肝病引起的、以代谢紊乱为基础、中枢神经系统功能失调的综合征，其主要临床表现是意识障碍、行为失常和昏迷，临床过程分为4期。消化性溃疡临床表现有三大特点，即慢性经过、周期性发作及节律性疼痛。有四大并发症，即出血、穿孔、幽门梗阻、癌变。胃镜检查是确诊胃十二指肠溃疡的首选检查方法。上消化道出血是指屈氏韧带以上的消化道，包括食管、胃、十二指肠和胰腺、胆道及胃空肠吻合术后的空肠等部位病变所致的出血。主要临床表现为呕血和黑便往往伴有血容量减少引起的急性周围循环衰竭，是临床常见的急症。急性化脓性腹膜炎临床表现主要有腹痛、恶心、呕吐、感染中毒病状及腹膜炎的标志性体征。在腹部闭合性损伤中受损内脏依次是脾、肾、小肠、肝、肠系膜。实质性脏器损伤，主要表现为腹腔内或腹膜后出血；空腔脏器损伤，主要表现为急性腹膜炎。对已确诊或高度怀疑腹腔内脏器损伤，应积极做好手术准备。急性阑尾炎发病率居外科急腹症的首位。随病变的发展可分为4种类型，急性单纯性阑尾炎、急性化脓性阑尾炎、急性坏疽性阑尾炎、阑尾周围脓肿。阑尾腔梗阻是急性阑尾炎的主要病因，最早出现的症状是腹痛，最重要的体征是右下腹有固定性压痛。急性肠梗阻按梗阻发生的基本原因分机械性、动力性、血运性肠梗阻；按肠壁血运有无障碍分单纯性肠梗阻和绞窄性肠梗阻。四大临床症状是腹痛、呕吐、腹胀、停止排便排气。胆石症按结石所在部位分为胆囊结石、肝外胆管结石和肝内胆管结石。胆道感染按发病部位分为胆囊炎和胆管炎两类。急性胆囊炎主要表现是胆绞痛、有恶心、呕吐、发热，早期可出现墨菲征阳性。肝外胆管结石与急性胆管炎出现典型的夏柯三联征，即腹痛、寒战高热、黄疸。急性梗阻性化脓性胆管炎除具有一般胆道感染的夏柯三联征外，还可出现休克、中枢神经系统抑制表现，称为雷诺五联征。对于胆囊结石与胆囊炎，胆囊切除术是最佳选择。急性胰腺炎临床特征为急性上腹痛、恶心、呕吐、发热、血和尿淀粉酶增高，胆道疾病是引起急性胰腺炎最常见的病因；血清淀粉酶超过正常值3倍即可诊断本病。腹外疝是由腹腔内的脏器或组织连同壁（层）腹膜，通过腹壁缺损或薄弱处向体表突出而形成。腹壁强度降低和腹内压力增高是腹外疝发病的两个主要因素。腹外疝发生嵌顿或绞窄时，腹部X线检查可见肠梗阻征象。痔是直肠下段黏膜下和肛管皮肤下的静脉丛扩张和迂曲所形成的静脉团。内痔主要表现为无痛性便血和痔核脱出，外痔疼痛剧烈，混合痔兼有内、外痔的特点。肛裂是肛管皮肤全层裂开后形成的慢性溃疡，好发生于肛管后正中部位。长期便秘、粪便干结引起的排便时机械性创伤是大多数肛裂形成的直接原因。主要表现包括疼痛、便秘、血便。肛裂患者严禁做直肠指检。溃疡裂隙、肛乳头肥大和"前哨痔"，合称为肛裂"三联征"。肛管直肠周围脓肿是指直肠肛管周围软组织内或其周围间隙内发生的急性化脓性感染。肛瘘是肛管直肠与肛门周围皮肤相通的感染性管道，大部分肛瘘由直肠肛管周围脓肿引起。典型症状是肛周外口经常流脓、肛周湿疹和瘙痒，无明显疼痛。肛瘘不能自愈，必须采用手术治疗。

自测题

A₁ 型题

1. 我国引起肝硬化的主要原因是（　　）
   A. 酒精中毒　　　　B. 病毒性肝炎
   C. 肠道感染　　　　D. 血吸虫病
   E. 自身免疫性肝炎

2. 肝硬化患者不宜大量放腹水，因为大量放腹水
   可导致（　　）
   A. 肝性脑病　　　　B. 脱水
   C. 上消化道出血　　D. 电解质紊乱
   E. 蛋白质丢失

3. 肝硬化最严重的并发症是（　　）
   A. 原发性肝癌　　　B. 肝性脑病
   C. 肝肾综合征　　　D. 上消化道出血
   E. 自发性腹膜炎

4. 肝硬化导致门脉高压的表现有（　　）
   A. 上腹部饱胀　　　B. 蜘蛛痣
   C. 颈静脉怒张　　　D. 腹水
   E. 大隐静脉曲张

5. 肝性脑病最常见的病因是（　　）
   A. 胆道感染　　　　B. 门体分流术
   C. 肝癌　　　　　　D. 病毒性肝炎后肝硬化
   E. 药物性肝炎

6. 肝性脑病患者最早出现的临床表现是（　　）
   A. 性格、行为改变　B. 定向力障碍
   C. 脑电图改变　　　D. 腱反射亢进
   E. 昏睡

7. 肝性脑病患者灌肠时应禁用（　　）
   A. 清水　　　　　　B. 生理盐水
   C. 新霉素液　　　　D. 肥皂水
   E. 弱酸性溶液

8. 上消化道出血最常见的病因是（　　）
   A. 急性胃炎
   B. 消化性溃疡
   C. 胆道疾病
   D. 食管胃底静脉曲张破裂
   E. 胃癌

9. 在引起消化性溃疡的损害因素中起决定作用的
   是（　　）
   A. 幽门螺杆菌感染　B. 非甾体消炎药
   C. 胃酸和胃蛋白酶　D. 胃十二指肠反流
   E. 吸烟和精神紧张

10. 胃溃疡的患者上腹部疼痛的典型节律是（　　）
    A. 疼痛—进食—缓解
    B. 进食—缓解—疼痛
    C. 缓解—疼痛—进食
    D. 进食—疼痛—缓解
    E. 疼痛—进食—疼痛

11. 消化性溃疡最常见的并发症是（　　）
    A. 出血　　　　　　B. 穿孔
    C. 幽门梗阻　　　　D. 癌变
    E. 肝性脑病

12. 消化性溃疡最严重的并发症（　　）
    A. 出血　　　　　　B. 穿孔
    C. 幽门梗阻　　　　D. 癌变
    E. 腹膜炎

13. 胃大部切除术后 48 小时内，除生命体征外应
    重点观察的是（　　）
    A. 神志　　　　　　B. 伤口敷料
    C. 肠鸣音　　　　　D. 腹胀
    E. 胃管引流液

14. 胃溃疡急性穿孔非手术治疗采用胃肠减压的
    目的是（　　）
    A. 防止急性胃扩张
    B. 减轻腹胀
    C. 观察有无胃肠道出血
    D. 减少胃内容物流入腹膜腔
    E. 以上都不是

15. 原发性腹膜炎和继发性腹膜炎的主要区别在
    于（　　）
    A. 疾病程度
    B. 腹痛性质
    C. 病原菌种类
    D. 腹腔内是否有原发病灶
    E. 腹部体征

16. 急性腹膜炎的并发症中，最常见的腹腔脓肿是
    （　　）
    A. 膈下脓肿　　　　B. 盆腔脓肿
    C. 肠间脓肿　　　　D. 肝脓肿
    E. 腹膜后脓肿

17. 急性腹膜炎的主要体征是（　　）
    A. 腹痛　　　　　　B. 腹部压痛
    C. 腹膜刺激征　　　D. 腹肌紧张

E. 移动性浊音

18. 急性腹膜炎患者采用胃肠减压,其作用下列哪项错误(　　)
   A. 减轻腹胀
   B. 防止胃出血
   C. 促进胃肠功能恢复
   D. 有利于胃肠穿孔的愈合
   E. 避免胃内容物漏入腹腔

19. 区别腹腔内实质性脏器和空腔脏器损伤的主要依据是(　　)
   A. 外伤史　　　　　B. 腹痛程度
   C. 有无腹膜刺激征　D. 腹腔穿刺抽出物
   E. 有无全身中毒症状

20. 诊断腹腔内实质性脏器破裂的主要依据是(　　)
   A. 腹肌紧张
   B. 膈下游离气体
   C. 腹式呼吸消失
   D. 腹腔穿刺抽出混浊液体
   E. 腹腔穿刺抽出不凝血

21. 空腔脏器破裂主要临床表现是(　　)
   A. 创伤性休克　　　B. 急性腹膜炎
   C. 急性肠梗阻　　　D. 急性内出血
   E. 膈下游离气体

22. 实质性脏器破裂腹腔内不凝积血的主要原因是(　　)
   A. 血液被腹膜渗液稀释
   B. 凝血因子生成障碍
   C. 凝血酶原降低
   D. 出血量大
   E. 腹膜的脱纤维作用

23. 急性阑尾炎术后最常见的并发症是(　　)
   A. 出血　　　　　　B. 切口感染
   C. 粪瘘　　　　　　D. 肺部感染
   E. 粘连性肠梗阻

24. 大多数急性阑尾炎腹痛的最初部位是(　　)
   A. 右下腹　　　　　B. 右上腹
   C. 右腰部　　　　　D. 上腹部或脐周
   E. 耻骨上部

25. 急性阑尾炎主要症状是(　　)
   A. 转移性右下腹痛　B. 畏寒,发热
   C. 恶性,呕吐　　　　D. 食欲下降
   E. 腹泻或便秘

26. 阑尾切除术后患者第1天,应注意观察的并发症是(　　)
   A. 内出血　　　　　B. 盆腔脓肿
   C. 肠粘连　　　　　D. 门静脉炎
   E. 切口感染

27. 护理阑尾切除术后的患者,嘱咐早期起床活动,主要是为了防止(　　)
   A. 内出血　　　　　B. 盆腔脓肿
   C. 肠粘连　　　　　D. 切口感染
   E. 肠瘘

28. 单纯性机械性肠梗阻的临床特点是(　　)
   A. 阵发性腹痛伴肠鸣音亢进
   B. 持续性绞痛,频繁呕吐
   C. 持续性剧痛,腹胀不对称
   D. 持续性胀痛,肠鸣音消失
   E. 腹胀明显,肛门停止排气

29. 出现Charcot三联征的胆道疾病是(　　)
   A. 急性胆囊炎
   B. 胆囊结石
   C. 胆总管结石合并胆管炎
   D. 肝内胆管结石
   E. 萎缩性胆囊炎

30. 在我国急性胰腺炎最常见的病因(　　)
   A. 胆道疾病　　　　B. 腹部疾病
   C. 暴饮暴食　　　　D. 酗酒
   E. 十二指肠乳头邻近部位病变

31. 不符合急性胰腺炎腹痛特点的是(　　)
   A. 刀割痛或绞痛
   B. 向腰背部呈带状放射
   C. 进食后疼痛可缓解
   D. 位于中上腹偏左
   E. 常伴频繁呕吐

32. 下列最能提示急性出血坏死性胰腺炎的化验结果是(　　)
   A. 低血磷
   B. 低血糖
   C. 低血钙
   D. 血清淀粉酶显著增高
   E. 白细胞计数明显增高

33. 绞窄性疝与嵌顿性疝的主要区别是(　　)
   A. 疝块的大小　　　B. 疝内容物能否回纳
   C. 是否出现肠梗阻　D. 疝块有无压痛
   E. 疝内容物有无血运障碍

34. 腹外疝的疝环是指（　　）
    A. 疝内容物出的部分
    B. 疝外被盖组织
    C. 腹壁缺损或薄弱处
    D. 壁腹膜的一部分
    E. 疝囊体部

35. 绞窄性疝的处理原则为（　　）
    A. 紧急手术　　　B. 手法复位
    C. 对症治疗　　　D. 抗感染
    E. 支持治疗

36. 切口疝最主要的发病原因是（　　）
    A. 营养不良
    B. 切口感染
    C. 放置引流物时间过长
    D. 术后咳嗽、腹胀
    E. 切口血肿

37. 成人排便时肛门滴血，有痔核脱出，便后自行回纳，属哪一种（　　）
    A. 一期内痔　　　B. 二期内痔
    C. 三期内痔　　　D. 嵌顿性内痔
    E. 血栓性外痔

38. 肛瘘的临床特点应除外的是（　　）
    A. 常因直肠肛周脓肿所致
    B. 常有脓性分泌物从瘘口溢出
    C. 瘘口反复感染可自行愈合
    D. 常用的治疗方法为挂线疗法
    E. 常表现为反复发作经久不愈

39. 肛管手术后能促进炎症吸收，缓解肛门括约肌痉挛的护理措施是（　　）
    A. 保持大便通畅　　　B. 早期适当活动
    C. 温水肛门坐浴　　　D. 保持局部清洁
    E. 避免仰卧位

40. 与肛管术后尿潴留无关的是（　　）
    A. 麻醉作用　　　B. 局部伤口疼痛
    C. 不习惯卧床排尿　　　D. 肛管内填塞敷料
    E. 伤口出血

41. 肛裂最常发生于（　　）
    A. 前正中线　　　B. 后正中线
    C. 肛管右侧　　　D. 肛管左侧
    E. 截石位 3 点处

42. 肛裂的发生主要是由于（　　）
    A. 长期饮酒　　　B. 进食辛辣食物
    C. 长期排尿困难　　　D. 大便干硬

    E. 肛管慢性感染

43. 患者肝硬化病史 15 年，1 天前进食肉食后出现睡眠颠倒，定向力障碍，答非所问，查体可见扑翼样震颤，该患者可能发生了（　　）
    A. 肝性脑病　　　B. 肝肾综合征
    C. 自发性腹膜炎　　　D. 肝肺综合征
    E. 脑出血

44. 某十二指肠溃疡患者，典型夜间腹痛 2 年，近 1 个月疼痛节律性消失，变为餐后腹痛伴呕吐，吐出大量隔夜宿食，应考虑并发（　　）
    A. 溃疡癌变　　　B. 急性穿孔
    C. 慢性穿孔　　　D. 幽门梗阻
    E. 大出血

45. 患者，男，45 岁，患消化性溃疡 10 余年。饮酒 30 分钟后出现剧烈上腹部疼痛，诊断为急性胃穿孔。此时首要的护理措施为（　　）
    A. 立即应用镇痛剂　　　B. 立即输血
    C. 禁食和胃肠减压　　　D. 安慰、陪伴患者
    E. 立即补液

46. 患者行十二指肠溃疡行毕氏Ⅱ式手术，术后 9 天进食。进食后出现上腹部饱胀感，后出现呕吐，呕吐物为食物和胆汁，请问患者出现了下列哪一种情况（　　）
    A. 吻合口梗阻　　　B. 输入段梗阻
    C. 输出段梗阻　　　D. 倾倒综合征
    E. 胃炎

47. 女性患者，起病急骤，剑突下阵发性绞痛，伴有寒战、高热，并出现黄疸，右腹压痛及肌紧张，首先应考虑（　　）
    A. 急性胆囊炎　　　B. 急性胰腺炎
    C. 胆囊结石　　　D. 胆道蛔虫
    E. 胆总管结石

48. 患者，男，28 岁，5 小时前因暴饮暴食后出现上腹部绞痛，向肩背部放射，送到医院急诊，怀疑为急性胰腺炎，此时最具有有诊断意义的实验室检查为（　　）
    A. 血清淀粉酶测定　　　B. 尿淀粉酶测定
    C. 血钙测定　　　D. 血清脂肪酶测定
    E. 血糖测定

49. 患者，女，溃疡引起胃穿孔，下列哪项体征最能提示该患者存在急性腹膜炎的可能（　　）
    A. 肝浊音界缩小
    B. 腹式呼吸消失

C. 压痛、反跳痛、肌紧张

D. 移动性浊音阳性

E. 肠鸣音减弱

50. 患者,男,17 岁,右侧腹股沟斜疝,嵌顿 8 小时就诊,检查,右下腹包块,有明显压痛,腹肌有明显肌紧张,反跳痛,此时最适宜的处理是( )

    A. 选用非手术疗法,佩带疝带

    B. 择期手术治疗

    C. 试行手法还纳

    D. 不可还纳,应紧急手术

    E. 以上处理都不对

51. 患者,男,23 岁,腹部有可回纳的包块,如果是下列哪种疝则极易嵌顿( )

    A. 股疝   B. 腹股沟直疝

    C. 婴儿脐疝   D. 切口疝

    E. 腹股沟斜疝

52. 患者,男,36 岁,用力排便后出现肛门剧痛,无便血,检查见肛管皮下暗紫色肿块,有触痛,首先考虑是( )

    A. 嵌顿性疝   B. 血栓性外痔

    C. 肛旁皮下脓肿   D. 肛裂

    E. 直肠息肉

A_3/A_4 型题

(53～54 题共用题干)

    患者,男,55 岁,肝硬化。今日突发呕血 3 次,量约为 1200ml,排黑便 3 次,伴头晕、心悸。查体:血压 60/40mmHg,心率 160 次/分,腹部膨隆,移动性浊音(＋),诊断:肝硬化、门静脉高压症、食管静脉曲张破裂出血。

53. 该患者目前最主要的护理问题是( )

    A. 恐惧

B. 有感染的危险

C. 营养失调:低于机体需要量

D. 活动无耐力

E. 组织灌注量不足

54. 对该患者的护理措施,下列哪项是错误的( )

    A. 立即补液

    B. 准备库存血输血

    C. 严密监测病情变化

    D. 绝对卧床休息

    E. 给予森斯塔肯-布莱克莫尔管压迫止血

(55～57 题共用题干)

    患者,男,25 岁。因车祸撞伤腹部,患者诉腹痛难忍,伴恶心、呕吐,X 线腹透见膈下游离气体,拟诊为胃肠道外伤性穿孔。

55. 有确定性诊断意义的表现是( )

    A. 腹膜刺激征

    B. 肠鸣音消失

    C. 腹腔穿刺抽出混浊液体

    D. 白细胞计数增高

    E. 感染中毒症状

56. 该患者的处理不正确的是( )

    A. 禁食,输液   B. 胃肠减压

    C. 应用大量抗生素   D. 给吗啡止痛

    E. 尽快术前准备

57. 可减少腹腔毒素吸收的体位是( )

    A. 平卧位   B. 侧卧位

    C. 俯卧位   D. 半卧位

    E. 头低足高位

(饶建军 隋 霄)

第9章

循环系统疾病患者的护理

循环系统由心脏、血管和调节血液循环的神经体液组成。循环系统的主要功能是全身组织器官运输血液,将氧、营养物质和激素等供给组织,并将组织代谢废物运走,以保证人体正常新陈代谢的需要。

随着人民生活水平的提高,饮食结构的改变及人口老龄化,我国心血管病的发病率和死亡率不断上升,已成为居民死亡的首要原因。

第1节　循环系统疾病患者常见症状体征的护理

一、心源性呼吸困难患者的护理

心源性呼吸困难主要是由于左心和(或)右心衰竭及其他心脏病引起的呼吸困难,是心力衰竭的主要症状之一。

(一)护理评估

1. 致病因素　询问有无引起心源性呼吸困难的常见疾病存在,如冠心病、高血压性心脏病、风心病、心肌炎、心肌病等。

2. 身心状况　评估呼吸困难发生原因,发展速度,严重程度,加重因素,缓解方式,伴随症状等;呼吸困难常有下列表现形式:①劳力性呼吸困难:是左心衰竭最早出现的症状,其特点是呼吸困难是在体力活动时发生或加重,休息后缓解;②夜间阵发性呼吸困难:常发生在夜间,于睡眠中突然憋醒,并被迫坐起,常伴咳嗽、咳泡沫痰,重者可有哮鸣音,又称为"心源性哮喘"。③端坐呼吸:患者常因平卧时呼吸困难加重而被迫采取端坐卧位。由于呼吸困难影响到患者的工作、日常生活及睡眠而出现精神紧张和焦虑;随着心功能不全的发展,患者呼吸困难逐渐加重,甚至产生悲观、恐惧的心理。

3. 辅助检查　根据血气分析结果,判断患者缺氧的程度及酸碱平衡状况;根据 X 线检查结果,判断肺淤血或肺水肿的严重程度。

(二)护理问题

1. 气体交换受损　与肺淤血、肺水肿或伴肺部感染有关。

2. 活动无耐力　与机体缺氧有关。

3. 焦虑　与工作、日常生活及睡眠受影响,病情呈加重趋势有关。

(三)护理目标

患者呼吸困难明显改善或消失;活动耐力逐渐增加,活动时无明显不适。患者情绪稳定,能积极配合治疗与护理。

(四)护理措施

1. 生活护理

(1)休息:患者有明显呼吸困难时,应卧床休息,根据呼吸困难程度,采取半卧位或端坐

144

考点:心源性呼吸困难的表现形式

位,用软垫(如软枕、毛巾等)托起臂、肩、骶、膝部,或床上放小桌便于患者伏桌休息。急性左心衰竭的患者,应迅速给予两腿下垂坐位,以改善呼吸和减少回心血量。协助大、小便等以减轻心脏负荷。

(2)活动:与患者及亲属一起制订活动计划,如活动的时间、强度和频率,循序渐进增加 **考点:** 最大
活动量。嘱患者活动中或活动后出现心悸、心前区不适、呼吸困难、头晕眼花、面色苍白、极度 活动量指征
疲乏时,应停止活动,就地休息。以此作为限制最大活动量的指征。

(3)自理:协助和指导患者生活自理,患者卧床期间加强生活护理,如进食、刷牙、洗脸,衣服宽松,盖被轻软,以减轻憋闷感等;鼓励患者在耐力范围内的生活自理,避免产生对他人的依赖,如将书报、杂志、眼镜及水杯等放于随手可及处,或抬高床头便于坐起;还可在床上进行肢体的主动或被动运动,如指导患者使用病房及家中的辅助设备、床栏杆、椅背、走廊、厕所及浴室内的扶手等,有利于安全和节省体力;指导患者劳逸结合等。

(4)饮食:饮食宜清淡、易消化、富含营养,每餐不宜过饱。多食蔬菜、水果,防止便秘,戒烟戒酒。

2. 心理护理　建立良好的护患关系,取得患者的信任,准确评估其焦虑的程度;多巡视、关心患者,告知患者焦虑会加重呼吸困难的程度;指导患者运用恰当的放松技巧,如换一个角度思考问题、听轻音乐等;劝亲属尽最大努力解决患者的后顾之忧。

3. 配合治疗

(1)遵医嘱正确给予抗心衰、抗感染、解痉平喘等药物治疗,以改善肺泡通气;同时观察 **考点:** 吸氧
其疗效与副作用;控制静脉补液速度在 20～30 滴/分以内。 的方法

(2)保持呼吸道通畅,根据病情吸氧及调节流量等。如一般吸氧 2～4L/min,急性肺水肿者则高浓度吸氧 6～8L/min,并通过 30％～50％乙醇湿化等。

4. 病情观察　观察呼吸困难有无改善,皮肤发绀是否减轻,血气分析结果是否正常,日常生活自理能力有无提高,不良心理状态是否好转。

(五)护理评价

经适当休息、吸氧和药物支持,患者呼吸困难减轻,无发绀表现;根据自身的耐受能力,制订活动计划,活动耐力逐渐增加;能接受患病的事实,精神轻松,积极配合治疗与护理。

二、心源性水肿患者的护理

心源性水肿主要是由于右心衰竭或全心衰竭引起体循环静脉淤血,使机体组织间隙有过多的液体积聚。也可见于渗出性心包炎、缩窄性心包炎等。常表现为身体低垂部位的凹陷性水肿,尿量减少等。

(一)护理评估

1. 致病因素　引起心源性水肿的常见疾病有肺心病、风心病、心肌炎、心肌病、渗出性或缩窄性心包炎等。

2. 水肿的特点　心源性水肿的特点是首先出现在身体最低垂的部位,如足踝部及胫前 **考点:** 水肿
卧床者则见于枕部、肩胛部、腰骶部及会阴部等,常为凹陷性,发展较缓慢,逐渐延及全身。严 的特点
重水肿时可出现胸、腹腔积液。水肿常于活动后加重,休息后减轻或消失。

3. 水肿程度的判断　体重增加,外观无明显改变,为隐性水肿;晨起时眼睑与面部水肿 **考点:** 水肿
或长久保持某种体位时身体最低垂的部位水肿,如足背、胫前或骶尾部水肿,指压后轻度凹 程度的判断
陷,平复较快,为轻度水肿;全身性水肿,指压后有明显或较深的组织下陷,平复缓慢,为中度

水肿;水肿波及头皮、会阴部、全身皮下及浆膜腔,则为重度水肿。

4. 心理状态 由于心源性水肿与体位有关,出现身体最低垂的部位的凹陷性水肿,容易引起形象改变和躯体不适而影响到患者的工作、日常生活及睡眠,担心皮肤损伤等,导致精神紧张和焦虑。

5. 辅助检查 监测血清电解质及血清蛋白,观察电解质紊乱及低蛋白血症情况。

（二）护理问题

1. 体液过多 与水钠潴留、低蛋白血症有关。

2. 有皮肤完整性受损的危险 与水肿部位循环改变、强迫体位或躯体活动受限有关。

3. 焦虑 与水肿引起形象改变、躯体不适有关。

（三）护理目标

患者水肿明显改善或消失;皮肤完整,不发生压疮;情绪稳定,能积极配合治疗与护理。

（四）护理措施

1. 生活护理

（1）休息:轻度水肿者应限制活动;重度水肿者,应卧床休息;伴胸水或腹水者采取半卧位;注意体位的舒适,如用软枕或毛巾等软垫托起臂、肩、小腿等;下肢水肿时可适当抬高。

考点:限盐与水的量

（2）饮食:宜给低盐、高蛋白、易消化饮食。说明钠盐与水肿的关系,告诉患者限制钠盐（根据疾病和水肿程度决定限盐量,多在1~5g/d以内）、控制饮水量（500ml/d以内）及加强营养的重要性。此外,也应限制其他含钠多的食品及饮料,如腌制食品、香肠、味精、罐头及碳酸饮料等。注意患者口味和烹调技巧以促进饮食。

考点:皮肤护理的具体方法

（3）皮肤护理:保持床褥柔软、平整、洁净,嘱患者穿柔软、宽松的衣服,减少皮肤磨损。协助患者每2小时翻身一次、擦洗皮肤,使其清洁干燥。经常按摩肢体末端及骨隆突处,如髋、踝、足跟等,严重水肿者可用气垫床,以防发生褥疮。使用便盆时动作要轻,以防擦伤皮肤。需保暖者,用毛巾等包裹热水袋,可防止烫伤。

2. 心理护理 尊重和关心患者,倾听患者的心理感受,与患者建立良好的护患关系,取得患者的信任,准确评估其焦虑的程度,给予患者精神上的支持;多巡视并让患者及亲属了解水肿的基本知识,争取家庭和社会的支持,努力解决患者的后顾之忧。

3. 配合治疗 遵医嘱合理使用强心剂和利尿剂,观察用药后的疗效和不良反应,监测尿量、体重变化及水肿消退情况,监测血清电解质,根据血压、心率、呼吸调整输液速度,一般在20~30滴/分。

4. 病情观察 定期测体重、腹围,记录24小时液体出入量;观察水肿部位、消长及其他受压处皮肤有无发红、破溃现象;情绪是否稳定。

（五）护理评价

患者能否自觉配合饮食和治疗要求,水肿有无减轻并逐渐消失;患者是否未发生压疮;患者能否接受患病的事实,精神愉快,积极配合治疗与护理。

三、心悸患者的护理

心悸是指患者自觉心跳或心慌伴心前区不适感。最常见于各种原因所致的心律失常,如心动过速、心动过缓、期前收缩等;也可见于心脏搏动增强、心脏神经官能症,某些药物或精神紧张等。

心悸严重程度并不一定与病情成正比,在初发、较敏感者,夜深人静或注意力集中时明显。心悸患者常出现活动无耐力和焦虑,严重者可发生猝死。应给予合理饮食、安排于舒适环境中休息、加强心理支持等护理。

（一）护理评估

1. 致病因素　询问可引起心悸的常见疾病，如冠心病、高心病、心肌炎、心肌病、风心病 考点：心悸
等；心脏神经官能症；有无情绪激动、剧烈活动、紧张、吸烟、饮酒、喝咖啡及浓茶等；有无应用 的致病因素
阿托品、氨茶碱、肾上腺素类等药物。

2. 身心状况　评估心悸发生的时间、发作频率、持续时间、诱发因素，评估心悸发作主观
感受，自觉心搏强度、心跳的感觉或心前区振动感等；评估伴随症状，胸痛、呼吸困难、黑矇、晕
厥、抽搐等。评估心理状态，由于心悸引起的不适使患者情绪紧张不安，病情加重或变化时可
伴有呼吸困难、发热、胸痛或晕厥、抽搐等；同时将影响患者的工作、日常生活及睡眠而使焦虑
加重，甚至恐惧等。

3. 辅助检查　心电图检查有助于判断心律失常的类型。

（二）护理问题

1. 活动无耐力　与心排血量减少有关。
2. 焦虑　与心悸引起的不适有关。

（三）护理目标

患者活动耐力逐渐增加，活动时无明显不适；情绪稳定，能积极配合治疗与护理。

（四）护理措施

1. 生活护理
（1）休息：指导患者多休息，嘱严重心律失常引起心悸的患者卧床休息，可取半卧位，但
避免左侧卧位，以防心悸感加重；夜间入睡困难者可遵医嘱用小剂量镇静剂。
（2）饮食：避免刺激性食物、饮料及易引起心跳加快的药物如阿托品等，戒烟酒。

2. 心理护理　建立良好的护患关系，取得患者的信任，准确评估其焦虑的程度。向患者
说明心悸本身危害性不大，并不影响心功能，以缓解焦虑，缓解心悸；还可帮助患者学会自我
调节情绪，通过散步、看书、交谈等方式分散注意力，并克服紧张、易激动的心理等。

3. 配合治疗　遵医嘱正确用药，如抗心律失常药物、抗心衰药物等。

4. 病情观察　同时观察脉搏、心率、心律有无改变，时间不少于1分钟。严重心悸发生
时，常存在严重心律失常，可伴晕厥、抽搐，应及时进行心电监护、告知医生并配合治疗。

（五）护理评价

经适当休息，患者是否活动耐力逐渐增加，活动时无明显不适；患者是否能接受患病的事
实、情绪稳定，能积极配合治疗与护理。

四、心前区疼痛患者的护理

心前区疼痛是指循环系统出现病变时，因缺血、缺氧、炎症等刺激了支配心脏、主动脉的
交感神经或肋间神经而引起的心前区或胸骨后疼痛。最常见的原因是心绞痛及急性心肌梗
死，也可由梗阻性肥厚型心肌病、急性主动脉夹层、急性心包炎以及神经症等引起。

（一）护理评估

1. 致病因素　询问患者有无心绞痛、心肌梗死、梗阻性肥厚型心肌病、急性主动脉夹层、 考点：心前
急性心包炎、主动脉瓣狭窄和关闭不全及肺梗死等病史；有无高血压、糖尿病及高脂血症等； 区疼痛的致
发作是否与精神因素有关；有无心血管病家族史。 病因素

2. 身心状况

（1）疼痛的特点：典型心绞痛位于胸骨后和心前区，呈阵发性压榨样痛，体力活动或情绪激动时诱发，休息或含服硝酸甘油后可缓解；急性心肌梗死多呈持续性剧痛，并有恐惧及濒死感，休息或含服硝酸甘油后多不能缓解；急性主动脉夹层患者可出现胸骨后或心前区撕裂性剧痛；急性心包炎引起的疼痛呈刺痛，持续时间较长，可因呼吸或咳嗽而加剧；心脏神经症为短促的针刺样疼痛或持续性隐痛，多在休息时发生，活动后反而好转。

（2）伴随症状：伴大汗、血压下降或休克者，多见于心肌梗死、夹层动脉瘤等；伴有咳嗽呼吸困难者，见于急性心包炎；伴失眠、多梦者，见于心脏神经症。

（3）心理状态：心前区疼痛反复发作，严重影响工作和日常生活时，患者可出现忧郁、焦虑及恐惧等心理。

3. 辅助检查　心电图、超声心动图、X线检查等可协助判断疼痛的原因。

（二）护理问题

1. 急性疼痛：心前区疼痛　与冠状动脉供血不足、炎症累及心包或胸膜壁层有关。

2. 恐惧　与剧烈疼痛伴濒死感有关。

（三）护理目标

患者疼痛缓解或消失；恐惧心理解除。

（四）护理措施

1. 缓解急性疼痛

考点：止痛的方法

（1）休息：疼痛发作时，立即协助患者安静卧床休息，减少探视，安慰患者，减轻其紧张不安感。避免过度体力劳动、用力排便、情绪激动、饱餐及寒冷等，以免诱发疼痛发作。

（2）减轻疼痛：遵医嘱给予镇痛剂、镇静剂及病因治疗。根据病情可间断或持续中等流量给氧，改善心肌缺血。

（3）病情观察：观察疼痛发作的部位、性质、持续时间及诱因。观察患者是否伴有面色苍白、皮肤湿冷、脉搏细速等休克体征。发作时立即描记心电图，了解冠状动脉供血情况。

2. 心理护理　迅速、有效地缓解疼痛是消除恐惧的最佳措施。当患者心前区疼痛剧烈时，护士应尽量陪伴在患者身旁，增加患者的心理安全感。告知患者疼痛的可控性，消除恐惧感；指导患者进行深呼吸、全身肌肉放松，病情允许时可让患者收听广播、看电视、阅读报纸杂志，必要时遵医嘱使用镇静剂。

（五）护理评价

患者心前区疼痛是否减轻或消失；恐惧心理是否解除。

五、心源性晕厥患者的护理

考点：心源性晕厥时心脏停搏时间及危险征兆

晕厥是一时性广泛脑组织缺血、缺氧所引起的短暂、突发的可逆性意识丧失。

心源性晕厥主要是由于严重心律失常造成长时间心脏停搏（5～10s）或缺乏有效的心排出量引起，也可见于心肺功能不全、急性心脏射血受阻等。

由于心排血量突然下降而产生的晕厥称阿-斯综合征（Adams-Stokes syndrome），是病情严重而危险的征兆。

（一）护理评估

1. 致病因素　冠心病、心肌炎、肥厚性心肌病、主动脉瓣狭窄、左房黏液瘤等，是心源性晕厥的常见疾病。疼痛、恐惧、体位性低血压、低血糖、脑血流受阻等是非心源性因素。

2. 身心状况　评估晕厥是如何发生的,晕厥可突然发生,也可随体位的改变而发生;评估晕厥发生的诱因,恐惧、紧张、剧痛等都可诱发;评估晕厥的主要表现,为一过性的意识丧失,同时伴有脉搏、血压、心音等改变,可有心悸、头晕、黑矇等伴随症状;评估心理状态,心源性晕厥患者在缓解后,担心再发作常引起紧张不安甚至恐惧。

3. 辅助检查　脑血流、心电图、超声心动图等检查有助于说明晕厥的原因。

(二) 护理问题

1. 心输出量减少　与心排血量减少、严重心律失常等有关。

2. 有受伤的危险　与意识丧失有关。

(三) 护理目标

患者意识清楚、脉搏有力、血压稳定、心率、尿量趋于正常;无受伤的症状和体征。

(四) 护理措施

1. 生活护理

(1) 休息与活动:晕厥发作频繁者应卧床休息,告知患者不宜单独外出,以防意外。

(2) 避免诱因:告知患者避免剧烈活动、情绪激动或紧张、快速改变体位等,出现头晕、黑矇等应立即平卧,以免摔伤。

2. 心理护理　耐心进行病情解释,安慰患者,使其从因"晕厥"而致的极度紧张中松弛下来。取得患者信任后,鼓励患者积极配合治疗与护理。

3. 配合治疗　对心源性晕厥,遵医嘱予抗心律失常药物;对主动脉瓣狭窄、肥厚型心肌病患者有手术指征时及时做好术前和术后护理。心源性晕厥发作时应立即头低足高位于空气流通处,监测生命体征,在保暖的情况下松解衣领,吸氧等尽可能改善脑供血,促使患者较快苏醒;若有脉搏消失,应在报告医生时,迅速做体外心脏按压,尽早电除颤;若发生心室停搏,可行临时起搏,立即建立静脉通道,遵医嘱给予各种急救药物,并进行心电监护。　考点:晕厥的治疗配合

4. 病情观察　严密观察心电图,脉搏、血压、心率、呼吸及意识状态改变。

(五) 护理评价

患者意识逐渐清楚、生命体征趋于正常;患者无受伤的症状和体征,能接受患病的事实,情绪稳定,积极配合治疗与护理。

第 2 节　心力衰竭患者的护理

案例 9-1

患者,女,40 岁。风湿性心瓣膜病、二尖瓣狭窄合并关闭不全 7 年,反复活动后心悸、气促 4 年,加重伴不能平卧、水肿、尿少 1 周,现安静状态下亦有心悸、呼吸困难。患者情绪低落。查体:T 37℃,P 110 次/分,R 24/分,Bp 110/70mmHg,颈静脉怒张,两肺底可闻及湿啰音,啰音的分布可随体位改变而变化,心界向两侧扩大,肝肋下 3cm。初步诊断为:风湿性心瓣膜病、二尖瓣狭窄并关闭不全,全心衰竭,心功能Ⅳ级。

问题:1. 该患者为什么诊断为全心衰竭?

2. 主要护理问题是什么?

3. 主要护理措施是什么?

考点： 心衰
定义

心力衰竭是指心肌收缩力下降使心排血量不能满足机体代谢的需要，器官、组织血液灌注不足，同时出现肺循环和（或）体循环淤血的表现。常根据其发展速度分为：慢性心力衰竭和急性心力衰竭。

一、慢性心力衰竭患者的护理

慢性心力衰竭又称充血性心衰，为多数心血管疾病最终的归宿，也是主要的死亡原因。

（一）护理评估

1. 致病因素

考点： 心衰
的基本病因
和诱发因素

（1）基本病因：原发性心肌损害或使心脏负荷加重的心脏病，如冠心病、高血压、风湿性心瓣膜病、心肌炎、心肌病等。

（2）诱发因素：呼吸道感染，心律失常，劳累过度，情绪激动，摄钠盐过多，静脉输入液体过多、过快，脱水，妊娠和分娩，贫血，风湿活动，不恰当停用洋地黄类药物或降压药物等都可诱发心衰。

2. 身心状况

（1）左心衰竭：以肺循环淤血和心排血量降低表现为主。

考点： 左心
衰竭的呼吸
困难表现
形式

1）症状评估：①呼吸困难：不同程度的呼吸困难是左心衰竭最主要的症状。最早出现的是劳力性吸困难，最典型的是夜间阵发性呼吸困难，晚期出现端坐呼吸，急性肺水肿是左心衰竭呼吸困难最严重的形式。②咳嗽、咳痰和咯血：咳嗽、咳痰开始常发生在夜间，坐位或立位时可减轻。痰多呈白色浆液性泡沫状痰，偶见痰中带血丝。③心排血量降低症状：可出现疲倦乏力、头晕、心悸、失眠、嗜睡及少尿等。

考点： 左心
衰竭体征

2）护理体检：除原有心脏病体征外，常有交替脉、心脏扩大、肺动脉瓣区第二心音亢进及舒张期奔马律。双肺底甚至全肺可闻及湿性啰音，并可随体位改变而移动。

（2）右心衰竭：以体循环淤血表现为主。

1）症状评估：主要为脏器淤血的表现。胃肠道与肝淤血可出现食欲减退、恶心、呕吐、腹痛及腹胀等症状，肾淤血可出现尿量减少和夜尿增多等症状。

考点： 右心
衰竭体征

2）护理体检：①颈静脉征：颈静脉怒张是右心衰竭的主要体征，肝颈静脉反流征阳性，更具特征性。②肝大和压痛：肝脏因淤血而肿大，常伴有压痛，长期淤血性肝大可发展为心源性肝硬化，晚期出现黄疸、肝功能损害及腹水。③水肿：在身体最低垂的部位先出现，是右心衰竭的典型体征。④心脏体征：除原有心脏病的相应体征外，右心衰竭时可因可心室显著扩大而出现三尖瓣关闭不全的反流性杂音。

（3）全心衰竭：同时具有左、右心衰竭的表现，或以某一侧心力衰竭表现为主。当左心衰竭继发右心衰竭时由于右心排血量减少，可使左心衰竭的肺淤血减轻，呼吸困难症状改善。

3. 心理状态

病情较严重，影响自己及家人的工作、学习、生活。本病病程漫长，可反复发作达数十年，给家庭带来沉重经济负担，常常导致患者心情失落、焦虑，加之长期用药和药物的不良反应等引起烦躁和对治疗失去信心。

4. 辅助检查

（1）X线检查：左心衰竭见左心室增大，伴肺门阴影增大；右心衰竭见右心室增大，伴肺动脉高压时见肺动脉段凸出，也可伴胸腔积液影。

（2）心电图：左心衰竭时可发现左心室肥厚劳损，多数出现心电轴左偏心电图改变；右心衰竭时右心室肥大，可出现心电轴右偏心电图改变。

(3)超声心动图:是判断病变性质、部位的最好检查方法。

(二)护理问题

1. **气体交换受损**　与左心力衰竭致肺循环淤血有关。

2. **体液过多**　与右心力衰竭致体循环淤血、钠水潴留有关。

3. **心输出量减少**　与心肌收缩力下降、心脏负荷增加有关。

4. **活动无耐力**　与心排血量下降有关。

5. **焦虑**　与病程长、影响工作、生活有关。

6. **潜在并发症**　洋地黄中毒、呼吸道感染、下肢静脉血栓形成。

(三)护理目标

患者呼吸困难明显改善,发绀及肺部啰音消失,血气指标在正常范围;水肿减轻或消失。能遵循活动计划,自觉活动,耐力增加。患者已能接受患病的事实,情绪稳定,积极配合治疗与护理。

(四)护理措施

1. 生活护理

(1)休息与活动:休息可减少组织耗氧量,降低血压、减慢心率、减少静脉回流,从而减轻心脏负荷。休息根据患者的心功能情况而定:①心功能 I 级:不限制一般的体力活动,适当参加体育锻炼,不宜剧烈运动,注意适当增加休息时间。②心功能 II 级:适当限制体力活动,增加午睡时间及间歇休息时间,可不限制轻体力工作和家务劳动。③心功能 III 级:严格限制一般的体力活动,每日有充分的休息时间,以卧床休息为主;但日常生活可以自理或在他人协助下自理。④心功能 IV 级:绝对卧床休息,生活完全由他人照顾。在床上可做四肢被动运动,如轻微的屈伸运动和翻身。病情好转后应尽早做适量活动,如逐渐变为半卧位、坐起、床边活动及室内行走等,有助于减少静脉血栓形成等并发症产生。

（考点:心功能分级）

(2)饮食护理:

1)热量供应:低热量原则,即每日热量以 104.6～167.4kJ/kg 为宜。这样可降低基础代谢率,减轻心脏负荷,但时间不宜过长。

2)低盐饮食:一般每日食盐摄入量应少于 5g,心功能 III 级少于 2.5g,心功能 IV 级少于 1g,服用利尿剂者可适当放宽。限制含钠量高的食品如发酵面食、腌制品、海产品、罐头、味精、啤酒、碳酸盐饮料等,可用糖、醋、蒜调味以增加食欲。应用排钾利尿剂时,可适当补充水果、深色蔬菜、蘑菇等含钾丰富的食物,或必要时遵医嘱补充钾盐,以口服补钾较好,宜饭后服用或与果汁同饮以减少胃肠道反应。

（考点:低盐饮食）

3)与营养师、患者讨论并制订饮食计划:给予易咀嚼、清淡易消化、高蛋白、富含维生素、产气少的食物,同时可少量多餐、避免过饱等;为了保持大便通畅,可适量增加粗纤维食物,如蔬菜、水果等,必要时使用缓泻剂或开塞露等。

4)水分的摄入:在严格限制食盐摄入时,一般患者液体摄入量以 1500～2000ml/d 为宜,但水肿明显的患者,在限盐的同时还应限制水分的摄入量。

（考点:液体摄入量）

5)保护皮肤:对右心衰竭水肿的患者,应协助其经常更换体位,每 2 小时 1 次;穿质地柔软、宽松的衣服;保持床褥柔软、平整、清洁,严重水肿者可使用气垫床,保持皮肤清洁,经常按摩肢体末端及骨隆突处,如髋、踝、足跟等,预防压疮发生。

2. 心理护理

(1)医护人员要以精湛技术,和蔼可亲的态度,处处为患者着想,提供一切方便,减轻患者的焦虑,产生良好的信赖感,配合医护人员的治疗和护理。

(2)对高度焦虑、精神不易放松的患者除给予以上良好的护理外,还可遵医嘱给予小剂量镇静剂来缓解焦虑,帮助休息。

(3)鼓励患者说出心里感受,指导患者进行自我心理调整,减少对照顾者的依赖心理。

3. 配合治疗 根据强心、利尿、扩张血管的治疗原则予以配合护理。

(1)强心剂:常用洋地黄制剂如地高辛、毛花苷C。

1)适应证:充血性心力衰竭,尤其对伴有心房颤动和心室率快的心力衰竭,心房颤动、心房扑动和室上性心动过速。

2)慎用或禁用:洋地黄中毒或过量者属于绝对禁忌证。预激综合征伴心房颤动;二度或完全性房室传导阻滞;病态窦房结综合征;窦性心律单纯性二尖瓣狭窄;梗阻性肥厚型心肌病;急性心肌梗死心力衰竭者最初24h内不宜用。

3)用药方法:对心衰较重者,可用负荷剂量加维持量的方法,即1~3日内给予负荷剂量以取得疗效,之后每日给予一定量作为维持量,使血液中药物浓度达一定水平;对于病情较轻的患者,则采用维持量法给药,更为安全。洋地黄类药物的用量个体差异很大,并受电解质特别是钾盐的影响明显。因此,无论何种方法途径给药,都应注意结合病情变化而随时调整。

4)用药注意事项:①洋地黄治疗量与中毒量很接近,易发生过量而中毒,故应严格遵医嘱给药。②洋地黄用量个体差异很大,老年人、严重缺氧、急性心肌梗死、急性心肌炎、低钾血症、高钙血症及肾功能不全等容易导致洋地黄中毒,须谨慎应用,加强观察。③禁止与奎尼丁、普罗帕酮、维拉帕米、胺碘酮及钙剂等药物合用,以免增加药物毒性。④静脉给药时,用葡萄糖液稀释后缓慢静脉注射15分钟,边静脉注射边观察心率及心律等变化。⑤给药前应检查心率和心律情况,若心室率低于60次/分时暂停给药,并报告医师。

考点:洋地黄中毒反应

5)洋地黄制剂中毒反应:①心血管系统表现:是最严重的中毒反应,出现各种心律失常,最常见者为室性期前收缩二联律,其他如室上性心动过速伴房室传导阻滞、窦性心动过缓、房室传导阻滞等也可出现。②胃肠道表现,如食欲下降、恶心、呕吐及腹胀等。③神经系统表现,如头痛、头晕、视力模糊,黄视和绿视等。

考点:洋地黄中毒处理

6)洋地黄制剂中毒的处理:①立即停用洋地黄制剂。②停用排钾利尿剂,补充钾盐。③纠正心律失常,对室性心律失常者可给予利多卡因或苯妥英钠治疗。缓慢性心律失常者,可用阿托品皮下或静脉注射。

(2)利尿剂:利尿剂是治疗心力衰竭中最常用的药物,对慢性心衰患者原则上利尿剂应长期维持,水肿消失后,以最小剂量无限期使用。

1)利尿剂的选择:排钾类利尿剂有氢氯噻嗪、呋塞米;保钾类利尿剂有螺内酯、氨苯蝶啶。

考点:利尿剂多见的副作用

2)利尿剂的副作用:长期使用利尿剂最多见的副作用是高血钾或低血钾,均可导致严重后果,因此要反复监测血清电解质。还应准确记录24小时液体出入量和体重变化。

(3)血管扩张剂:

1)常用的血管扩张剂有硝酸甘油、硝酸异山梨酯、卡普托利、硝普钠等。

考点:硝普钠的正确使用

2)密切观察血压和心率的变化,当血压下降超过原来血压的20%或心率增加20次/分,应及时停药,并告知医生;告知患者用药期间,起床动作要缓慢,以防直立性低血压。使用硝普钠时,应现配现用,并避光输注,用药时间一般不超过72小时。

(4)氧气吸入:根据患者缺氧的情况调节给氧流量,一般为2~4L/min;肺心病有CO_2潴留的患者应 1～2L/min 持续吸氧来缓解呼吸困难。

4. 病情观察

(1) 观察呼吸困难及发绀的程度和缓解情况;观察肺部啰音的变化;观察血气分析结果; 观察药物疗效和病情进展情况,出现异常情况及时告知医生并配合处理。

(2) 观察水肿的消长情况,每日测量体重,准确记录 24 小时出入量,注意出入液体是否平 **考点:** 病情 衡。观察水肿严重的患者及卧床休息较长者,水肿区皮肤有无发红、水疱、渗液、破溃或继发 观察内容 感染等。

(3) 观察各类药物的毒副作用,出现异常情况及时告知医生并配合处理。

(4) 观察氧疗时,心率是否减慢、呼吸困难是否逐渐缓解、发绀是否减轻、意识障碍是否 好转等。

(5) 观察患者情绪是否稳定,是否了解有关慢性心力衰竭的防治、护理知识,亲属是否理 解和支持患者治疗等。

5. 健康指导

(1) 疾病知识指导:指导患者积极治疗原发病,避免各种诱发因素;保持心情舒畅,避免 精神紧张、兴奋;指导患者寻求轻松的生活方式;育龄女性应避孕,心功能 Ⅰ 级或 Ⅱ 级患者,可 以妊娠,做好孕期监护。

(2) 用药指导:强调严格遵医嘱服药,不得随意增减或撤换药物,指导患者了解用药的名 **考点:** 用药 称、作用、剂量、用法、不良反应及应对方法等。服用洋地黄者,嘱患者按时、按量服用,如偶尔 指导 一次漏服,不应补服,以免导致中毒,教会患者测量脉率、心率,识别洋地黄中毒反应,如出现 异常及时就诊。服用血管扩张剂者,变换体位时动作应缓慢,以防发生体位性低血压。应用 利尿剂时,以早晨或上午服用为宜。

(3) 休息与活动指导:根据心功能状况制订活动目标和计划,合理安排休息与活动。保 证患者休息,避免过早活动给患者带来的危害;支持患者适时适量活动,不宜延长卧床时间, 预防静脉血栓等并发症。

(4) 饮食指导:向患者及家属强调低钠饮食的重要性,给予低钠、清淡、易消化及富含纤 维素的食物,食盐摄入量在 5g/d 以下;少食多餐,尤其晚餐宜少,或将晚餐提前;多食水果蔬 菜,以防便秘,排便时不可用力,以免增加心脏负荷而诱发心力衰竭。

(5) 自我监护指导:注意足踝部有无水肿,足部是水肿最早出现的部位。若体重增加,即 **考点:** 自我 使尚未出现水肿,也应警惕心力衰竭先兆;若气急加重、夜尿增多及厌食、饱胀感,提示心力衰 监护指导 竭复发;若夜间平卧时出现咳嗽、气急加重,是左心衰竭的表现,应立即就诊。要定期随访,防 止病情发展。

（五）护理评价

患者是否呼吸正常,无发绀表现,肺部无啰音,血气指标恢复至正常水平。患者能否说出 低盐饮食的重要性和服用利尿剂的注意事项,水肿逐渐消失。患者有无自觉疲乏、气急、虚弱 感消失,活动时无不适感,活动耐力增加。患者是否心情开朗、情绪稳定、互相关爱,有战胜疾 病的信心。

案例 9-1 分析

1. 诊断分析

患者有风湿性心瓣膜病、二尖瓣狭窄并关闭不全病史;反复出现活动后心悸、气促。现不能平卧、安静状态下也有心悸、呼吸困难，两肺底可闻及湿啰音，啰音的分布可随体位改变而变化，符合左心衰竭的诊断；水肿加重，颈静脉怒张，肝大，符合右心衰竭的诊断；心率快、尿少也是心力衰竭证据。该患者左右心都衰竭，心界向两侧扩大，提示全心衰竭。安静状态下亦有心悸、呼吸困难，提示心功能Ⅳ级。故初步诊断为：风湿性心瓣膜病、二尖瓣狭窄兼关闭不全，全心衰竭，心功能Ⅳ级。

2. 主要护理问题

(1) 气体交换受损：与肺淤血有关。

(2) 体液过多：与水钠潴留、体循环淤血有关。

(3) 活动无耐力：与心排血量降低有关。

(4) 焦虑：与病程漫长及担心预后有关。

(5) 潜在并发症：洋地黄中毒，水、电解质紊乱。

3. 应采取的主要护理措施

(1) 绝对卧床休息，对不能平卧者，嘱其半卧位。

(2) 吸氧，观察呼吸、湿啰音情况。

(3) 水肿、尿少者，观察水肿、尿量、水电解质情况，低盐饮食。

(4) 使用强心剂和利尿剂，注意观察疗效及不良反应，有无洋地黄中毒现象。

(5) 对焦虑等心理问题，给予心理护理。

(6) 治疗过程中、恢复期及出院后，给予健康教育。

二、急性心力衰竭患者的护理

案例9-2

护士夜间巡视病房时，发现一患者突然坐起，张口呼吸、大汗淋漓、紧张恐惧、烦躁不安，伴咳嗽、咳大量粉红色泡沫样痰，两肺布满湿啰音、哮鸣音，HR 136 次/分，R 34 次/分，Bp 100/70mmHg，心尖部闻及舒张期奔马律，可触及交替脉。初步诊断为：急性左心衰竭。

问题：1. 急性左心衰竭时有哪些表现？

2. 怎样配合抢救、护理？

急性心力衰竭是由于急性心脏病变引起心排血量显著、急剧降低，导致组织器官灌注不足和急性淤血的综合征。

临床上以急性左心衰竭常见，主要表现为突发严重的呼吸困难、频繁咳嗽、咳大量粉红色泡沫痰、濒死感等。

（一）护理评估

1. 致病因素 询问患者有无急性弥漫性心肌损害，如急性心肌梗死、急性心肌炎等；有无急性心脏后负荷过重，如突然动脉压显著增高或高血压危象等；有无急性容量负荷过重，如感染性心内膜炎或外伤引起的乳头肌断裂或功能不全、腱索断裂、瓣膜穿孔等导致的急性瓣膜反流；有无急性感染，严重心律失常，静脉输液过多、过快等诱发因素。

考点：急性左心衰表现

2. 身心状况

(1) 症状评估：急性左心衰竭发病急骤，主要表现为急性肺水肿，发展极为迅速，且十分危险。患者突然出现严重的呼吸困难，伴有窒息感，端坐呼吸，烦躁不安，频繁咳嗽，咳大量粉红色泡沫痰。

(2) 护理体检：呼吸频率常达每分钟 30～40 次，面色苍白、大汗淋漓及皮肤湿冷，心尖区可闻及舒张期奔马律，双肺满布湿啰音。

（3）心理状态：由于发病急骤且十分危险,使患者产生极大的心理压力,出现濒死、恐惧感,极度烦躁。

3. 辅助检查　胸部 X 线检查可见肺淤血征象,可帮助判断心功能受损程度、部位等;血气分析、血流动力学检查,可帮助判断病情进展和疗效情况。

（二）护理问题

1. 气体交换受损　与急性肺水肿的发生有关。

2. 心输出量减少　与心肌收缩力降低、心室负荷过重有关。

3. 恐惧　与疾病的突发,病情危重至有关。或抢救环境与医护人员的抢救气氛对患者的影响有关。

4. 潜在并发症　心源性休克。

（三）护理目标

患者的呼吸困难和缺氧改善;末梢循环明显改善,尿量正常,心率控制在 60～100 次/分。患者情绪是否逐渐放松、心情平静。

（四）护理措施

1. 生活护理　置患者于坐位或半卧位休息,且两腿下垂,以减轻心脏负荷。

2. 心理护理　医护人员抢救时应保持镇静自若、态度热情、操作认真熟练、使患者产生安全、信任感;病情稳定后向患者及亲属介绍监护病室的环境、疾病的知识及使用监护设备的必要性;守护患者,鼓励患者说出内心感受,分析产生恐惧的原因减轻其恐惧;提高患者对疾病的认识程度,让患者配合治疗与护理。

3. 治疗配合

（1）监护:监护心电、呼吸、血压等,详细做护理记录,每隔 15～30 分钟测量脉搏、心率、心律、呼吸,做好记录。同时积极配合医生抢救。

（2）吸氧:给予高流量氧气吸入,6～8L/min,并用 30％～50％乙醇溶液湿化鼻导管吸入,乙醇等可使肺泡内泡沫的表面张力降低而破裂,有利于改善通气。但要间歇使用,时间不宜过长。

（3）立即建立静脉通道,遵医嘱正确给予药物:①吗啡或哌替啶,以扩张周围血管和镇静,注意用药后呼吸抑制、心率变化、血压下降等不良反应。②氨茶碱和毛花苷 C,注意两药均需要稀释后缓慢静脉注射,且不能合用。③地塞米松静脉注射,可解除支气管痉挛,减少回心血量和降低周围血管阻力。④呋塞米。⑤血管扩张剂,应用过程中要及时监测血压变化。

（4）保持其静脉通道的通畅,严格控制输液速度。

4. 病情观察　严密观察患者呼吸的变化,血压、意识状态、尿量的变化;观察皮肤颜色及温度、湿度,肺部啰音的变化;监测血气分析结果;帮助判断药物疗效和病情进展情况。

5. 健康教育

（1）向患者及亲属介绍急性心力衰竭的诱因,积极治疗原有心脏病的有关知识。急性肺水肿发作后,若原发病因去除则痊愈;若原发病因继续存在,可再发生心力衰竭。

（2）嘱患者在静脉输液前主动告诉护士自己有心脏病史,有利于护士在输液时控制输液量及速度。

（五）护理评价

患者是否呼吸平稳,无发绀表现,肺部无啰音,血气指标恢复至正常水平。患者是否末梢循环明显改善,尿量正常,双肺呼吸音清晰,心情平稳。

案例 9-2 分析

1. 急性左心衰竭时主要表现为急性肺水肿临床表现,发病急骤,发展极为迅速,且十分危险。患者突然出现严重的呼吸困难,伴有窒息感、端坐呼吸、烦躁不安、面色苍白、大汗淋漓及皮肤湿冷,并频繁咳嗽,咳大量粉红色泡沫痰。严重者出现心源性休克甚至死亡。

本病例中患者的表现是突然坐起,张口呼吸、大汗淋漓,伴咳嗽,咳大量粉红色泡沫痰,两肺布满湿啰音、哮鸣音,心率快,呼吸快,心尖部闻及舒张期奔马律,可触及交替脉,符合急性左心衰竭。

2. 配合抢救、护理措施

(1) 安置患者坐位,双腿下垂,30%～50%乙醇溶液湿化吸氧。

(2) 对大量泡沫痰,采取化痰、吸痰、通畅呼吸道等有效排痰措施。

(3) 对烦躁不安、紧张恐惧,遵医嘱用吗啡等镇静药,加之心理安慰。

(4) 根据强心、利尿、扩血管纠正心衰的原则,给予相应的用药护理,可以配合使用平喘药物。

(5) 对于病情变化及预防,给予相应的健康教育。

第3节　心律失常患者的护理

考点:心律失常的定义

心律失常是指心脏冲动的频率、节律、起源部位、传导速度与激动次序的异常。

1. 按其发生原理分类

可分为冲动形成异常和冲动传导异常。

(1) 冲动形成异常:

1) 窦性心律失常:①窦性心动过速。②窦性心动过缓。③窦性心律不齐。④窦性停搏。

2) 异位心律:

被动性异位心律:①逸搏(房性、房室交界区性、室性)。②逸搏心律(房性、房室交界区性、室性)。

主动性异位心律:①期前收缩(房性、房室交界区性、室性)。②阵发性心动过速(房性、房室交界区性、室性)。③心房扑动、心房颤动。④心室扑动、心室颤动。

(2) 冲动传导异常:

1) 生理性:干扰和房室分离。

2) 病理性:①窦房传导阻滞。②房内传导阻滞。③房室传导阻滞。④束支或分支阻滞(左、右束支及左束支分支传导阻滞)或室内阻滞。

3) 房室间传导途径异常:预激综合征。

2. 心律失常分类　按心律失常发生时心室率的快慢分为快速性心律失常和缓慢性心律失常。

(1) 快速性心律失常包括期前收缩、心动过速、扑动和颤动等。

(2) 缓慢性心律失常包括窦性心动过缓、房室传导阻滞等。

（一）护理评估

1. 致病因素　冠状动脉粥样硬化性心脏病、高血压性心脏病、风湿性心脏病、慢性肺源性心脏病、先天性心血管疾病、心力衰竭、心肌炎、心肌病等。其他心外疾病有:发热、甲状腺功能亢进或减退、贫血、休克、颅内高压、阻塞性黄疸、电解质紊乱、酸碱平衡失调等。

2. 心律失常的诱发因素　过度劳累、剧烈运动、激动、过量饮酒、饮茶、咖啡以及吸烟等;使用抗心律失常药物如肾上腺素、阿托品、β受体阻滞剂、洋地黄、胺碘酮、钙通道阻滞剂等。

3. 身心状况　心律失常的一般表现心悸、胸闷;心输出量减少的表现,头晕、乏力、黑矇、晕厥、心绞痛等;可发生阿-斯综合征;伴有脉搏、心音、心率、心律、血压改变。

4. 辅助检查　心电图检查可判断心律失常的类型。

(1) 窦性心动过速:成人窦性心律的频率超过 100 次/分。心电图表现:窦性心律,P—P 间期<0.60s,成人频率大多在 101~150 次/分(图 9-1)。

考点:心电图特征性表现

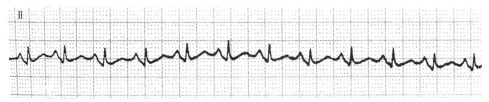

图 9-1　窦性心动过速

(2) 窦性心动过缓:成人窦性心律的频率低于 60 次/分,称为窦性心动过缓。心电图表现:窦性心律,P—P 间期>1.0s。常伴窦性心律不齐,即最长与最短的 P—P 间期之差>0.12s(图 9-2)。

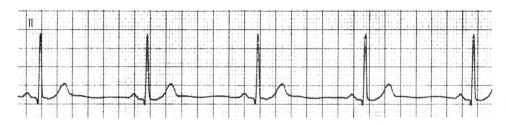

图 9-2　窦性心动过缓

(3) 房性期前收缩:心电图表现为:①提前出现的房性异位 P′波,其形态与同导联窦性 P波有所不同。②P′R 间期>0.12s。③P′波后的 QRS 形态正常。④多为不完全性代偿间歇:即期前收缩前后窦性 P 波之间的时限常短于 2 个窦性 P—P 间期(图 9-3)。

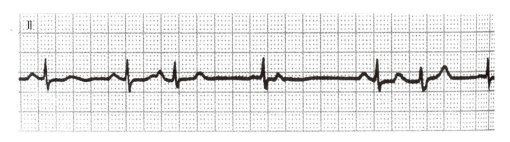

图 9-3　房性期前收缩

(4) 房室交界区性期前收缩:心电图表现为:①提前出现的 QRS 波群,其形态与同导联窦性心律 QRS 波群基本相同。②逆行 P′波。③多为完全性代偿间期:即期前收缩前后窦性 P波之间的时限等于 2 个窦性 P—P 间期(图 9-4)。

(5) 室性期前收缩:心电图表现为:①提前出现的 QRS 波群宽大畸形,时限>

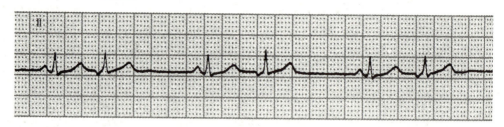

图 9-4　房室交界区性期前收缩

0.12s。②QRS 波群前无相关的 P 波。③T 波方向与 QRS 波群主波方向相反。④多为完全性代偿间歇(图 9-5)。

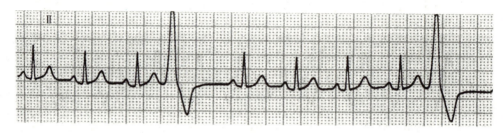

图 9-5　室性期前收缩

(6)阵发性室上性心动过速：心电图表现：①连续 3 个或 3 个以上快速均齐的 QRS 波群，形态与时限和窦性心律 QRS 波群相同。②心率 150～250 次/分,节律规则。③P 波往往不易辨认。④常伴有继发性 ST-T 改变(图 9-6)。

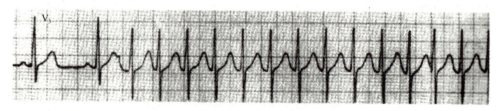

图 9-6　阵发性室上性心动过速

(7)阵发性室性心动过速：心电图表现：①3 个或 3 个以上的室性期前收缩连续出现。②QRS 波群宽大畸形，时限>0.12s;ST-T 波方向与 QRS 波群主波方向相反。③心室率通常为 140～200 次/分,心律规则或略不规则。④P 波与 QRS 波群无固定关系,形成房室分离,偶尔个别或所有心室激动逆传夺获心房出现逆行 P 波。⑤心室夺获融合波(图 9-7)。

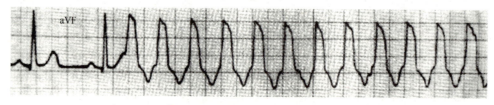

图 9-7　阵发性室性心动过速

(8) 心房扑动:心电图表现:①P 波消失,代之以 250～350 次/分,间隔均匀,形状相似的锯齿状心房扑动波,称 F 波。②F 波与 QRS 波群成某种固定的比例,最常见的比例为 2∶1 房室传导,有时比例关系不固定,则引起心室律不规则。③QRS 波群形态正常,伴有室内差异性传导者 QRS 波群增宽变形(图 9-8)。

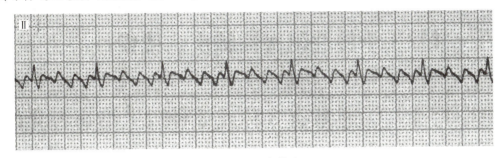

图 9-8　心房扑动

(9) 心房颤动:心电图表现:①P 波消失,代之以大小不等、形态不一、间隔不等的心房颤动波,称 f 波,频率为 350～600 次/分。②R—R 间期绝对不等。③QRS 波群形态通常正常,当心室率过快,发生室内差异性传导时,QRS 波群增宽变形(图 9-9)。

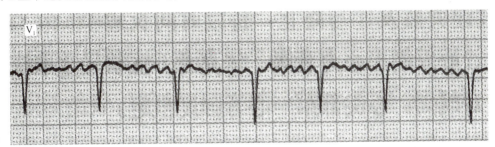

图 9-9　心房颤动

(10) 心室扑动:心电图表现:P-QRS-T 波群消失,代之以 150～300 次/分波幅大而较规则的正弦波(图 9-10)。

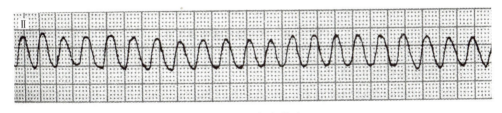

图 9-10　心室扑动

(11) 心室颤动:心电图表现:P-QRS-T 波群消失,代之以形态、振幅与间隔绝对不规则的颤动波,频率为 150～500 次/分(图 9-11)。

(12) 房室传导阻滞:

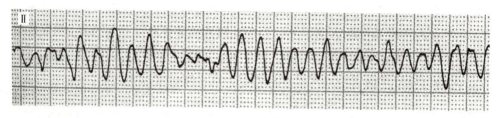

图 9-11　心室颤动

1）一度房室传导阻滞：①P-R 间期延长，成人＞0.20s。②每个 P 波后均有 QRS 波群（图 9-12）。

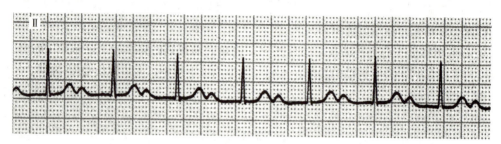

图 9-12　一度房室传导阻滞

2）二度房室传导阻滞：分两个型：二度Ⅰ型房室传导阻滞　①P—R 间期进行性延长，相邻的 R—R 间期进行性缩短，直至 P 波后 QRS 波群脱漏。②心室脱漏造成的长 R—R 间期小于正常窦性 P—P 间期的两倍（图 9-13）。

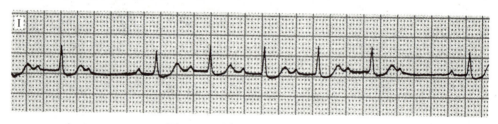

图 9-13　二度Ⅰ型房室传导阻滞

二度Ⅱ型房室传导阻滞①P—R 间期固定不变（正常或延长）。②数个 P 波之后有 1 个 QRS 波群脱漏，形成 2∶1、3∶1、3∶2 等不同比例房室传导阻滞。③QRS 波群形态一般正常，亦有异常。如果二度Ⅱ型房室传导阻滞下传比例≥3∶1 时，称为高度房室传导阻滞（图 9-14）。

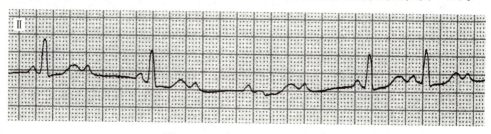

图 9-14　二度Ⅱ型房室传导阻滞

3）三度房室传导阻滞：心电图表现：①P 波与 QRS 波群各自独立，互不相关，呈完全性房室分离。②心房率＞心室率。③QRS 波群形态和时限取决于阻滞部位，如阻滞位于希氏束及其附近（图 9-15A），心室率每分钟 40～60 次，QRS 波群正常；如阻滞部位在希氏束分叉以下（图 9-15B），心室率可在每分钟 40 次以下，QRS 波群宽大畸形（图 9-15）。

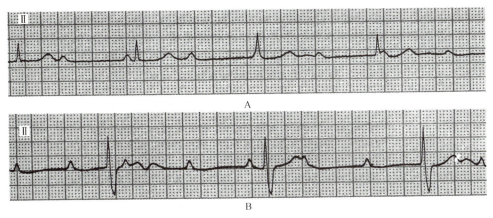

图 9-15　三度房室传导阻滞

（二）护理问题

1. 活动无耐力　与心排血量减少有关。
2. 焦虑　与心律失常反复发作、疗效不佳有关。
3. 潜在并发症　猝死。

（三）护理目标

患者心悸症状减轻，活动耐力增强；能接受患病的事实，能积极配合治疗。患者了解如何预防严重心律失常时可能发生的损伤。

（四）护理措施

1. 生活护理

（1）体位与休息：取高枕卧位、半卧位或其他舒适体位，避免左侧卧位；严重心律失常的患者应卧床休息，以减少心肌耗氧量和对交感神经的刺激，并加强生活护理。

（2）饮食：予易消化、富含纤维素的食物，保持大便通畅，尤其是心动过缓者避免屏气用力，以免兴奋迷走神经。

2. 心理护理

安置患者于舒适的环境中，安慰、鼓励患者，树立战胜疾病的信心，告诉患者尽管心律失常是一种病态，但除了严重的心律失常外，一般的心律失常不会危及生命，能同健康人一样地生活、学习和工作；向患者解释焦虑可加重或诱发心律失常，说明心律失常的可治性，针对患者及亲属的顾虑做好解释工作，避免不良刺激，使患者心情愉快。当患者心律失常发作时，做好心电监护，护士应陪伴患者，鼓励患者表达对有关心律失常及其相应变化的感受，及时采取有效措施，终止其发作，使患者产生安全感。如患者进行抗心律失常治疗时，应向患者介绍有关药物的名称、不良反应及心律失常治疗的新方法、新技术等，消除紧张情绪。

3. 治疗配合

（1）刺激迷走神经终止(阵发性室上性心动过速)发作：

1) 对于血压与心功能正常的患者,协助医生试用刺激迷走神经的方法终止其发作,如用压舌板刺激悬雍垂。

2) 深吸气后屏气,再用力作呼气动作。

（2）用药护理:

1) 遵医嘱给予抗心律失常药物,静脉注射药物时应放慢速度,静滴速度严格按医嘱执行。

2) 用药过程中及用药后密切观察心率、血压、脉搏、呼吸、意识变化,判断疗效和有无不良反应。

3) 常用抗心律失常药物的不良反应及注意事项(表 9-1)。

表 9-1　常用抗心律失常药物不良反应及注意事项

药物名称	不良反应	注意事项
奎尼丁	可致心衰、窦性停搏、房室传导阻滞、室性心动过速等心脏毒性反应	给药前要测量血压、心率、心律、如血压低于 90/60mmHg 心率慢于 60 次/分,或心律不规则时报告医师
普罗帕酮	引起恶心、呕吐、眩晕、视力模糊及房室传导阻滞,诱发和加重心衰等	餐时或餐后服用可减少胃肠道刺激
利多卡因	有中枢抑制作用和心血管系统不良反应,剂量过大引起震颤、抽搐,甚至呼吸抑制和心脏停搏等	注意给药的剂量和速度。对心衰、肝肾功能不全、酸中毒和老年人应减少剂量
普萘洛尔	引起低血压、心动过缓、心衰等,并加重哮喘与慢性阻塞性肺疾病;糖尿病患者可能引起低血糖、乏力	在给药前测量患者心率、当心率低于 50 次/分时及时停药
胺碘酮	可致胃肠道反应、肝功能损害、心动过缓、房室传导阻滞,久服影响甲状腺功能和引起低血糖、乏力	房室传导阻滞、心动过缓、甲状腺功能障碍及对碘过敏者禁用
维拉帕米	有低血压、心动过缓、房室传导阻滞不良反应	严重心衰、高度房室传导阻滞、低血压者禁用

考点: 心脏同步电复律的临床应用

（3）心脏同步电复律护理:同步电复律是利用患者心电图上的 R 波触发放电,其电脉冲发放在 R 波降支。适于心房颤动、扑动、室上性及室性心动过速等。

1) 复律前准备:向患者介绍电复律的意义及必要性,解除思想顾虑;遵医嘱停用洋地黄药物至少 1 天;复律前 1～2 天遵医嘱口服奎尼丁预防转复后复发,服药前做心电图,观察 QRS 波时限及 QT 间期变化;复律术当日禁食,排空膀胱;建立静脉通路。

2) 复律后护理:心律转复后,密切观察患者的呼吸、心律和血压直到苏醒,必要时给予氧气吸入;持续心电监护 24 小时,观察有无并发症如心律失常、皮肤局部红斑、前胸和四肢疼痛、周围动脉栓塞等;遵医嘱继续服用奎尼丁或其他抗心律失常药物以维持窦性心律。

（4）心导管消融治疗的护理:心导管消融治疗是通过心导管将电能、激光、冷冻或射频电流引入心脏内,以消融特定部位的心肌细胞,达到消除病灶、治疗心律失常的方法。主要适用于治疗一些对药物治疗无效的顽固性心律失常。

1) 术前护理:介绍心导管射频消融术的方法、意义、手术的必要性和安全性,以解除思想顾虑和精神紧张;会阴部及两侧腹股沟备皮;遵医嘱停用抗心律失常药;做青霉素和碘过敏试验;查看出凝血时间、肝肾功能及超声心动图检查结果。

2)术后护理:术后绝对卧床休息12小时,术侧肢体伸直、制动,沙袋压迫伤口6小时;观察穿刺部位敷料有无渗血和渗液现象,注意足背动脉的搏动情况,发现异常及时告知医生;观察生命体征,术后3~5天每天复查心电图;协助患者进行生活护理。

(5)安置永久性心脏起搏器的护理:人工心脏起搏是通过人工心脏起搏器发放人造的脉冲电流刺激心脏,以带动心搏的治疗方法。主要用于治疗缓慢的心律失常,也用于治疗快速的心律失常。心脏起搏器如火柴盒大小,重量25~50g,外壳由金属钛铸造而成的精密仪器。

1)术前护理:安置永久性心脏起搏器之前向患者及亲属介绍病情、安装起搏器的意义、手术的基本方法、手术的安全性及术中如何配合等,以解除思想顾虑和精神紧张。必要时手术前晚遵医嘱给予地西泮,保证充足睡眠;手术区域备皮,临时起搏器备皮范围为会阴部及两侧腹股沟,埋藏式起搏器备皮范围是左上胸部、颈部和腋下。备皮时动作轻柔,勿损伤皮肤;青霉素和普鲁卡因皮试;术前遵医嘱停用抗凝剂,给予地西泮等镇静药物,禁食6小时。

2)术后护理:术后卧床1~3天,取平卧位或略向左侧卧位,告诉患者术侧肢体不宜过度活动,勿用力咳嗽,以防电极脱位;伤口局部沙袋压迫6小时,确认无出血后及时移去,每天观察伤口有无渗血、感染,按无菌原则更换敷料,一般术后7天拆线;术后遵医嘱给予抗生素,以预防感染;观察术后并发症,注意监测体温、脉搏、心率及心电图,及早发现有无感染、心脏穿孔、电极脱落、起搏器感知障碍等,报告医生并协助处理。

链接

Holter监测与24小时动态心电图检查

Holter是美国著名的实验物理学家,他在1975年发明了动态心电图,每当讲起"Holter"时,通常是指24小时动态心电图检查,二者是同一回事。"Holter"心电图可以记录24小时的心电活动,能帮助了解患者24小时内的心率变化情况,同时可以准确的记录心律失常的种类、发生时间、持续时间的长短以及发生次数等。大部分心律失常不是持续存在,只是某种情况下如兴奋、激动、过度疲劳、夜晚才发现。普通心电图检查不易捕捉到这样的机会描记,遇到这种情况可做24小时动态心电图持续监测。

4. 病情观察

(1)观察生命体征、意识状态:一旦出现意识丧失、抽搐、大动脉搏动消失、呼吸停止,立即配合医生进行抢救。

(2)心电监护:有器质性心脏病患者,出现严重心律失常时必须进行心电监护,严密监测心率、心律的变化,观察心律失常的类型、持续时间、治疗效果等。

(3)重点观察危险的心律失常:成对出现的室性期前收缩、频发的室性期前收缩、多源性的室性期前收缩、R-on-T现象的室性期前收缩、阵发性心动过速、二度Ⅱ型及三度房室传导阻滞等,应及时告知医生,配合治疗。

5. 健康教育

(1)向患者及亲属讲解心律失常的常见病因、诱因及防治知识。

(2)嘱患者合理安排休息与活动,注意劳逸结合、生活规律。保证充足的休息和睡眠,保持乐观、稳定的情绪。避免劳累、情绪激动、感染,以防止诱发心律失常。

（3）指导患者应少食多餐,避免饱餐和用力排便,戒烟酒,避免摄入刺激性食物如咖啡、浓茶等。

（4）告知患者遵医嘱用药,不可随意增减药量、停药或擅用其他药物。教会患者观察药物疗效和不良反应,发现异常及时就诊。

（5）教会患者及亲属监测脉搏的方法以利于自我监测病情,对反复发生严重心律失常危及生命者,教会亲属心肺复苏术以备紧急需要时应用。

6. 安置永久性心脏起搏器的指导

（1）告诉患者起搏器的设置频率和使用年限,妥善保管好起搏器卡(起搏器型号、有关参数、安装日期、品牌等),外出时随身携带,便于出现意外时为诊治提供信息。

（2）教会患者自己数脉搏,出现脉率比设置值低10%应就诊,必要时考虑更换起搏器。

（3）避免剧烈运动,装有起搏器一侧上肢应避免作用力过度或幅度过大的动作,如打网球、举重物等,以影响起搏器功能或导致电极脱落。

（4）告诉患者不要到强磁场和高电压的场所,如核磁、激光、变电站等,但家庭生活用电一般不影响起搏器工作。嘱患者如果接触某种环境或电器后出现头晕、胸闷等不适,应立即离开现场或不再使用该种电器。

（5）定期随访,测试起搏器功能。出院后每1~3个月随访1次,情况稳定后每半年随访1次。电池消耗使起搏器脉冲减慢,此时应增加随访时间。

（五）护理评价

患者心悸症状是否减轻,活动耐力是否增强;患者是否接受患病的事实,能否积极配合治疗;患者是否知道如何预防严重心律失常时可能发生的损伤。

第4节　慢性风湿性心瓣膜病患者的护理

慢性风湿性心瓣膜病简称风心病,指由于炎症、黏液样变、退行性变、先天性畸形、缺血性坏死及创伤等原因引起的单个或多个瓣膜(包括瓣叶、瓣环、腱索或乳头肌)的功能或结构异常,导致瓣口狭窄或关闭不全,产生血流动力学显著改变的一组疾病。

考点:风心病最常累及的瓣膜

近年来发病率有下降趋势,以20~40岁人群较常见,女性多于男性,最常累及二尖瓣,其次为主动脉瓣,三尖瓣较少累及,肺动脉瓣病变极少见,以狭窄或关闭不全为主要表现形式。

（一）护理评估

1. 健康史　反复甲族乙型溶血性链球菌感染(认为与该菌感染后人体产生免疫反应有关)所致的咽、扁桃体炎、咽峡炎可引起风湿热,其反复发作可导致慢性风湿性心瓣膜病的发生。

2. 身心状况

（1）二尖瓣狭窄:

考点:二尖瓣狭窄症状

1）症状评估:一般在二尖瓣中度狭窄时方有明显症状。①呼吸困难为最常见的早期症状,多先有劳力性呼吸困难,随狭窄加重,出现阵发性夜间呼吸困难、端坐呼吸,甚至发生急性肺水肿。②咯血有以下几种情况:薄而扩张的支气管静脉破裂可突然咯大量鲜血;阵发性夜间呼吸困难或咳嗽时痰中带血;急性肺水肿时咳粉红色泡沫痰;肺梗死伴咯血是本症晚期并发慢性心衰时少见的情况。③咳嗽和声嘶。

2）护理体检：重度二尖瓣狭窄患者呈"二尖瓣面容"；心尖区可触及舒张期震颤；听诊心尖区第一心音亢进，若闻及二尖瓣开瓣音，提示瓣膜尚有弹性。典型心脏体征为：心尖区可闻及低调的舒张中、晚期隆隆样杂音，杂音局限，不传导。右心衰竭时出现体循环淤血的体征，如颈静脉怒张、肝大及下肢水肿等。

考点：二尖瓣狭窄典型体征

3）并发症：①充血性心力衰竭：是晚期常见并发症及主要死亡原因。②心律失常：以心房颤动最常见。③栓塞：大多数发生在伴有心房颤动的患者，心房内栓子脱落后引起动脉栓塞，其中以脑栓塞最多见。④急性肺水肿：为重度二尖瓣狭窄的严重并发症，如不及时抢救可危及生命。⑤肺部感染：较常见，可诱发或加重心衰。⑥感染性心内膜炎：较少见。

考点：二尖瓣狭窄常见并发症

（2）二尖瓣关闭不全：

1）症状评估：早期无症状，晚期因严重反流可表现疲乏无力，呼吸困难等。

2）护理体检：心尖冲动呈抬举性，向左下移位。心尖部第一心音减弱，可闻及全收缩期粗糙高调的吹风样杂音，向左腋下、左肩胛下传导。

考点：二尖瓣关闭不全体征

3）并发症：与二尖瓣狭窄相似，但感染性心内膜炎的发生率比二尖瓣狭窄高，而体循环栓塞的发生率比二尖瓣狭窄低。

（3）主动脉瓣关闭不全：

1）症状评估：早期多无症状，或仅有心悸、心前区不适及头部动脉搏动感等。常有体位性头晕。病变严重时出现左心衰竭的表现。

考点：主动脉瓣关闭不全体征

2）护理体检：心尖冲动向下移位，搏动弥散而有力；胸骨左缘第3、4肋间可闻及舒张期高调叹气样递减型杂音，向心尖部传导，坐位前倾和深呼气后屏气最清楚。严重主动脉瓣关闭不全时，收缩压升高、舒张压降低，脉压增大，可出现周围血管征，如颈动脉搏动明显、随心脏搏动的点头征、毛细血管搏动征、水冲脉及股动脉枪击音。

3）并发症：左心衰竭为其主要并发症之一，此外还有亚急性感染性心内膜炎、室性心律失常，其他与二尖瓣狭窄相似。

（4）主动脉狭窄：

1）症状评估：劳力性呼吸困难、心绞痛和晕厥为典型主动脉瓣狭窄最常见的三联症，但是出现较晚。

考点：主动脉狭窄的三联征

2）护理体检：心尖冲动相对局限、呈抬举性；主动脉瓣第一听诊区可触及收缩期震颤，并可闻及粗糙而响亮的喷射性收缩期吹风样杂音，向颈部传导；脉搏平而弱，收缩压和脉压均下降。

3）并发症：心律失常、心源性猝死、感染性心内膜炎及体循环栓塞等。

（5）多瓣膜病：是指同时累及2个或2个以上瓣膜的疾病，又称联合瓣膜病，临床主要以二尖瓣狭窄合并主动脉瓣关闭不全为常见。

（6）心理状态：因风心病为慢性疾病，需要长期治疗、而且无特效的药物可治；瓣膜损害严重后，可引起心力衰竭及各种并发症，甚至丧失劳动力；生育期的妇女可因病情严重而丧失生育机会；病程中反复发生风湿活动、关节痛、发热以及病情进展且疗效不佳时，使患者情绪低落，产生悲观厌世，患者及亲属丧失治疗的信心。

3. 辅助检查

（1）超声心动图：是诊断心脏瓣膜病最有价值的方法，二维和多普勒超声可见瓣膜狭窄、关闭不全及血液反流的程度等。

（2）X线检查：二尖瓣狭窄可见左心房及右心室增大，心影呈梨形，肺淤血征象；二尖瓣关闭不全可见左心房及左心室增大；主动脉瓣关闭不全可见左心室增大，心影呈靴形；主动脉瓣狭窄可见左心室肥大。

（3）心电图：二尖瓣狭窄时，主要为左心房及右心室肥大，出现二尖瓣型 P 波；二尖关闭不全时，主要表现为左心室肥厚及非特异性 ST-T 改变；主动脉关闭不全和狭窄时，可见左心室肥大。此外，可有各种心律失常的心电图表现。

（二）护理问题

1. **心输出量减少** 与瓣膜功能障碍，心力衰竭或伴心律失常有关。

2. **活动无耐力** 与氧的供需失调或心律失常有关。

3. **体温过高** 与风湿活动或并发感染有关。

4. **焦虑** 与担心疾病预后及影响工作、生活与前途有关。

5. **潜在并发症** 充血性心力衰竭、栓塞、心房颤动、亚急性感染性心内膜炎。

（三）护理目标

患者心输出量正常，即脉搏有力、生命体征正常、尿量 30ml/h 以上，皮肤温暖；自觉活动时无不适感；体温恒定在正常范围。患者及亲属能认识疾病并树立战胜疾病的信心，情绪稳定、焦虑减轻。

（四）护理措施

1. **生活护理** 指导休息与活动：按心功能程度适当安排活动和休息，合理饮食。

（1）心功能代偿期患者，可适当锻炼，打太极拳及散步。可参加轻体力工作，保证充足睡眠。

（2）心功能失代偿期患者，应严格限制活动，根据病情增加休息时间或绝对卧床休息，必要时抬高床头或取半卧位、两腿下垂坐位，避免不良刺激，如噪音等。

（3）饮食原则：高热量、高蛋白、高维生素、易消化、清淡饮食。

2. **心理护理** 护士应细心关怀患者，经常耐心与患者及其亲属交谈，针对患者及亲属产生的焦虑恐惧甚至自暴自弃的心态，护士应耐心细致地劝导、解释，通过散步、阅读、听音乐等方式改善情绪，树立战胜疾病的信心，取得患者、亲属的积极配合，使患者做好长期与疾病作斗争以控制病情进展的思想准备。

3. **治疗配合**

（1）对症护理：急性期或复发时可有发热，应监测体温，观察热型及伴随症状。若发热体温超过 38.5℃，有皮肤环形红斑、皮下结节、关节红斑及疼痛不适等风湿活动征象时，鼓励患者每天饮水 2000～3000ml（心功能代偿期），遵医嘱给予物理降温，每隔 4 小时测量体温并记录降温效果。遵医嘱给予抗生素及抗风湿药物或其他降温药物治疗。

（2）用药物护理：观察药物疗效和副作用，如阿司匹林可导致胃肠道反应、柏油样便、牙龈出血等副作用。针对有并发症的患者使用的相关药物，如正性肌力药、利尿剂、血管扩张剂、抗心律失常药、溶栓抗凝剂、抗菌药等，均需严密观察药物的疗效与副作用并进行相关护理。

（3）手术护理：根治瓣膜病的治疗方法是外科手术治疗。常用外科手术治疗方法有瓣膜成形术、分离术、瓣膜置换术等。

介入治疗主要针对二尖瓣狭窄、肺动脉瓣狭窄、主动脉瓣狭窄者，可行经皮球囊瓣膜扩张成形术。术前护理除一般基本要求外，需遵医嘱进行抗感染、抗凝、纠正肺淤血等。术后护理要特别注意防止因术前、术中应用肝素而导致出血倾向，观察脑、肺、心及肢体有无栓塞现象等。

考点：风湿活动征象

4.病情观察

（1）观察有无风湿活动征象：如关节发红、肿胀、疼痛、皮肤环形红斑、皮下结节、发热等。

（2）观察有无并发症：如心力衰竭、心律失常、栓塞、亚急性感染性心内膜炎、肺部感染的表现。一旦发生，立即告知医生并积极配合处理。

5.健康教育

（1）说明预防风湿活动的方法，不在潮湿、阴暗的环境中居住，保持室内干燥、空气流通、温暖，阳光充足等。

（2）指导患者协调好活动与休息的关系，教育亲属理解并支持患者避免重体力劳动。

（3）日常生活中，适当锻炼、加强营养，防寒保暖，预防感冒。做好口腔、皮肤卫生，避免上呼吸道感染。一旦发生感染应立即就医。

（4）在拔牙、导尿、分娩、人工流产、内镜检查时，预防性使用抗生素及加强医护的无菌操作，以免引起菌血症。扁桃体炎反复发作者，应劝其在风湿活动控制后 2～4 个月行扁桃体摘除术。

（5）育龄妇女要根据心功能情况（Ⅰ～Ⅱ级），在医生指导和监护下选择妊娠时期；或安全度过妊娠、分娩及产褥期等。心功能Ⅲ～Ⅳ级者应避孕。

（6）教会患者及亲属自我护理及病情观察的方法。

（7）告诉患者所用药物的名称、用法、疗效及副作用，遵医嘱服药的重要性。提供使用药物的书面材料，强调定期门诊复查，6～12 个月内复查一次，防止病情进展。

（五）护理评价

患者心输出量是否达到正常，尿量 30ml/h 以上，皮肤温暖；患者是否自觉活动时无不适感，耐力增加；患者体温能否恒定在正常范围；患者及亲属能否接受患病的事实，精神轻松，积极配合治疗与护理。

第5节　冠状动脉粥样硬化性心脏病患者的护理

冠状动脉粥样硬化性心脏病是指冠状动脉粥样硬化使血管腔狭窄、阻塞，导致心肌缺血缺氧，甚至坏死而引起的心脏病，它和冠状动脉功能性改变（痉挛）一起，统称冠状动脉性心脏病，简称冠心病，亦称缺血性心脏病。

1979 年 WHO 将冠心病分为 5 型：①无症状性心肌缺血型冠心病；②心绞痛型冠心病；③心肌梗死型冠心病；④缺血性心肌病型冠心病；⑤猝死型冠心病。

考点：冠心病分型

本节重点讨论心绞痛型和心肌梗死型冠心病。

一、心绞痛患者的护理

案例9-3

患者，女，53 岁，发作性胸痛半年，每当着急或用力时感觉前胸部压榨样疼痛，几分钟后缓解。喜欢高脂饮食和偏咸的食品，睡眠时间较少。冠状动脉造影示冠状动脉有狭窄。初步诊断为：心绞痛型冠心病。

问题：1.该患者的诊断依据是什么？

2.目前患者存在什么护理问题？

3.应采取哪些护理措施？

心绞痛是由于冠状动脉供血不足,导致心肌急剧的、短暂的缺血缺氧所致。

（一）护理评估

1. 易患因素

考点：冠心病的易患"五高因素"

（1）易患因素：高血脂、高血压、高血糖（糖尿病）、高度吸烟和高体重（肥胖）是易患因素；另外,40 岁以上的中老年人及男性也是易患因素。

（2）次要危险因素：A 型行为,脑力劳动,微量元素（如铬、锰、锌、硒）缺乏等。

（3）诱发因素：劳累、情绪激动、饱餐、寒冷、阴雨天气、吸烟、心动过速、休克及急性循环衰竭等可诱发心绞痛的发生。

（4）某些疾病：心绞痛还因重度主动脉瓣病变、冠状动脉栓塞、肥厚型心肌病等发生。

链接

引起冠心病的危险因素之一：A 型行为

A 型行为是指人的以下行为：时间紧迫感强,行为急促,走路快,语速快而音量大,同一时间可进行两项以上工作,办事快,效率高,力求短时间内完成更多工作；个性争强好胜,事业心强,好给自己加工作,超负荷工作；脾气急躁,好与人争辩,对人怀有敌意,有攻击性；情绪上易怒,易激动,易恼火,好发脾气,生气时易向外界发泄等。

研究发现,A 型行为的人脑脊液、血、尿中儿茶酚胺含量较高,血胆固醇、三酰甘油、低密度脂蛋白含量也较高,其交感神经张力、血黏度、血小板聚集性均较高。A 型行为的人易患高血压、缺血性脑卒中、动脉粥样硬化、高脂血症。

---

2. 身心状况

心绞痛以发作性疼痛为主要临床表现,典型的疼痛特点为：

（1）诱因：常由体力劳动或情绪激动所诱发,饱食、寒冷、吸烟及心动过速等亦可诱发疼痛,多发生于劳力或激动的当时,而不是在劳累之后。

考点：心绞痛典型疼痛特点

（2）部位：主要在胸骨体上段或中段后方,可波及心前区,范围约手掌大小,界限不清楚。常放射至左肩、左臂内侧达无名指和小指,或至颈、咽和下颌部。

（3）性质：胸痛常为压迫、发闷或紧缩性,也可有烧灼感,但不尖锐,不像针刺或刀割样痛,偶伴濒死的恐惧感,发作时患者常不自觉地停止原来的活动,直至症状缓解。

（4）持续时间：疼痛出现后常逐步加重,然后在 3～5min 内逐渐消失,可数日或数周发作一次,或一日内发作多次。

（5）缓解方式：休息或舌下含服硝酸甘油后几分钟内缓解。

（6）心理状态：患者多具有性情急躁、竞争性过强、工作专心而不注意休息、强制自己为成功而奋斗的 A 型行为。心绞痛发作时的疼痛,使患者精神紧张不安,发作后又易产生担忧和疑虑,多梦或噩梦现象。

3. 辅助检查

考点：心电图表现

（1）心电图检查：心绞痛发作时,在以 R 波为主的导联中,ST 段压低（≥0.1mV）,T 波低平或倒置,发作后逐渐恢复正常。24 小时动态心电图检查及心电图运动负荷试验,有助于不典型者的检查。

（2）冠状动脉造影：选择性冠状动脉造影可发现冠状动脉及其分支狭窄的部位和程度。

（3）放射性核素检查：用 ^{201}铊做心肌灌注显像,可显示心肌缺血区的部位和范围。

（二）护理问题

1. 心前区疼痛　与心肌缺血、缺氧有关。

2. 活动无耐力　与血氧的供需失调有关。

3. 焦虑　与心前区疼痛及对预后的忧虑有关。

4. 知识缺乏　缺乏控制诱发因素及预防性药物应用知识。

5. 潜在并发症　急性心肌梗死。

（三）护理目标

患者疼痛缓解,活动耐力增加;情绪稳定,焦虑减轻。患者了解心绞痛的发生过程和诱因,能采取合适的自我护理方法,遵守保健措施,发作次数减少或不发作。

（四）护理措施

1. 生活护理

（1）休息:①心绞痛发作时立即停止当前活动,解开衣领,卧床休息,或协助患者采取舒适的半卧位或静坐体位。②安慰患者,缓解紧张情绪,以减少心肌耗氧量。③指导患者缓慢性深呼吸、全身肌肉放松,提高休息质量。

（2）运动:①缓解期鼓励患者参加适当的运动锻炼,如散步 1 小时/天,分次进行,作保健体操、打太极拳等,但应以活动时无不适为原则。②若活动时出现呼吸困难、胸痛、脉搏过快应立即停止活动,安静休息,予含服硝酸甘油、吸氧等改善措施。③避免重体力劳动、竞争性运动和屏气用力动作,如推、拉、抬、举、用力排便等。*考点:冠心病患者运动注意事项*

（3）饮食护理:①控制总能量摄入,保持理想体重。②限制脂肪和胆固醇摄入,膳食中脂肪摄入量应控制在总能量的 25% 以下,饱和脂肪酸摄入量应少于总能量的 10%,适当增加不饱和脂肪酸的摄入。③提高植物性蛋白的摄入,少吃甜食和含糖饮料。④清淡饮食,低盐和少饮酒,每日盐的摄入控制在 6g 以下,限制饮酒量在 25g/d 以下。⑤避免刺激性食物(如辣椒等),不饮浓茶和咖啡,严禁暴饮暴食。

2. 心理护理　根据患者性格,饮食习惯,工作性质,了解发生原因,正确分析患者发生心绞痛相关因素,总结预防发作的方法;嘱患者保持心境平和,改变急躁易怒、争强好胜的性格;帮助患者建立良好的生活习惯。

3. 治疗配合

（1）遵医嘱舌下含服硝酸甘油或硝酸异山梨醇酯,若 3～5 分钟仍不缓解,及时告知医生。对于心绞痛发作频繁或含服硝酸甘油效果差者,遵医嘱静脉滴注硝酸甘油,监测血压变化,注意适时调节滴速,嘱患者及亲属切不可擅自调节,以免发生低血压。*考点:冠心病患者合理使用硝酸酯类药物*

（2）观察药物不良反应:部分患者用硝酸甘油或硝酸异山梨醇酯后可出现颜面潮红、头胀痛、头部跳动感、心悸等不适,应告诉患者是由于药物使头面部血管扩张所致,并且第一次用药时,患者宜平卧片刻。

（3）必要时吸氧 2～4L/min。

（4）介入治疗和手术治疗的护理:对有适应证的患者,积极准备并实施介入治疗或外科手术治疗。

4. 病情观察　心绞痛发作时应注意观察患者胸痛的部位、性质、持续时间及缓解方式等,密切监测生命体征及心电图变化,观察有无心律失常、不稳定型心绞痛、急性心肌梗死等的发生,发现异常变化立即报告医师协助处理。

5. 健康教育

（1）指导患者避免心绞痛的诱发因素,发作时能采取有效的措施。

（2）告诉患者应合理饮食、养成良好的生活习惯,适当参加体力劳动和身体锻炼。

链接

使用硝酸甘油的注意事项

①注意硝酸甘油片的有效期,定期更换,以防药效降低。②对于规律性发作的劳累型心绞痛,可在外出、就餐、排便等活动前预防性含服硝酸甘油。③胸痛发作时每隔5分钟含服硝酸甘油0.5mg,直至缓解。如胸痛持续15～30分钟仍未缓解,应警惕急性心肌梗死的发生。④胸痛发作时含服硝酸甘油后最好平卧,必要时吸氧。⑤静滴硝酸甘油时应监测患者的心率和血压的变化,控制好用药浓度和输液速度,以防低血压的发生。⑥青光眼、低血压者禁用。

（3）指导患者坚持遵医嘱服药,学会观察药物副作用。外出时,随身携带硝酸甘油等以应急;在家中,硝酸甘油应放在易取、固定处,亲属也知道其位置,以便发作时能及时找到。由于硝酸甘油见光易分解,应放于棕色瓶内,6个月更换一次,以防止药物受潮、变质而失效。

（4）定期进行心电图、血糖、血脂检查,积极治疗高血压、糖尿病、高脂血症等。

（5）告诉患者不宜在饱餐后或饥饿时洗澡,水温要适宜、勿过冷过热,时间不宜过长,门不要上锁,以防发生意外。

（6）嘱患者当疼痛比以往频繁、程度加重、持续时间延长,用硝酸甘油不易缓解,伴出冷汗等,应由亲属即刻护送到医院就诊,警惕发生心肌梗死。

（五）护理评价

患者疼痛是否缓解,活动耐力是否增加。患者情绪是否稳定,焦虑是否减轻。患者是否了解心绞痛的发生过程和诱因,能否采取合适的自我护理方法,遵守保健措施,发作次数减少或不发作。

案例9-3分析

1. 诊断分析

（1）患者年龄53岁,为冠心病高发年龄。

（2）患者喜欢高脂饮食和偏咸的食品、睡眠时间较少,这是导致心绞痛的不良饮食习惯和生活习惯。

（3）有典型发作性胸痛病史半年。

（4）做冠状动脉造影有缺血性改变。

2. 护理问题

（1）疼痛:与心肌缺血、缺氧有关。

（2）活动无耐力:与心肌氧的供需失衡有关。

（3）焦虑:与担心预后有关。

（4）知识缺乏:缺乏预防发作及预防性用药的知识。

（5）潜在并发症:心律失常、急性心肌梗死。

3. 护理措施

（1）针对疼痛嘱患者注意休息,适当地吸氧,遵医嘱用药。

（2）给予心理安慰,讲解清楚本病的相关知识,解除紧张和焦虑。

（3）指导合理饮食、保证睡眠。

（4）指导适当活动,提高身体耐力,但避免剧烈运动。

（5）严密观察疼痛性质及变化,观察脉搏、心律,定期做心电图检查。

二、心肌梗死患者的护理

心肌梗死是冠状动脉供血急剧减少或中断,使相应的心肌严重而持久地缺血导致心肌坏死。临床特点为持久的胸骨后剧烈疼痛、心肌酶增高及心电图进行性改变,甚至发生心律失常、休克及心力衰竭等。是冠心病的严重类型。

（一）护理评估

1. 致病因素　询问患者有无冠心病易患因素及心绞痛发作史;有无休克、脱水、出血、外科手术、严重心律失常及重体力活动、情绪激动、血压突然升高、饱餐、用力排便等诱发因素。

考点:心肌梗死的临床特点

2. 身心状况

（1）先兆:大多数患者发病前数日可有乏力、胸部不适、活动时心悸、气促烦躁及心绞痛等前驱症状。发现先兆,及时住院处理,可使部分患者避免发生心肌梗死。

（2）症状:

1）疼痛:为最早出现、最突出的症状,多发生于清晨。疼痛的性质和部位与心绞痛相似,但多无明显诱因,程度较重,持续时间较长,可达数小时或数日,休息和含服硝酸甘油多不能缓解,少数患者无明显疼痛,一开始即表现为休克或急性心力衰竭。

考点:心肌梗死疼痛的表现

2）全身症状:发病1～2天后可有发热,体温一般在 38℃ 左右,很少超过 39℃,持续约1周。

3）胃肠道症状:疼痛剧烈时常伴恶心、呕吐、上腹部胀痛。

4）心律失常:发生于起病1～2周内,24h 内最多见,以室性心律失常尤其是室性期前收缩最多见。

考点:发生心律失常的时间及类型

5）休克:多在起病后数小时至1周内发生,表现为收缩压低于80mmHg,烦躁不安、面色苍白、皮肤湿冷、脉搏细速、尿量减少、神志迟钝甚至昏厥。

6）心力衰竭:主要为急性左心衰竭,可在起病最初几日内发生,或在疼痛、休克好转阶段发生。表现为呼吸困难、咳嗽、发绀及烦躁等,重者出现肺水肿。

（3）体征:痛苦病容,血压下降。心浊音界增大,心率增快或减慢。第一心音减弱,可闻及舒张期奔马律,出现心律失常、休克及心力衰竭时有相应的体征。部分患者可出现心包摩擦音。

（4）并发症:观察有无乳头肌功能失调或断裂、心脏破裂、栓塞、心室壁瘤、心肌梗死后综合征等并发症的症状和体征。

（5）心理状态:

1）患者对心肌梗死的认识和理解甚少,认为劳累或激动时出现心前区不适、疼痛等对身体无大碍,直到出现疼痛剧烈或并发心肌梗死时才就诊;当患者被告知已患心肌梗死后可产生濒死感及恐惧心理。

2）患者入住冠心病监护病室后,沉溺于患者角色,处处被动应对;医疗中采取一系列检查和治疗措施,如心电监护、吸氧、多次抽血、两条以上静脉通路反复给药等,是患者从未有过的经历,这增加了患者的焦虑或恐惧,急切期望缓解疼痛、控制病情。

3. 辅助检查

（1）心电图检查可发现心肌坏死的典型改变:病理性 Q 波、ST-T 抬高呈弓背向上型及ST-T 动态性改变。

考点:心梗心电图特点

（2）放射性核素心肌显像及超声心动图检查有助于定位诊断。

（3）血心肌坏死标记物检测:①肌红蛋白于起病后 2 小时内出现升高。②肌钙蛋白 I（cTnI）或 T（cTnT）于起病 3～4 小时后升高,其特异性比肌红蛋白高。③肌酸激酶同工酶（CK-MB）于起病后 4 小时内升高,16～24 小时达高峰。④其他的血清心肌酶如肌酸激酶

(CK)、天门冬氨酸氨基转酶(AST)、乳酸脱氢酶(LDH)于起病后也会升高,但出现升高的时间都比 CK-MB 晚,且特异性都不如血心肌坏死标记物高。

（二）护理问题

1. 疼痛:心前区疼痛 与心肌缺血坏死有关。

2. 活动无耐力 与血氧的供需失调有关。

3. 恐惧 与剧烈疼痛产生濒死感、处于监护病室的陌生环境有关。

4. 便秘 与活动少、情绪烦躁,不习惯床上排便有关。

5. 生活自理缺陷 与治疗需要绝对卧床有关。

6. 潜在并发症 心力衰竭、心律失常、心源性休克。

（三）护理目标

患者自觉疼痛程度减轻或消失;活动耐力增加;恐惧感消失。患者能描述预防便秘的措施,不发生便秘;卧床期间患者生活需要得到全面、及时的满足,患者表示满意。

（四）护理措施

1. 生活护理

考点:休息与活动的合理安排

（1）休息与活动:安置患者于冠心病监护室(CCU),向患者介绍 CCU 的情况及心电监护仪的作用,消除患者的焦虑、恐惧。急性期 12 小时内卧床休息;无并发症者 24 小时内可应鼓励患者在床上行肢体运动;如果病情稳定无并发症,24 小时后可允许其坐床边椅;第 3 天可在病房内走动;第 4～5 天逐步增加活动直至每天 3 次步行 100～150m;若有并发症则适当增加卧床时间。

考点:心梗饮食原则及要求

（2）饮食护理:①饮食原则:摄入低钠、低脂肪、低胆固醇、易消化、无刺激性、产气少的食物,戒烟酒。②饮食要求:在第 1 天进食流质,第 2～3 天以流质为主、逐步进食稀饭或面条等半流质,第 3 天可进软食,病情好转 2 周后可进普食。进食不宜过饱过快,可少量多餐。

（3）排便护理:保持大便通畅,协助患者在床上排便;便秘患者,可适当添加纤维素丰富的食物,可每日清晨蜂蜜 20ml 加适量温开水服用或使用开塞露,还可用缓泻剂如蓖麻油、麻仁丸、果导等,必要时灌肠。

2. 心理护理

（1）在患者胸痛剧烈时,护士应陪伴在患者身旁,倾听患者表达出对死亡的恐惧,接受患者的行为反应,如呻吟、易激怒等。向患者解释不良情绪会增加心脏负荷和心肌耗氧量,不利于病情的控制。较严重的焦虑状态,需要配合患者接受专业心理医生的治疗。

（2）向患者介绍 CCU 的环境,监护仪器的作用。保持环境安静,避免不良刺激。介绍主管医生具有丰富的经验、高度的责任心和先进的救治方法等,促进患者遵从医嘱,积极配合治疗,帮助患者树立战胜疾病的信心,使患者认识到积极配合治疗不仅有助于减少或延缓并发症的发生,还可以提高生活质量,有助于病后的学习、工作和生活。

（3）医护人员在抢救时应该忙而不乱,以增加患者的信任感和安全感。避免在患者面前讨论其病情。让患者亲属也了解心肌梗死的基本知识,必要时增加探视的次数,争取家庭、社会的支持。

3. 治疗配合

（1）吸氧:遵医嘱给予中等量(3～4L/min)持续鼻导管吸氧,可改善心肌缺氧,减轻疼痛,缩小心肌坏死范围,增强心肌收缩力,使心输出量增加,防止心源性休克和心律失常发生。

（2）药物治疗的配合:

1）镇痛药:哌替啶肌内注射或吗啡皮下注射,疼痛较轻者可用罂粟碱肌内注射或硝酸甘油制剂含服或静脉滴注。

2）溶栓剂:链激酶、尿激酶或组织型纤溶酶原激活剂等,可冠脉内给药或静脉用药。此法可使阻塞的冠脉再通,缩小心肌梗死的范围,改善预后。 **考点:** 治疗心梗选择的药物种类

3）抗心律失常药物:一旦有频发室性期前收缩、室性心动过速等应静脉注射利多卡因,之后静脉点滴维持疗效;对缓慢心律失常者可用阿托品肌注或静脉注射;严重房室传导阻滞者,应随时准备安装心脏起搏器;对出现心室纤颤者迅速准备电击除颤。

4）极化液、促进心肌细胞代谢药物。

5）抗凝药物:阿司匹林、肝素、双香豆素等。

链接

溶栓治疗成功的间接指标

①胸痛2小时内基本消失。②心电图ST段于2小时内回降大于50%。③2小时内出现再灌注性心律失常。④血清CK-MB酶峰值提前出现(14小时内出现)。

（3）用药注意事项:急性心肌梗死后24小时内尽量避免应用洋地黄类药物,以免诱发室性心律失常。静脉输液时控制滴速和输入量,以防加重心脏负荷。注意观察药物不良反应:吗啡或硝酸甘油止痛,注意有无呼吸抑制、脉搏加快等不良反应,随时监测血压的变化;溶栓剂、抗凝剂,注意有无出血倾向,即观察皮肤黏膜、痰、尿、呕吐物及颅内有无出血;观察有无溶栓剂过敏反应,如寒战、发热、皮疹。 **考点:** 用药注意事项

（4）手术护理:做好经皮腔内冠状动脉成形术(PTCA)和冠状动脉旁路搭桥术患者的护理。

4. 病情观察

（1）监测心电图:发现频发性、成对的、多源性、R-on-T现象的室性期前收缩、严重的房室传导阻滞,立即告知医生。

（2）监测生命体征:每1~2小时测量并记录血压、脉搏和呼吸;每4小时量体温一次;监测血压、呼吸需连续5~7天,密切观察心律、心率和心功能的变化。

（3）观察有无面色苍白、皮肤湿冷、脉细而快、大汗淋漓、烦躁不安、尿量减少、神志改变等休克表现。

（4）观察有无呼吸困难、咳嗽、发绀、烦躁等心力衰竭发生。

（5）随时监测血清心肌酶、血清电解质、血气分析的改变。

5. 健康教育

（1）病情稳定后可适当锻炼,如做医疗体操、步行、慢跑、太极拳、骑自行车,应避免重体力劳动、驾驶、高空作业及其他精神紧张、工作时间过长、工作量过大的工作。

（2）饮食指导:应摄入低热量、低动物脂肪、低胆固醇、低盐、低糖、丰富维生素饮食,如蔬菜、含糖量较低的水果。 **考点:** 饮食原则

（3）生活方式指导:缓和工作压力,保证充足睡眠,明确活动强度、活动量,能列举活动的限制,促使心脏尽早、充分恢复。

（4）提供健康指导材料:让患者对疾病的常识性知识有所了解,有一定的预防能力和防治措施。出院后继续常规用药,如扩张冠状动脉药、降脂药、钙拮抗剂等明确冠心病有关的危险因素,积极治疗高血压、糖尿病、高脂血症等。戒烟酒,避免肥胖,科学运动。

（5）防止发生意外：患者洗澡时亲属知晓，不宜在饱餐后或饥饿时进行，水温要适宜，勿过冷过热，时间不宜过长，门不要上锁。

考点：保健卡标明的内容

（6）随身携带保健盒：盒内装常用药物，地西泮、双嘧达莫、硝酸甘油片、硝酸异山梨酯等。标明使用方法，以便紧急时应用。

（五）护理评价

患者是否自觉疼痛程度减轻或消失。患者活动耐力是否增加；患者恐惧感是否消失；患者能否描述预防便秘的措施，不发生便秘；卧床期间患者生活需要是否得到全面、及时的满足，患者是否表示满意。

第6节　原发性高血压患者的护理

案例9-4

患者，男，50岁。患高血压病8年，间断性服用降压药，血压波动较大。近5天来出现头痛、头晕、心悸而入院。患者平素嗜烟酒，近几年工作较劳累。检查：T 36.5℃，P 102次/分，R 20次/分，Bp 180/118mmHg，体型肥胖，意识清楚，心尖搏动位于第6肋间左锁骨中线外1cm，心律齐，各瓣膜听诊区未闻及杂音。初步诊断为：原发性高血压。

问题：1. 目前患者存在的主要护理问题有哪些？
2. 应采取哪些护理措施？

高血压是以体循环动脉的血压增高为主要表现的临床综合征，是最常见的慢性心血管疾病之一。临床上可以分为原发性和继发性两大类。原因不明的血压升高称为原发性高血压，占绝大多数患者，而对有明确病因的血压升高则称为继发性高血压。

考点：高血压的诊断标准

高血压的诊断必须以未服用降压药物的情况下，非同日2次或2次以上多次血压测量的平均值高于正常范围为依据。目前我们国家采用的标准是收缩压≥140mmHg和（或）舒张压≥90mmHg即可诊断为高血压，根据血压增高的水平，可以进一步分为高血压1,2,3级。又称轻、中、重度，分级标准（表9-2）。

表9-2　血压水平的定义和分类

类型	收缩压（mmHg）	舒张压（mmHg）
正常血压	<120	<80
正常高值	120～139	80～89
高血压	≥140	≥90
1级高血压（轻度）	140～159	90～99
2级高血压（中度）	160～179	100～109
3级高血压（重度）	≥180	≥110
单纯收缩期高血压	≥140	<90

（一）护理评估

1. 致病因素　未明确，可能与下列因素有关：
（1）遗传因素：原发性高血压有明显的遗传倾向。

（2）钠与高血压：流行病学和临床观察均显示食盐摄入量与高血压的发生密切相关，高钠盐摄入导致血压升高。

（3）精神神经学说：人在长期精神紧张、压力、焦虑或长期环境噪音、视觉刺激下也可引起高血压。

（4）其他：血管内皮功能异常、胰岛素抵抗现象等均可能与高血压的形成有关。此外，流行病学调查提示：低钾、低钙、高蛋白的摄入、肥胖、吸烟、过量饮酒等也可能与高血压的发生有关。

2. 身心状况

（1）一般表现：起病缓慢，早期可无症状，偶于体格检查时发现血压升高，高血压患者可有头晕、头痛、眩晕、气急、疲劳、心悸、耳鸣等症状。体检：主动脉瓣区第二心音亢进。长期高血压可有左心室肥厚，心界向左、下扩大；心尖区和（或）主动脉瓣区可听到收缩期杂音。

（2）靶器官损害的表现：①脑的表现：患者常有头痛、头胀痛的症状；长期高血压可形成小动脉的微动脉瘤，血压骤升可引起破裂而发生脑出血；高血压促使脑动脉粥样硬化可引起脑血栓形成。②心脏表现：左心室肥厚、心力衰竭。③肾脏表现：肾动脉硬化，出现多尿、夜尿、尿中有蛋白及红细胞，晚期可发生肾衰竭。④视网膜损害表现：视网膜动脉硬化可引起视网膜渗出和出血等。

（3）并发症：①高血压危象：因紧张、疲劳、寒冷、突然停服降压药物等诱因，全身小动脉发生强烈痉挛，血压急剧上升，血压以收缩压显著升高为主，也可伴有舒张压升高，影响重要脏器血液供应而产生危急症状。危象发生时，患者出现头痛、烦躁、眩晕、恶心、呕吐、心悸、气急及视力模糊等症状。伴靶器官病变者可以出现心绞痛、心力衰竭或高血压脑病。②高血压脑病：是指在高血压病程中发生急性脑血液循环障碍，多发生在重症高血压患者，由于过高的血压突破了脑血流自动调节范围，脑组织血流灌注过多引起脑水肿。临床表现为严重头痛、呕吐、意识模糊、精神错乱，甚至局灶性或全身抽搐、昏迷。

（4）心理状态：患者由于对高血压的危害缺乏正确的认识，易出现焦虑、情绪激动及过度紧张。

3. 辅助检查

（1）心电图：可见左心室肥大、劳损的表现。

（2）X线检查：可见主动脉弓迂曲延长，左室增大。

（3）眼底检查：视网膜小动脉在本病初期有痉挛，后出现硬化，严重时可有视网膜出血和渗出。

（二）护理问题

1. 头痛　与血压升高有关。

2. 有受伤的危险　与血压增高致头晕和视力模糊、与降压药致低血压有关。

3. 焦虑　与高血压致躯体不适以及血压控制不满意有关。

4. 知识缺乏　缺乏改善生活行为及服用降压药的相关知识，缺乏自我监控血压的知识。

5. 潜在并发症　高血压危象、高血压脑病。

（三）护理目标

患者头痛等躯体不适感减轻，血压控制在正常范围内。患者与亲属能复述出预防受伤的措施，没有受伤的表现；焦虑情绪减轻或消失。患者能掌握自我监控血压的能力和服用降压药的注意事项。

（四）护理措施

1. 生活护理

（1）环境：保持病室清洁、安静、舒适，光线柔和，减少不良刺激。

考点：高血压病的饮食护理

（2）休息与活动：尽量减少探视，让患者保持有充足的睡眠。护理人员操作应相对集中，动作轻柔，防止过多干扰患者。头痛、头晕时指导患者卧床休息，抬高床头，改变体位时动作宜缓慢；活动时加强保护意识，如日常活动注意手扶栏杆。避免过度劳累、情绪激动、精神紧张、吸烟、酗酒、环境嘈杂等。

（3）饮食护理：

1）限制钠盐摄入，每日食盐量以不超过 6g 为宜。

2）减少脂肪、动物脂肪的摄入，肥胖者控制每日总热量的摄入，适当补充蛋白质，多吃新鲜水果和蔬菜，摄入足量的维生素和钾、镁、钙。

3）戒烟、限制饮酒。

（4）安全的护理：患者有头晕、眼花、耳鸣等症状时应卧床休息，上厕所或外出活动应有人陪伴，改变体位时应缓慢，避免长时间站立，避免用过热的水洗澡或蒸气浴而引起周围血管扩张，防止发生低血压反应。

2. 心理护理　告知患者高血压的相关知识，避免情绪激动及过度紧张、焦虑。指导患者使用放松技术，如心理训练、音乐疗法和缓慢呼吸、遇事要冷静、沉着等。解释头痛主要与高血压有关，血压恢复正常且平稳后头痛症状可减轻或消失。可通过改变自己的行为方式，培养对自然环境和社会的良好适应能力。

3. 配合治疗

（1）药物治疗：原发性高血压诊断一旦确立，通常需要终身长期服药治疗。遵医嘱给予降压药物治疗，测量用药后的血压以判断疗效，并观察药物的不良反应。

考点：高血压病药物治疗的护理

1）利尿剂：氢氯噻嗪、呋塞米、氨苯蝶啶等。副作用可出现电解质紊乱。

2）β受体阻滞剂：普萘洛尔、美托洛尔等。应注意其引起心动过缓、支气管痉挛等副作用。

3）钙通道阻滞剂（CCB）：硝苯地平、非洛地平等。不良反应主要是头痛、面部潮红、下肢水肿、心动过速等副作用。

4）血管紧张素转换酶抑制剂（ACEI）：卡托普利、依那普利等。不良反应主要是刺激性干咳。

5）血管紧张素Ⅱ受体阻滞剂（ARB）：氯沙坦、缬沙坦等。不良反应可有头晕、头痛等。

（2）并发症的护理：患者一旦发生高血压危象、高血压脑病，应立即卧床休息，抬高床头。吸氧，保持呼吸道通畅。立即建立静脉通路，遵医嘱迅速准确给予降压药，一般首选硝普钠迅速降压，严密监测血压，每 5～10 分钟测血压一次。在开始的 24 小时内将血压降低 20%～25%，48 小时内血压不低于 160/100mmHg。如果降压后患者重要器官出现缺血的表现，血压降低的幅度应更小些，在随后的 1～2 周内将血压逐渐降至正常。

4. 病情观察　观察患者症状有无减轻，注意监测血压，及时发现靶器官有无受损情况。对高血压急症患者要注意严密监测血压及病情变化，发现血压急剧升高、剧烈头痛、呕吐、大汗、视力模糊、面色及神志改变、肢体运动障碍等症状，立即通知医生。

5. 健康教育

（1）生活方式指导：保证身心休息，高血压初期可适当休息，保证足够睡眠。血压较高、症状较多或有并发症的患者需卧床休息。避免过度兴奋,可让患者听音乐,看画报、下棋等调节紧张情绪,放慢生活节奏,学会自我心理平衡调整,保持乐观情绪,不宜登高、提取重物、跑步等。

（2）饮食指导:减少钠盐摄入,补充钙和钾盐,减少脂肪摄入,膳食中脂肪量应控制在占总热量的 25% 以下;限制饮酒;减轻体重,尽量控制体重指数(BMI)<25。

（3）疾病知识指导:向患者及家属解释引起原发性高血压的生理、心理、社会因素,及高血压对机体的危害,以引起高度重视,坚持长期的饮食、运动、药物治疗,将血压控制在正常的水平,以减少对靶器官的进一步损害。

（4）用药指导:告诉患者药物的名称、剂量、用法、作用及不良反应。指导患者坚持服药治疗,帮助患者建立长期治疗的思想。定时服用降压药,不可随意增减药量或突然撤换药物,可在医生指导下调整用药,防止血压反跳。提醒患者注意药物的不良反应,学会自我观察及护理。指导患者和家属正确保管药物的方法。

（5）指导患者做好自我监测:指导教会患者或家属及时测量血压并记录,定期门诊随访,病情变化时立即就医。

（五）护理评价

患者能否正确认识疾病,避免加重高血压的诱发因素,是否懂得自我护理方法,改变不良的生活方式;患者是否坚持按医嘱服降压药物,减少并发症发生,无高血压急症发生。

案例 9-4 分析

1. 患者目前主要的护理问题:疼痛、有受伤的危险、潜在并发症。

2. 目前主要的护理措施:安置患者入病房,保持病室清洁、安静、舒适,嘱卧床休息;指导患者合理的饮食,要限制钠盐的摄入,减少脂肪、动物脂肪的摄入,控制每日总热量的摄入,戒烟、限酒;注意做好安全的护理;做好心理护理,减轻患者的焦虑;遵医嘱给予降压药物治疗,嘱患者应坚持长期服药治疗,注意观察药物的不良反应;观察患者病情,做好血压的监测,避免并发症的发生;同时应对患者进行健康指导。

第 7 节　原发性下肢静脉曲张患者的护理

案例 9-5

　　一男性中年患者的左右小腿上部多处蓝色弯曲的血管隆起,患者的护理带教老师提示可能是原发性下肢静脉曲张,如果能排除深静脉阻塞,诊断可以成立。

问题:1. 什么是原发性下肢静脉曲张?

　　　2. 此病的可能原因是什么?

　　　3. 通过什么手法来判断患者深静脉有无阻塞? 该检查有何意义?

　　原发性下肢静脉曲张是指单纯涉及下肢浅静脉和交通支静脉曲张,有大隐静脉曲张和小隐静脉曲张两种。

（一）护理评估

1. 致病因素　　与下肢浅静脉壁薄弱、静脉瓣功能不全和静脉压增高(如长期久站立)有关。

2. 身体状况

（1）症状评估:患肢有酸胀,晚上重、早上轻,足踝有水肿,皮肤瘙痒。

（2）护理体检:原发性下肢静脉曲张的典型表现是在小腿上部后面及内外面,见蚯蚓一样蓝色团状或结节状隆起的静脉。小腿下 1/3 内侧溃疡,为静脉曲张晚期最主要的临床表现,其他表现有足靴区色素沉着,颜色发暗,有脱屑。

伯尔德士试验(Perthes 试验):站立,患肢浅静脉充分充盈,于大腿根部扎弹力止血带以阻断浅静脉血液回流,嘱患者下蹲起立运动 20 次。观察:①若充盈的浅静脉消退:表示深静脉通畅。属于原发性下肢浅静脉曲张。②若充盈的浅静脉更加怒张:属于深静脉功能不全,比如深静脉阻塞。

勃-托士试验(Trendelenburg 试验):平卧抬高患肢,于大腿根部扎弹力止血带以阻断浅静脉血液回流,站立 30 秒。①如果 30 秒内浅静脉充盈,表示交通支静脉瓣膜关闭不全。②如果 30 秒内浅静脉无明显变化,松开弹力带,大隐静脉很快由上而下充盈,表示大隐静脉进入股静脉的瓣膜关闭不全。

（3）心理状态:原发性下肢静脉曲张早期,许多患者不会主动就医,一旦内踝上侧出现慢性湿疹或溃疡,带来不适并影响美观等,才重视求医。

3. 辅助检查

超声多普勒、下肢静脉造影等,可以判断病变性质、部位、范围和程度。

（二）护理问题

1. 皮肤完整性受损 与机械损伤、局部静脉回流障碍、细菌感染有关。

2. 潜在并发症 出血、血栓性静脉炎、术后感染。

（三）护理目标

患者受损的皮肤在预期的时间内恢复,或者皮损减轻。

（四）护理措施

1. 生活护理 患者在家属帮助下,多能自理。患肢溃疡面覆盖消毒纱布要保持干燥,被生活用水及汗液弄湿后,易感染,故需告知患者及家属做好隔湿清洁作业。

2. 病情观察 术前内踝上伤口溃疡换药时观察,伤口如能变干净无脓液,肉芽新鲜无水肿,则适合手术植皮;下肢大隐静脉抽剥术后,需对植皮处进行观察,皮瓣是否存活;如手术侧肢端过度肿胀,可能是绷带缠绕过紧,引起下肢血液回流障碍或下肢静脉血栓形成,需报告医师。

3. 配合治疗

（1）伤口换药:踝部受伤后,需及时对伤口进行清创消毒等处理,此后做伤口换药,洗澡(脚)时,避免弄湿伤口,不慎弄湿,需及时进行消毒换药。若处理不及时或方法不当,合并细菌感染后,则溃疡易变成慢性过程。

（2）医用弹力袜:适用于早期原发性下肢静脉曲张(无症状的静脉曲张或者是老年病者,只能延缓病情的发展而不能根治疗静脉曲张,需要终身穿戴,夏日太热、穿戴费劲、每 6 个月要购买新袜)方法:使用医用弹力袜,医用循序减压弹力袜在脚踝部建立最高支撑压力,顺着腿部向上逐渐递减,在小腿肚减到最大压力值的 70%～90%,在大腿处减到最大压力值的 25%～45%,压力的这种递减变化可使下肢静脉血回流,有效缓解或改善下肢静脉和静脉瓣膜所承受压力。弹力袜最好是在清晨尚未起床时穿,一直到夜间后再脱掉。

（3）注射硬化剂:适用于原发性下肢静脉曲张。方法:将高张性溶液(如高浓度盐水或硬化剂)注射到曲张的静脉,破坏血管内膜,使其粘连后消失。但仅能治疗小的曲张血管、且治疗中可能会有剧痛,色素沉淀,甚至发炎、红肿、溃烂等后遗症,所以仅适用于少数患者。

(4) 大隐静脉剥脱术护理:手术治疗是下肢静脉曲张最根本有效的方法之一。术前护理除常规备皮、术前用药之外,有伤口者,需对伤口进行消毒换药至炎症控制,需要植皮时,对供皮区进行酒精消毒包扎 2 天;大隐静脉剥脱术术后第 2～3 天下地活动,保持弹力绷带加压包扎下肢,既促进静脉血液回流,另外可以压迫伤口止血。弹力绷带至少用到术后 2 周,根据情况可以适当的延长使用时间,术后应用活血化瘀的药物预防继发深静脉血栓,饮食以清淡易消化食物为主,保持大便通畅易解,避免剧烈活动下肢,平卧时,患肢抬高,观察患肢肿胀情况和伤口渗出情况,如有异常及时报告医生处理。

(5) 激光疗法:也是治疗下肢静脉曲张最根本有效的方法之一。适用于早期原发性下肢静脉曲张。

4. 健康指导

(1) 避免长期站或坐,应常让脚做抬高,放下运动,或行走锻炼。

(2) 应养成每日穿弹力袜运动腿部 1 小时的习惯,如散步、快走、骑脚踏车、跑步或跑步机等。

(3) 应养成一日数次躺下将腿抬高,高度超过心脏的姿势,促进腿部静脉回流。

(4) 保持弹力袜之清洁,并注意其弹性功能是否改变。当弹力袜失去弹性之时应立即更换。

(5) 保持大便通畅。

(五) 护理评价

患者受损的皮肤是否在预期的时间内恢复,皮损是否减轻。

案例 9-5 分析

该男性中年患者的左右小腿上部多处蓝色弯曲的血管鼓起,初步诊断为下肢静脉曲张。其原因与静脉壁薄弱、静脉瓣功能不全和静脉压增高有关。该患者是原发性静脉曲张还是深静脉阻塞?通过做伯尔德士试验(Perthes 试验)可做出初步判断:嘱患者站立,患处浅静脉充分充盈,于大腿根部扎弹力止血带以阻断浅静脉血液回流,嘱患者下蹲起立运动 20 次。观察:①若充盈的浅静脉消退:表示深静脉通畅。属于原发性下肢浅静脉曲张。②若充盈的浅静脉更加怒张:属于深静脉功能不全,比如深静脉阻塞。其检查意义在于疾病诊断的准确性及治疗方法选择。

第 8 节　血栓闭塞性脉管炎患者的护理

案例9-6

患者,男,40 岁。因右脚第二脚趾红肿痛 1 个月入院。1 年前,因左蹈趾出现同样表现坏死。有几十年的吸烟史。入院后,每到晚上,患者半坐抚趾呻吟,呼痛,足背动脉搏动不明显。

问题:1. 该患者患的是什么病?
　　　2. 患者处于该疾病哪一阶段?

血栓闭塞性脉管炎原因不确定。病理变化主要发生于下肢中小动静脉,以动脉受累为主,病理特点:动脉病变多以踝关节开始,节段性向心端发展,内膜炎至增厚至狭窄至血栓闭塞,血管周围纤维组织增生,血管壁上交感神经和周围神经变性,造成所供血区组织缓慢进行性缺血坏死。

(一) 护理评估

1. 致病因素　外因有长期大量吸烟、气候寒冷潮湿;内因有神经内分泌乱、自身免疫功能紊乱等。

2. 身体状况

(1) 症状评估：①局部缺血期：患者走一段路后，因小腿酸胀、疼痛、麻木被迫停下休息，待不适消失后，复可行走，但上述现象反复出现，称间歇性跛行。原因是下肢动脉痉挛、供血不足所致。②营养障碍期：患者患趾疼痛，尤其深夜安静时明显，称休息痛。③坏疽期：有休息痛，患趾变黑，屈膝抱足、彻夜难眠。

(2) 护理体检：局部缺血期：足背动脉搏动减弱，患肢怕冷。营养障碍期：足背动脉搏动不明显，患肢足部冷、白、趾甲增厚、变形。坏死期：干性坏死或湿性坏死。足背动脉搏动消失。Buerger实验：患者平卧，患肢抬高70°～80°，持续60秒，若出现麻木、疼痛、苍白或蜡黄色，提示阳性。

(3) 心理状态：患者四处求医，效果不佳，故有焦虑、忧郁。

3. 辅助检查 肢体血流图、彩色多普勒超声检查、动脉造影检查等能明确脉管炎病变所在的位置。

（二）护理问题

1. 疼痛 与肢体缺血有关。

2. 皮肤完整性受损 与患肢远端供血不足有关。

3. 焦虑 与疼痛，久治不愈有关。

（三）护理目标

患者疼痛改善；受损的皮肤在预期时间内得于修复，或皮肤损害减轻；焦虑减轻。

（四）护理措施

1. 生活护理 急性期，不吃刺激性食物；戒烟、酒。

2. 病情观察 局部症状体征在配合治疗等措施实施后，是否改善，有无药物副反应。

3. 配合治疗

(1) 血管扩张药：前列地尔、妥拉唑林、双嘧达莫可改善局部血供。

(2) 抗凝药：右旋糖酐40、阿司匹林有阻止血栓形成作用。己酮可可碱能降低血液黏滞度，增加红细胞变形性，使其能够通过狭窄的血管，从而提高组织灌注量。能减轻静息痛和间歇性跛行，促进溃疡愈合。

(3) 激素：采用泼尼松龙，于溃疡、坏疽以上部位的健康组织皮下注射，有止痛效果。

(4) 手术：①腰交感神经节切除术；②血管重建术；③截肢（趾）术。

(5) 高压氧疗法：可提高血氧含量，增加肢体供氧量，从而减轻患肢疼痛，促进溃疡愈合。

4. 健康指导 禁止吸烟，防寒（不主张使用热水袋等进行局部加温保暖），防损伤，脚部保持干燥、干净。Buerger锻炼：抬高患肢45°，坚持2～3分钟，下垂床沿2～3分钟，平卧2分钟，如此反复5次，每天如此坚持数次；同时每天坚持短途散步。

（五）护理评价

患者疼痛是否减轻；受损的皮肤在预期时间内是否得以修复或损害减轻；焦虑程度是否减轻或消失。

案例9-6分析

1. 根据好发部位和临床表现初步诊断为血栓闭塞性脉管炎，可通过辅助检查加以证实。

2. 每到晚上，患者半坐抚趾呻吟呼痛，足背动脉搏动不明显，患者正处于营养障碍期。

小结

　　心血管疾病常见的症状有心源性呼吸困难、心源性水肿、心悸、晕厥及心前区疼痛等，心血管疾病之间有密切关系，风湿性心脏病、冠心病、原发性高血压等疾病严重时均可引起心力衰竭、心律失常、休克或猝死。患者常存在活动无耐力、疼痛、气体交换受损、体液过多、恐惧、焦虑等护理问题。护理措施包括：做好生活护理，指导患者合理休息和锻炼；嘱患者保证低盐低脂丰富维生素饮食；合理使用洋地黄制剂、利尿剂、降压药、抗心律失常药物等；密切病情观察的演变和转归，观察药物的不良反应，给予相应的抢救和处理；重视心理护理，取得患者的配合，坚定患者的治疗信心；指导患者坚持长期服药，并做好用药督导；进行相关疾病的健康教育，使患者具有一定的保健能力。单纯下肢静脉曲张护理重点是配合手术做好术前后护理。血栓闭塞性脉管炎渐进发展致患脚趾端缺血变性坏死，治疗上仍无根治办法。在健康教育方面，重视预防，如戒烟、防寒、防损伤、脚部保持干燥、干净、Buerger锻炼等，力求使其避免发生或获得长期缓解或减轻症状。

自测题

A₁ 型题

1. 心源性呼吸困难的表现形式不包括哪种（　　）
   A. 劳力性呼吸困难　　B. 夜间阵发性呼吸困难
   C. 端坐呼吸　　　　D. 急性肺水肿
   E. 发绀

2. 对心力衰竭患者静脉补液速度应控制在（　　）
   A. 20～30 滴/分　　　B. 30～40 滴/分
   C. 40～50 滴/分　　　D. 50～60 滴/分
   E. 60～80 滴/分

3. 心脏病患者一般吸氧流量为（　　）
   A. 1～2L/min　　　　B. 2～4L/min
   C. 3～5L/min　　　　D. 4～6L/min
   E. 6～8L/min

4. 心源性水肿首发部位（　　）
   A. 眼睑　　　　B. 身体最低垂的部位
   C. 腹部　　　　D. 四肢
   E. 头部

5. 观察水肿的最基本指标是（　　）
   A. 测身高　　　B. 皮肤颜色
   C. 测体重、腹围　D. 观察大小便
   E. 营养状态

6. 心悸夜间入睡困难者可使用（　　）
   A. 小剂量镇静剂　B. 冬眠合剂
   C. 吗啡　　　　D. 高流量吸氧
   E. 大剂量镇静剂

7. 由于心排血量突然下降而产生的晕厥称（　　）
   A. 脑膜刺激征　　B. 阿-斯综合征
   C. 病窦综合征　　D. 腹膜刺激征

E. 预激综合征

8. 晕厥主要表现为（　　）
   A. 脉搏、血压改变
   B. 头晕、黑矇
   C. 一过性的意识丧失
   D. 心悸、气促
   E. 心音改变

9. 心力衰竭最常见的诱发因素是（　　）
   A. 过劳　　　　B. 心律失常
   C. 摄入盐过多　　D. 洋地黄应用不当
   E. 呼吸道感染

10. 慢性心力衰竭的基本病因是（　　）
    A. 原发性心肌损害　B. 严重心率失
    C. 妊娠　　　　D. 呼吸道感染
    E. 甲状腺功能亢进

11. 全心衰竭时下列哪个症状有所缓解（　　）
    A. 食欲不振　　B. 呼吸困难
    C. 肝大　　　　D. 双下肢水肿
    E. 颈静脉怒张

12. 日常生活基本能自理,需严格限制一般的体力活动,其心功能为（　　）
    A. Ⅰ级　　　　B. Ⅱ级
    C. Ⅲ级　　　　D. Ⅳ级
    E. 心功能正常

13. 服用洋地黄后,应重点观察（　　）
    A. 体重　　　　B. 过敏反应
    C. 是否成瘾　　D. 是否中毒
    E. 体温的变化

14. 利尿剂导致的电解质代谢紊乱多见（　　）
    A. 高尿酸血症　　B. 高血糖
    C. 高血钾或低血钾　D. 低氯血症
    E. 低镁血症

15. 危险的心律失常除外（　　）
    A. 成对出现的室性期前收缩
    B. 频发的室性期前收缩
    C. 多源性的室性期前收缩
    D. R-on-T 现象的室性期前收缩
    E. 一度房室传导阻滞

16. 可判断心律失常类型的辅助检查（　　）
    A. X 线检查　　B. 心电图检查
    C. 超声心动图　　D. CT
    E. 多普勒超声心动图

17. 室性期前收缩心电图表现的宽大畸形 QRS 波
    群时限超过（　　）
    A. 0.10s　　B. 0.11s
    C. 0.12s　　D. 0.13s
    E. 0.14s

18. 心房颤动波（f 波）心电图特点不包括（　　）
    A. 大小不同
    B. 形态不一
    C. 间隔不等
    D. 频率为 350～600 次/分
    E. 频率为 250～550 次/分

19. 房室传导阻滞 P-R 间期延长,时间超过（　　）
    A. 成人>0.06s　　B. 成人>0.08s
    C. 成人>0.20s　　D. 成人>0.02s
    E. 成人>0.04s

20. 心导管消融治疗的术后,绝对卧床休息时间为
    （　　）
    A. 12h　　B. 10h
    C. 8h　　D. 6h
    E. 4h

21. 心脏同步电复律转复后可预防复发的药物是
    （　　）
    A. 普罗帕酮　　B. 胺碘酮
    C. 胺碘酮　　D. 奎尼丁
    E. 维拉帕米

22. 慢性风湿性心瓣膜病最常累及的瓣膜是（　　）
    A. 肺动脉瓣　　B. 二尖瓣
    C. 主动脉瓣　　D. 三尖瓣
    E. 主动脉瓣联合三尖瓣

23. 二尖瓣狭窄患者典型心脏体征为（　　）
    A. 呈二尖瓣面容
    B. 心尖区可触及舒张期震颤
    C. 听诊心尖区第一心音亢进
    D. 若闻及二尖瓣开瓣音
    E. 心尖区可闻及低调的舒张中、晚期隆隆样
       杂音

24. 提示瓣膜尚有弹性的体征是（　　）
    A. 皮肤环形红斑
    B. 心尖冲动呈抬举性
    C. 心尖区第一心音亢进
    D. 二尖瓣开瓣音
    E. 隆隆样杂音

25. 风心病二尖瓣狭窄晚期常见并发症及主要死
    亡原因是（　　）
    A. 充血性心力衰竭　B. 心律失常
    C. 栓塞　　D. 急性肺水肿
    E. 感染性心内膜炎

26. 风心病时最常见的心律失常是（　　）
    A. 阵发性心动过速　B. 心房扑动
    C. 心房颤动　　D. 心室扑动
    E. 心室颤动

27. 心尖部闻及全收缩期粗糙的吹风样杂音向左
    腋下、左肩胛下传导,提示（　　）
    A. 二尖瓣狭窄
    B. 三尖瓣关闭不全
    C. 主动脉瓣关闭不全
    D. 主动脉瓣狭窄
    E. 二尖瓣关闭不全

28. 主动脉狭窄最常见的三联症是（　　）
    A. 劳力性呼吸困难、心悸和晕厥
    B. 夜间阵发性呼吸困难、心绞痛和晕厥
    C. 劳力性呼吸困难、心绞痛和心律失常
    D. 劳力性呼吸困难、心绞痛和晕厥
    E. 夜间性呼吸困难、心悸和心律失常

29. 诊断心脏瓣膜病最有价值的方法是（　　）
    A. 二维和多普勒超声
    B. X 线检查
    C. 超声心动图
    D. 心电图
    E. CT

30. 冠心病易患"五高因素"除外（　　）
    A. 高血脂　　B. A 型行为

C. 高血压　　　　D. 高血糖

E. 高度吸烟和高体重

31. 心绞痛发作性疼痛特点呈(　　　)

A. 不尖锐的烧灼感

B. 紧缩性痛

C. 针刺样痛

D. 钝痛

E. 刀割样痛

32. 心绞痛发作持续时间通常为(　　　)

A. 20～30min　　B. 15～20min

C. 10～15min　　D. 8～10min

E. 3～5min

33. 心绞痛发作时心电图检查,在以 R 波为主的导

联中心电图改变是(　　　)

A. 二尖瓣 P 波

B. 肺型 P 波

C. ST 段压低、T 波低平或倒置

D. 病理性 Q 波

E. QRS 波群宽大畸形

34. 心肌梗死患者最早出现的最突出的症状是(　　)

A. 恶心呕吐　　　B. 休克

C. 心律失常　　　D. 心力衰竭

E. 疼痛

35. 心肌梗死与心绞痛的心电图鉴别最有意义的

是(　　　)

A. ST 段抬高　　　B. 病理性 Q 波

C. ST 段压低　　　D. T 波高尖

E. T 波倒置

36. 心肌梗死发生心律失常最多见的表现是(　　　)

A. 室性期前收缩　　B. 心房颤动

C. 窦性心动过缓　　D. 窦性心动过速

E. 心室颤动

37. 心肌梗死并发症除外(　　　)

A. 乳头肌功能失调或断裂

B. 心脏破裂

C. 心律失常

D. 心室壁瘤

E. 心肌梗死后综合征

38. 急性心肌梗死最早出现增高的是(　　　)

A. 肌红蛋白　　　B. cTnI

C. CK-MB　　　　D. AST

E. LDH

39. 安排急性心肌梗死患者绝对卧床休息时间为

(　　　)

A. 第 12 小时　　　B. 第 1～3 天

C. 第 3～6 天　　　D. 第 3～6 周

E. 第 1～3 个月

40. 吸氧在救治心肌梗死时起到的作用不包括(　　)

A. 可改善心肌缺氧

B. 缩小心肌坏死范围

C. 修复坏死的心肌细胞

D. 减轻疼痛

E. 增强心肌收缩力

41. 与高血压发病有关的饮食因素是(　　　)

A. 素食过多　　　B. 高钠摄入

C. 低脂肪饮食　　　D. 优质蛋白饮食

E. 鱼类饮食增多

42. 成人高血压的诊断标准是(　　　)

A. Bp≥140/90mmHg

B. Bp≥150/90mmHg

C. Bp≥160/90mmHg

D. Bp≥160/95mmHg

E. Bp≥165/95mmHg

43. 长期持续高血压引起的肾脏病变最终可导致

(　　　)

A. 慢性肾盂肾炎　　B. 肾衰竭

C. 慢性肾炎　　　D. 肾病综合征

E. 急性肾炎

44. 高血压时最常见的心脏改变是(　　　)

A. 双房肥大　　　B. 左心房肥大

C. 左心室肥厚　　　D. 右心室肥大

E. 右心房肥大

45. 静脉曲张晚期的临床表现中,最主要的是(　　)

A. 皮肤厚硬　　　B. 小腿水肿

C. 色素沉着　　　D. 小腿下 1/3 内侧溃疡

E. 局部瘙痒

46. 治疗下肢静脉曲张最根本有效的方法是(　　)

A. 患肢抬高休息　　B. 弹力绷带包扎

C. 穿弹力袜　　　D. 注射硬化剂

E. 手术治疗

47. 血栓闭塞性脉管炎常见的病变部位是(　　　)

A. 上肢的动脉

B. 上肢的静脉

C. 下肢的大动脉

D. 下肢的中小静脉,以动脉为主

E. 下肢的中小静脉,以静脉为主

48. 血栓闭塞性脉管炎,坏疽期的典型体位为(　　)
  A. 间歇性跛行
  B. 静息痛、喜平卧
  C. 屈膝抱足、彻夜难眠
  D. 静息痛、喜运动
  E. 自由体位

49. 血栓闭塞性脉管炎的病因不包括(　　)
  A. 长期大量吸烟　　B. 气候寒冷潮湿
  C. 神经内分泌乱　　D. 下肢活动减少
  E. 免疫功能异常

50. 间歇性跛行是由于(　　)
  A. 肌无力　　B. 静脉血栓形成
  C. 动脉栓塞　　D. 动脉痉挛、供血不足
  E. 维生素 C 缺乏

A₂ 型题

51. 患者,男,60 岁,双下肢水肿、肝大、颈静脉怒张、肝静脉回流征阳性,应考虑(　　)

A. 心肌炎　　B. 慢性肾炎
C. 慢性肝炎　　D. 左心衰
E. 右心衰

52. 患者,女,75 岁。因输液速度过快,量多,输液过程中突然出现呼吸困难、气促、咳嗽、咳粉红色泡沫样血痰(　　)
  A. 过敏反应　　B. 空气栓塞
  C. 急性肺水肿　　D. 支气管哮喘
  E. 肺不胀

53. 某患者有慢性充血性心力衰竭,在治疗期间出现恶心、头痛、头晕、黄视。检查心率 46 次/分,呈期前收缩二联律,应考虑为(　　)
  A. 硝普钠中毒　　B. 洋地黄中毒
  C. 氨茶碱中毒　　D. 低血钾
  E. 高血钾

（张英男　庞远雄　吴　慧）

第10章

泌尿及男性生殖系统疾病患者的护理

泌尿系统由肾脏、输尿管、膀胱、尿道及相关的血管和神经组成。其主要功能是生成和排泄尿液。其中肾脏是最重要的器官,它不仅通过尿液排泄机体的代谢废物,调节水、电解质和酸碱平衡,维持机体内环境的稳定,而且可分泌多种重要的激素,如肾素、前列腺素等。正常人每日尿量平均约为1500ml,尿量的多少取决于肾小球滤过率、肾小管重吸收量及两者的比例。如尿量超过2500ml/24h,称为多尿,少于400ml/24h,称为少尿,少于100ml/24h,称为无尿。

考点:尿量异常数值

泌尿系统疾病是临床常见疑难病,多反复发作,久治不愈,最终可发展为慢性肾衰竭。泌尿及男性生殖系统疾病常见的有肾盂肾炎、慢性肾炎、泌尿系损伤、尿石症、肾结核、良性前列腺增生、肾衰竭等。治疗以饮食、药物疗法为基础,肾衰竭晚期则需进行透析治疗或肾移植。

第1节　泌尿及男性生殖系统疾病患者常见症状的护理

一、水　肿

水肿是指液体在组织间隙过多的积聚,是泌尿系统疾病的常见表现。

(一)护理评估

1. 致病因素　肾源性水肿可分为两大类:一类是肾炎性水肿,主要是由于球管平衡失调引起的水、钠潴留,毛细血管静水压增高而出现水肿。另一类是肾病性水肿,主要是由于大量蛋白尿造成低蛋白血症,血浆胶体渗透压降低,导致液体从血管内进入组织间隙而产生水肿。

2. 身体状况　主要是评估水肿发生的诱因及原因、时间、部位;水肿的特点、程度,以及进展情况,有何伴随症状。肾源性水肿特点主要有:①水肿常首先出现在组织较疏松的部位,如多从眼睑、颜面部开始水肿。②多在晨起时较明显。③水肿为凹陷性水肿。④常伴其他表现,如高血压、血尿、蛋白尿等。

3. 辅助检查

(1)尿常规检查:尿常规检查是泌尿系统疾病最基本的检查项目,有助于初步判断水肿的原因。

(2)肾功能检查:分别进行肾小球功能和肾小管功能检查,协助诊断。

(3)其他检查:影像学检查如B超、X线等检查也有助于诊断,此外,肾脏穿刺活组织检查是泌尿系统疾病确诊的常用方法。

(二)护理问题

1. 体液过多　与水、钠潴留,血浆渗透压降低等因素有关。

2. 有皮肤完整性受损的危险　与皮肤水肿有关。

185

（三）护理措施

1. 生活护理 水肿伴高血压、少尿的患者应限制水、钠的摄入。有低蛋白血症的患者在无氮质血症时，可予以正常量的优质蛋白饮食，有氮质血症时应限制食物中蛋白质的摄入。指导患者合理休息，对于严重水肿患者，应卧床休息，经常更换体位，避免水肿部位的皮肤受挤压，以免形成压疮。

2. 配合治疗 遵医嘱使用利尿剂时，注意观察药物的疗效及副作用。尤其是有无电解质紊乱，如低钾、低氯血症或高钾血症等。此外，应尽量避免在水肿严重部位肌肉注射，静脉穿刺时注意无菌操作，拔针后，用无菌干棉球按压穿刺部位，以防针口渗液。

3. 病情观察 准确记录患者的 24 小时液体出入量。入量包括饮水量、食物所含水量、补液量等。出量包括尿量、呕吐物、粪便、透析的超滤液量等。定期测量患者的体重及腹围，观察水肿的消长情况，严密观察并记录生命体征的变化，有无胸腔、腹腔、心包积液及心衰等。

二、高 血 压

（一）护理评估

1. 致病因素 肾脏疾病几乎均可引起高血压，是继发性高血压的常见原因之一。按发生机制可分为容量依赖型和肾素依赖型两类。前者多见，因水钠潴留引起；后者是由于肾素-血管紧张素-醛固酮系统被激活而引起。高血压可加速肾小球硬化，促使肾功能减退。

2. 身体状况 评估患者的血压情况，以及高血压可能进一步引起的心界扩大、心脏杂音、肺底湿啰音等。

（二）护理措施

1. 生活护理 保持病区安静，光线柔和，合理安排患者休息与活动，保证患者充足的睡眠；指导患者低盐、低脂饮食，多吃蔬菜、水果。

2. 配合治疗 按医嘱使用降压药时，注意观察药物的疗效及副作用。用利尿剂时注意有无电解质紊乱；用 β 受体阻滞剂时注意有无心动过缓、传导阻滞等；用钙通道拮抗剂时注意有无头痛、面红、心动过速；用血管紧张素转化酶抑制剂时应监测肾功能的变化。

3. 病情观察 观察患者的血压变化，观察有无心、脑、肾、眼底受累的表现如左心衰竭、眼底出血等。

三、尿路刺激征

尿路刺激征包括尿频、尿急、尿痛、排尿不尽感及下腹坠痛等。排尿次数增多，而每次尿量不多，称为尿频；若一有尿意即要排尿，并常伴有尿失禁称为尿急；若排尿时膀胱区和尿道有疼痛或灼热感称为尿痛。

（一）护理评估

1. 致病因素 尿路刺激征常见于尿路感染、结石，也见于泌尿系统畸形、前列腺增生、妇科炎症、结核病等，还要询问有无留置导尿管、进行尿路器械检查等。

2. 身体状况

（1）症状评估：询问患者有无尿频、尿急、尿痛等症状，症状的起始时间，起病前有无明显的诱因，有无伴有其他不适，如发热、腰痛等。

（2）护理体检：检查患者体温有无升高。肾区有无压痛、叩击痛,输尿管行程有无压痛点,尿道口有无红肿等。

3. 辅助检查　尿常规检查,观察有无脓尿、血尿等;尿细菌镜检和定量培养结果,是否为有意义的细菌尿;24h 尿量有无异常,有无出现夜尿增多、尿比重降低,肾功能是否受损;影像学检查,观察肾脏的大小、外形有无改变,尿路有无畸形或梗阻等。

（二）护理措施

1. 生活护理

（1）指导患者休息与活动:给患者提供安静、舒适的休息环境,各项治疗、护理操作宜集中进行,尽量少干扰患者。

（2）饮食护理:在无禁忌证的情况下,应嘱患者尽量多饮水、每日入量应在 2000ml 以上,勤排尿,以达到不断冲洗尿路的目的,减少细菌在尿路停留的时间。轻症者进食清淡、富于营养的饮食。发热、全身症状明显者,应给予流质或半流质饮食,消化道症状明显者可静脉补液。

（3）指导患者做好个人卫生:小便后应擦拭外阴,女患者月经期间增加外阴清洗次数,勤换内裤,以减少肠道细菌对尿路的感染机会。

2. 心理护理　引导患者从事一些感兴趣的活动,以分散患者对自身不适的注意力,有助于减轻尿频、尿急、尿痛等不适症状。

3. 配合治疗

（1）抗菌药物护理:

1）指导患者正确用药:按医嘱使用抗菌药物,向患者解释有关药物的作用、用法、疗程、注意事项。嘱患者按时、按量、按疗程服药,勿随意停药以达到彻底治疗的目的。

2）注意药物的不良反应:口服复方磺胺甲基异噁唑期间要注意多饮水和同时服用碳酸氢钠,以增强疗效,减少磺胺结晶的形成,减轻尿路刺激症状。

（2）对症护理:

1）尿频、尿急、尿痛等尿路刺激征明显者可予以阿托品、普鲁苯辛等抗胆碱能药物对症治疗。指导患者进行膀胱区热敷或按摩,以缓解疼痛。

2）高热患者可采用冰敷、酒精擦浴等物理降温的措施。对高热、头痛及腰痛者给予退热镇痛剂。

4. 病情观察　观察患者尿频、尿急、尿痛及腰痛不适等有无好转,监测体温的变化并做好记录,此外,监测辅助检查结果,如尿常规、尿细菌镜检和定量培养结果等。

第 2 节　肾盂肾炎患者的护理

案例10-1

　　患者,女,27 岁。因尿频、尿急、尿痛、腰痛 1 天入院。无肉眼血尿、泡沫尿,无关节痛、皮疹、咳嗽、咳痰。查体:T 38.5℃,P 110 次/分,两肾区叩击痛。尿液检查:红细胞 2～3 个/HP,白细胞 40～60 个/HP,细菌(＋)。初步诊断为急性肾盂肾炎。予以抗感染、碱化尿液治疗。

问题:1. 该患者主要护理问题是什么?
　　　2. 应采取哪些护理措施?

肾盂肾炎主要是由细菌引起肾盂、肾盏和肾实质感染性的炎症，是常见的尿路感染。本病在临床上好发于女性，女∶男≈10∶1，其中生育年龄妇女发病率最高。此外，学龄前女孩、女婴、老年妇女和高龄男子中也常见。肾盂肾炎有急性肾盂肾炎和慢性肾盂肾炎。治疗主要采用去除易患因素，合理使用抗菌药物等，也可采用中西医结合的治疗方法。

（一）护理评估

1. 致病因素

本病主要是由细菌引起，大肠埃希菌最为多见，占70％以上。

考点:最多见的病原体和最常见的感染途径（1）感染途径：上行感染为最常见的感染途径。正常情况下尿道口周围有细菌寄居，当机体抵抗力下降或入侵细菌的毒力增强时，细菌可侵入尿道并沿尿路上行到膀胱、输尿管、甚至于肾脏而发生感染。除此之外，还有血行感染、淋巴管感染等途径，均较为少见。

（2）易感因素：①女性常见，因女性尿道较男性短而宽，且尿道口离肛门近，故受感染的机会增高。②尿路梗阻引起尿流不畅是最主要的易感因素，如因结石、尿道异物、肿瘤、前列腺肥大、妊娠子宫压迫输尿管等因素导致尿流不畅，细菌容易在肾内停留、生长、繁殖而引起感染。

（3）其他因素：机体免疫功能低下，如糖尿病、慢性肝病、肾病、肿瘤、贫血、营养不良及长期应用免疫抑制剂的患者易发生感染。此外，尿道内或尿道口周围的炎症病变如阴道炎、前列腺炎、会阴部皮肤感染等，细菌沿尿路上行可引起肾盂肾炎。导尿、尿路器械检查也易促发尿路感染。

2. 身心状况

（1）症状评估：

1）急性肾盂肾炎常有如下表现：①全身表现：起病急，常有寒战、高热、全身不适等。②泌尿系统表现：常有腰痛或肾区不适及尿路刺激征。

2）慢性肾盂肾炎常有如下表现：①半数以上患者有"急性肾盂肾炎"相同表现的病史。②患者间断有尿急、尿频、低热和腰酸、乏力等。晚期出现肾衰竭表现，如夜尿增多。

（2）护理体检：急性肾盂肾炎常有的体征为肾区叩击痛，腹部上、中输尿管点和耻骨上膀胱区有压痛。慢性肾盂肾炎常无明显体征。

（3）心理状态：尿路感染患者常因尿频、尿急、尿痛等不适或因羞于表达而出现焦虑不安。另一方面，因病情反复、病情迁延不愈或出现肾衰竭而出现悲观、恐惧等不良情绪。此外，患者还可因缺乏疾病相关知识而轻视治疗，不按医嘱服药和复查。

3. 辅助检查

（1）尿常规：镜检尿白细胞明显增多，可见白细胞管型。红细胞也常增多，可见肉眼血尿。尿蛋白常为阴性或微量。

（2）血常规：急性肾盂肾炎血中白细胞增多。

（3）尿细菌学检查：尿涂片镜检细菌是一种快速诊断细菌尿的方法。尿路感染的确诊必须依靠尿细菌定量培养，根据国际细菌尿研究协会的建议，真性菌尿的标准为：在排除假阳性的情况下，清洁中段尿定量培养须$>10^5$/ml。

（二）护理问题

1. 体温过高 与尿路感染有关。

2. 排尿异常 与尿路感染引起的炎症有关。

3. 焦虑 与疾病反复发作、久治不愈等因素有关。

（三）护理目标

患者体温恢复正常;尿路刺激征减轻或消失。了解疾病的相关知识、自我保健意识增强,情绪稳定。

（四）护理措施

1. 生活护理

（1）指导患者休息与活动:给患者提供安静、舒适的休息环境。急性发作时患者应卧床休息,各项治疗、护理操作宜集中进行,尽量少干扰患者。

（2）饮食护理:在无禁忌证的情况下,应嘱患者尽量多饮水、每日入量应在 2000ml 以上,以达到不断冲洗尿路的目的,减少细菌在尿路停留的时间。轻症者进食清淡、富于营养的饮食。发热、全身症状明显者,应给予流质或半流质饮食,消化道症状明显者可静脉补液。

（3）指导患者做好个人卫生。

2. 心理护理　心情紧张可加重尿频。耐心听患者诉说,帮其排解内心烦恼。指导其从事一些感兴趣的活动,以分散患者对自身不适的注意,减轻患者的焦虑,缓解尿路刺激征。

3. 配合治疗

（1）应用抗菌药物:应在留取尿标本做尿常规、细菌培养后按医嘱使用抗菌药物;向患者解释有关药物的作用、用法、疗程、注意事项;嘱患者按时、按量、按疗程服药,勿随意停药以达到彻底治疗的目的。急性肾盂肾炎抗菌疗程通常为 2 周,慢性肾盂肾炎抗菌疗程应适当延长,一般需 2～4 周。用药时注意药物不良反应,口服磺胺药期间要注意多饮水和同时服用碳酸氢钠,碱化尿液以增强疗效,减少磺胺结晶的形成。

（2）对症护理:对于尿路刺激征,可按医嘱使用阿托品、普鲁苯辛等抗胆碱能药物解痉镇痛。指导患者进行膀胱区热敷或按摩,以缓解疼痛。对高热患者可采用冰敷、酒精擦浴等物理降温的措施。腰痛者按医嘱使用镇痛剂。

4. 病情观察　观察尿路激刺征及腰痛等有无好转,监测体温的变化并做好记录,如高热持续不退或体温进一步升高,且出现腰痛加剧等,应考虑是否出现肾周脓肿、肾乳头坏死等并发症,应及时通知医生。此外,监测辅助检查结果如尿常规、尿细菌镜检和定量培养结果的变化等。

5. 健康指导

（1）指导患者做好个人卫生,尤其会阴部及肛周皮肤的清洁,特别是女性月经期、妊娠期、产褥期应增加外阴清洗次数。教会患者便后按由前向后的方向擦拭外阴等正确清洁外阴部的方法,勤换内裤,以减少肠道细菌对尿路的感染机会。

（2）避免劳累,坚持体育运动,增强机体的抵抗力。

（3）多饮水勤排尿是最简便有效的预防尿路感染的措施。

（4）注意性生活前后的清洁,性生活后立即排尿。男方尤其有包皮过长者也应注意清洁,必要时做包皮手术。

（5）严格掌握尿路器械检查的指征。

（6）定期在医院接受尿常规及尿细菌学检查等,有排尿不适时应及时就诊。

（五）护理评价

患者体温是否恢复正常;尿路刺激症状是否消失或减轻,尿常规及尿培养等检查是否转为阴性;是否发生肾乳头坏死、肾周脓肿等并发症或发生时得到及时处理;患者是否了解疾病相关知识,能自我控制尿路感染的易感因素。

案例 10-1 分析

1. 该患者是典型的急性肾盂肾炎，入院时主要的护理问题是体温过高，排尿异常，焦虑。

2. 护理措施对症进行，特别要做好健康教育，告知患者该病的常见诱因，以及良好的卫生习惯，注重预防。

第3节　慢性肾小球肾炎患者的护理

慢性肾小球肾炎简称慢性肾炎，是一种病因复杂与免疫变态反应有关的一组肾小球疾病。其主要临床表现有蛋白尿、血尿、水肿和高血压。病情迁延，病变进展缓慢，是各类肾炎发展的晚期阶段，25％～30％的患者起病隐匿，无肾炎史，经 2～3 年或 20～30 年后最终将发展成慢性肾衰竭。

链接

不可忽视的慢性肾炎

据国外统计，本病的发病率约为 200～300 人/百万人。据国内统计，1974 年发病率 113 人/百万人，1991 年增加到 769 人/百万人，在 18 年中增加 7 倍。最新资料表明，我国每年有百万人死于各种肾脏疾病，其中肾衰竭和尿毒症的病死率占总数的 4/5，成为危害人类健康的主要"杀手"。我国目前患慢性肾炎的患者约有 1000 万，每年每百万人口新发生的慢性肾衰竭患者达 30～100 人，其中由慢性肾炎发展为慢性肾衰竭的占 90％。

（一）护理评估

1. 致病因素　慢性肾炎的病因及发病机制目前尚未完全明了。部分患者发病与链球菌或其他细菌、病毒、寄生虫感染有关，部分患者起病呈慢性过程。一般认为起始因素为免疫介导的炎症，但随着病变的发展，也有非免疫因素参与。患者可因感染、劳累、妊娠、饮食不当、应用肾毒性药物或肾血流量骤减等因素而使病情急剧恶化。

2. 身心状况　慢性肾炎可发生于任何年龄，以中青年男性多见。起病隐匿，时重时轻，临床表现多样。早期有轻微蛋白尿、镜下血尿，晚期可表现为高血压、贫血、水肿及肾功能损害等。

（1）症状评估：①蛋白尿：为轻、中度蛋白尿，是慢性肾炎必有的表现。患者尿液中泡沫增多且不易消失。②血尿：为镜下血尿或肉眼血尿。③高血压：为轻度或中度高血压。严重者可出现高血压心脏病，视神经盘水肿，高血压脑病等。④水肿：多为眼睑水肿和颜面部水肿，多为轻、中度水肿，也可无水肿。⑤肾功能损害：早期肾功能正常，晚期可出现慢性进行性肾功能损害，也可因感染、劳累、妊娠、饮食不当、应用肾毒性药物或肾血流量骤减等因素而急剧恶化。

（2）护理体检：皮肤黏膜是否水肿及水肿的部位、程度，有无胸腔积液、腹水等体征。注意有无高血压、贫血、消瘦等表现。

（3）并发症：慢性肾衰竭。

（4）心理状态：病情迁延，反复发作，无有效的治疗方法，患者易出现烦躁不安、悲观失望或自暴自弃情绪，表现为对治疗和护理的不配合。

3. 实验室及辅助检查

（1）尿常规：常有血尿、蛋白尿、透明管型及颗粒管型，其中蛋白尿是必有的表现。蛋白定性（＋）～（＋＋＋），定量 1～3g/24h。

（2）血常规:可见红细胞及血红蛋白减少。

（3）肾功能:早期可正常,当肾功能恶化进展,可有血尿素氮、血肌酐增高,内生肌酐清除率下降。

（4）肾穿刺活检:可以确定慢性肾炎病理类型,有助于治疗和判断预后。

（5）肾 B 超检查:晚期双侧肾脏体积缩小,皮质变薄,表面呈弥漫性颗粒状。

（二）护理问题

1. 体液过多　与肾小球滤过率下降有关。

2. 营养失调:低于机体需要量　与限制蛋白质饮食、蛋白尿所致蛋白丢失有关。

3. 知识缺乏　缺乏慢性肾炎防治和预后的知识。

4. 潜在并发症　慢性肾衰竭等。

（三）护理目标

患者水肿减轻或消失。患者能遵循饮食计划,营养状况改善;能知晓预防感染的措施,住院期间无感染情况发生。

（四）护理措施

1. 生活护理

（1）改善环境:保持病室的环境清洁、安静,避免各种不良的刺激,定时开窗通风,做好病室空气消毒,保持适宜的温度、湿度。避免受凉、感冒,少去公共场所。如出现咽痛、喷嚏等上呼吸道感染症状时,及时控制感染。

（2）休息与体位:指导患者注意休息,劳逸结合。当患者出现中度水肿、血尿,要卧床休息,卧床期间做好皮肤护理。病情稳定后,可指导患者起床活动,活动量以患者不感到气促和疲劳为度。

（3）饮食护理:饮食的一般原则是易消化、清淡,含充足的热量和维生素 B、维生素 C 等,忌食刺激性食品,适当增加饮食中糖类(麦淀粉、藕粉及食糖等)及脂类(植物油)的比例,多食水果及蔬菜。但还需根据病情做出具体安排:①水肿明显、大量蛋白尿而肾功能正常者,可予含必需氨基酸多的优质蛋白饮食[1.0g/(kg·d)]。②水肿、高血压和心功能不全者,要限制水、钠的摄入,摄入钠量<3g/d,摄入液体量是前一天的尿量加 500ml。③高血钾时,要忌食含钾高的食物。

2. 心理护理　应理解患者的心情,勤沟通、多陪伴;指导其正确对待疾病,保持乐观情绪,积极配合治疗;要告知患者消极情绪和态度会加重病情。

3. 配合治疗　治疗的原则是延缓和防止肾功能进行性恶化,而不是消除尿蛋白和血尿。

（1）控制高血压:血压突然升高或持续升高可促使肾小球硬化,损伤健存肾单位,必须积极控制。目标是透析治疗前血压不超过 130/80mmHg;维持透析治疗者血压不超过 140/90mmHg。

1）血管紧张素转换酶抑制剂(ACEI)或血管紧张素Ⅱ受体阻滞剂(ARB)为治疗肾性高血压的首选药物。如卡托普利、依那普利、氯沙坦等。应用 ACEI 类药要注意:有无持续性的干咳、监测血钾、血肌酐>264μmol/L 应慎用(可引起高血钾)。

2）利尿剂:可选用氢氯噻嗪,长期用药要注意低钾血症。

（2）抗血小板聚集药:可选用双嘧达莫和小剂量阿司匹林口服。

（3）防治引起肾损害的各种原因:①预防和治疗各种感染:特别是上呼吸道感染。在进行各项治疗操作时,应严格遵守无菌原则,防止医源性感染。②禁用肾毒性药物。③积极治疗高脂血症、高尿酸血症等。

4. 病情观察 ①观察水肿的程度以及消长的情况，做好皮肤的护理。对重度水肿的患者要监测生命体征，重点观察血压的变化。记录 24 小时液体出入量，定期在同一条件下测量体重和腹围。②观察有无上呼吸道、消化道及皮肤等感染征象。③观察药物的疗效和不良反应。④监测尿常规、电解质、酸碱代谢及肾功能情况。

5. 健康指导

（1）介绍慢性肾炎的治疗方法，指导患者增强自我保健意识，保持良好的情绪，树立信心，配合长期治疗。

（2）向患者说明感染、劳累、妊娠、饮食不当、高血压和应用肾毒性药物（氨基苷类如庆大霉素、阿米卡星）等因素可使病情急剧恶化。教会患者自我检测、控制血压。

（3）服用任何药物都要得到医生的确切指导，要向医生说明患有慢性肾炎，以避免使用对肾脏有损害的药物。

（4）注意休息，避免劳累。如出现感染，要及时就医，尽早控制。育龄期女性应避免妊娠。

（五）护理评价

患者水肿是否减轻或消失；患者营养状况有无改善；住院期间是否发生感染。

第4节　泌尿系损伤患者的护理

案例10-2

患者，男，50 岁。左腰部被重物撞伤后 1 小时来院就诊。查体：T 36.5℃，P 80 次/分，R 15 次/分，Bp 120/80mmHg，左腰部压痛、叩痛明显，局部有肌紧张，尿常规检查示 RBC（＋＋）。初步诊断为肾部分裂伤，治疗方案为非手术治疗。

问题：1. 肾损伤的病理分型有哪些？
2. 如何观察肾损伤患者？
3. 该患者非手术治疗的护理措施有哪些？

泌尿系损伤最常见的是男性尿道损伤，其次是肾脏和膀胱，最少见的是输尿管损伤。原因是肾、输尿管、膀胱受到周围组织及器官的保护，一般不易受伤。泌尿系损伤后主要的表现为出血和尿外渗。损伤严重者还可出现血肿、感染、休克、尿瘘或尿道狭窄。早期诊断，正确的处理对于预后极为重要。

一、肾损伤患者的护理

考点： 肾损伤的类型

肾损伤分为开放性损伤及闭合性损伤，其中以闭合性损伤最多见。根据损伤程度，将闭合性肾损伤分为以下 4 种病理类型：①肾挫伤：损伤仅局限于部分肾实质，肾包膜和肾盂黏膜完整，临床症状轻，可以自愈。②肾部分裂伤：肾实质部分裂伤伴肾包膜或肾盂黏膜破裂，前者可致肾周血肿和尿外渗，后者可出现血尿。一般不需手术治疗，需绝对卧床休息，同时行止血及抗感染治疗。③肾全层裂伤：肾包膜、肾实质和肾盂黏膜均破裂，常引起广泛的肾周血肿、血尿和尿外渗，症状明显，后果严重，均需手术治疗。④肾蒂损伤：较少见。肾蒂血管裂伤，可引起大出血、休克，常来不及救治而死亡。多见于车祸或从高处坠下。

（一）护理评估

1. 致病因素　弹片、子弹或刀刃等锐器造成的开放性损伤，损伤复杂而严重。由撞击、挤压、对冲伤等造成的闭合性损伤。肾脏因肾积水、肾肿瘤、肾结核等自身病变造成的"自发性"破裂，偶尔会出现因医疗操作发生的医源性损伤。

2. 身心状况

（1）症状评估：①休克：严重肾裂伤、肾蒂破裂及合并其他脏器损伤时，因大量失血和损伤发生休克。②血尿：肾挫伤时常表现为镜下血尿，也可表现为少量血尿，严重肾裂伤者可出现大量肉眼血尿。血尿与肾脏损伤程度不成比例，如肾蒂损伤、血块堵塞输尿管、肾盂或输尿管断裂时，可不出现血尿。③疼痛：肾周围软组织损伤、肾包膜下血肿、出血或尿外渗可致患侧腰腹部疼痛；血块堵塞输尿管时可引起肾绞痛。④肾区肿块：尿外渗与出血可引起肾区肿胀，形成肿块。⑤发热：尿外渗、出血易引起继发性感染，甚至导致肾周脓肿或腹膜炎，引起全身中毒表现。

（2）护理体检：观察有无心率增快、血压下降等休克体征。观察患者腰腹部肿块变化情况。

（3）心理状态：因肾区疼痛、肉眼血尿，患者常有紧张、焦虑、恐惧等心理反应。

3. 辅助检查

（1）尿常规检查可见尿中有红细胞。

（2）血常规检查可见红细胞计数、血红蛋白和红细胞比容进行性下降，表明有活动性出血。

（3）特殊检查 B 超、CT、MRI、排泄性尿路造影和肾动脉造影等检查，可显示肾损伤的部位、程度和尿外渗情况。

（二）护理问题

1. 疼痛　与肾周围软组织损伤，血块堵塞输尿管、尿外渗刺激等因素有关。

2. 焦虑　与损伤、血尿及休克有关。

3. 潜在并发症　休克、感染等。

（三）护理目标

患者情绪稳定；疼痛缓解，并发症未发生或得到及时发现和处理。患者能够积极配合治疗，能够坚持适度的卧床休息。

（四）护理措施

1. 非手术治疗及术前护理

（1）心理护理：安慰和关怀患者，做好各种检查的解释工作，介绍治疗的方法、过程及疗效，消除恐惧心理，鼓励其配合治疗。

（2）严密观察病情变化：按时观察生命体征，伤后 2 天内每 1～2 小时测量记录一次，必要时 15～30 分钟检查一次，直到病情稳定；严密观察血尿次数、量及尿色的变化；观察患者腰腹部疼痛的程度及肾区肿块情况，了解出血、尿外渗的发展趋势；动态测量血常规，观察红细胞、血红蛋白和红细胞比容的变化，了解失血程度。

（3）卧床休息：肾损伤后绝对卧床休息 2～4 周，防止继发性出血，一般待血尿消失 1 周后方可允许患者下床活动。

（4）防治休克：有休克危险的患者应迅速建立静脉输液通道，遵医嘱及时采取输血、补液、止血等抗休克措施。

（5）防治感染：护理中严格遵守无菌操作原则，遵医嘱使用无肾毒性的抗生素，预防感染。

2. 术后护理

（1）病情观察：按时测量记录生命体征，特别是术后 24～48 小时，警惕术后内出血的发生；注意伤口渗血、渗液情况及有无感染；行肾周引流术者，注意观察并记录引流物的量和性状；观察尿液的量与性状；遵医嘱监测血、尿常规和肾功能。一旦发现有大量血尿、脉搏增快、血压下降等情况，提示有内出血，应立即报告医生并协助其抗休克等进一步治疗。

（2）卧床休息：肾切除术后需卧床 2～3 天后方可下床活动，肾部分切除或肾修补术后需绝对卧床休息至少 2 周，防止术后发生继发性出血。

（3）饮食护理：肠蠕动恢复前静脉补充营养，肠蠕动恢复后可进流质饮食，以后逐步过度至普食。鼓励患者多饮水，每天应饮水 2500～3000ml。

（4）预防感染：严格遵守无菌操作，保持伤口和引流部位的敷料清洁、干燥，合理使用抗生素。保持引流管引流通畅，避免引流管扭曲或阻塞，如果阻塞，可用无菌生理盐水冲洗。

3. 健康指导　指导患者多饮水，保持充足的尿量；出院 3 个月内不宜参加体力劳动或竞技性运动，避免使用对肾有毒性的药物；定期复查，了解肾功能。

（五）护理评价

患者焦虑程度是否减轻；患者疼痛是否减轻；伤口及肾脏损伤愈合是否良好，有无感染。

二、膀胱损伤患者的护理

考点：膀胱破裂的类型

膀胱损伤多因贯通伤或骨盆骨折所致，偶见盆腔手术或膀胱镜检查等引起医源性膀胱损伤。膀胱损伤主要指膀胱破裂，可分为腹膜外型和腹膜内型两种。腹膜外型是指膀胱壁破裂，尿液外渗到膀胱周围和耻骨后间隙，腹膜是完整的。腹膜内型是指膀胱壁及其覆盖的腹膜均破裂，尿液外渗到腹腔里，引起腹膜炎。

（一）护理评估

1. 致病因素　弹片、子弹或刀刃等锐器造成的开放性损伤；膀胱充盈时，下腹部遭受撞击、挤压或骨盆骨折形成闭合性损伤。膀胱镜检查或治疗时形成的医源性损伤。

2. 身心状况

（1）症状评估：①休克：骨盆骨折所致剧烈疼痛和大出血所致。②腹痛：腹膜外型膀胱破裂尿外渗引起下腹部疼痛，同时伴有压痛和肌紧张。腹膜内型膀胱破裂可引起急性腹膜炎，腹痛可播散到全腹并可出现移动性浊音。③排尿困难和血尿：患者有尿意但不能排尿或仅有少量血尿排出。

（2）护理体检：观察有无休克的体征；观察腹部疼痛的特点及有无减轻的趋势。

（3）心理状态：因骨盆骨折多为重大伤害事故所致，由此造成的膀胱损伤，患者及其家属多有焦虑、恐惧心理。

3. 辅助检查

（1）影像学检查：摄骨盆 X 线平片，了解有无骨盆骨折；经导尿管行膀胱造影，观察有无造影剂渗漏到膀胱外。

（2）导尿及测漏试验：膀胱损伤时，试行导尿，导尿管顺利插入膀胱，若不能引流出尿液或仅引流出少量血尿,提示可能有膀胱破裂。可经导尿管注入无菌生理盐水 200～300ml,片刻后吸出,若出入量差异较大,则提示膀胱破裂。

（3）超声检查:可显示腹腔内有大量液体。

（二）护理问题

1. 恐惧 与损伤、休克有关。

2. 疼痛 与骨盆骨折、腹膜炎及尿外渗有关。

3. 潜在并发症 休克、感染。

（三）护理目标

患者情绪稳定;疼痛缓解,并发症得到及时发现和控制。患者排尿功能恢复。

（四）护理措施

1. 非手术治疗及术前护理

（1）心理护理:主动安慰、关心患者,解释病情及各种检查治疗的必要性,消除患者及家属的恐惧心理。

（2）密切观察病情:观察患者生命体征和腹部症状与体征变化,积极做好术前准备。

（3）休克者,首先纠正休克;留置导尿管引流尿液,减轻尿外渗;及时合理应用抗生素预防感染。

2. 术后护理 除按腹部手术后常规护理外,重点做好耻骨上膀胱造瘘管的护理:

（1）保持引流通畅,妥善固定膀胱造瘘管,若有堵塞,可用无菌生理盐水冲洗。

（2）观察引流液的量及性状,鼓励患者多饮水,冲洗尿路。

（3）保护造瘘口周围皮肤,保持敷料清洁、干燥。

（4）遵医嘱持续行低压膀胱冲洗。

（5）膀胱造瘘管,一般留置 1～2 周,拔管前应试行夹管,患者能自行排尿,方可拔管。若需长期留置膀胱造瘘管者,每 4 周更换 1 次造瘘管,防止尿垢沉积,影响尿液引流、继发感染和结石。

3. 健康指导 鼓励患者多饮水,加强内冲洗作用;告知患者膀胱造瘘管和导尿管作用与使用注意事项;骨盆骨折者强调长期卧床的必要性及注意事项。

（五）护理评价

患者恐惧程度是否减轻;排尿功能是否恢复;是否发生感染和继发性结石。

三、尿道损伤患者的护理

尿道损伤在泌尿系损伤中最常见,常发生于青壮年男性,根据损伤部位分为前尿道损伤和后尿道损伤,前尿道损伤最常见于球部损伤,后尿道损伤最常见于膜部损伤。 **考点:** 尿道最常见损伤的部位

（一）护理评估

1. 致病因素 锐器、火器伤造成的开放性损伤,常伴有会阴部贯通伤。会阴部骑跨伤、骨盆骨折时,易形成闭合性损伤,此类损伤最常见。前者易引起尿道球部损伤,后者易使膜部尿道撕裂或断裂。此外,经尿道内镜诊疗时,若操作不当,也可引起损伤。

2. 身心状况

（1）症状评估:①休克:骨盆骨折造成患者后尿道损伤,出现疼痛和大出血可引起休克。②疼痛:前尿道损伤患者可出现排尿时尿道外口放射痛,后尿道损伤患者可出现下腹部疼痛伴压痛。③尿道口滴血和血尿:前尿道损伤时可出现尿道口滴血。后尿道损伤时,尿道

口无滴血或仅有少量血液流出,可出现血尿。④血肿及尿外渗:前尿道损伤可出现阴囊、阴茎处、会阴部血肿,用力排尿后,可引起阴囊、阴茎、会阴部和下腹壁尿外渗。后尿道损伤可造成尿生殖膈撕裂,形成会阴、阴囊部血肿,腹膜外膀胱周围可形成尿外渗。⑤排尿困难:尿道损伤者,患者疼痛可致尿道括约肌痉挛出现排尿困难。尿道完全断裂者,可出现急性尿潴留。

(2)护理体检:观察患者有无休克的体征。观察患者会阴、阴囊、阴茎部血肿的变化情况。

(3)心理状态:患者急性损伤后因血尿、疼痛、排尿困难常出现焦虑、恐惧;也可因后期的尿道狭窄而忧虑。

3. 辅助检查

(1)影像学检查:摄骨盆 X 线平片了解是否有骨盆骨折。行尿路造影,根据造影剂外渗情况,判断尿道损伤的部位、程度。

(2)导尿试验:尿道损伤后可行插导尿管检查尿道是否连续、完整。严格无菌下能够插入导尿管说明尿道损伤为挫伤或部分裂伤。后尿道损伤伴骨盆骨折时,导尿管不能插入时不应强行插入以免加重损伤。

(二)护理问题

1. 疼痛　与组织损伤、尿外渗、血肿及排尿困难有关。

2. 焦虑与恐惧　与尿道滴血、血尿及排尿困难有关。

3. 尿潴留　与尿道括约肌痉挛、尿道断裂有关。

4. 潜在并发症　休克、尿道狭窄、感染。

(三)护理目标

患者情绪稳定,焦虑缓解;并发症得到及时发现和控制。排尿困难、尿潴留得以解除。

(四)护理措施

1. 非手术治疗及术前护理

(1)抗休克:损伤严重伴有休克者积极抗休克治疗,遵医嘱止血、扩容,必要时输血治疗。

(2)解除急性尿潴留:严格无菌操作下可试插导尿管,若能顺利插入,则留置导尿 1 周。若导尿失败,可行耻骨上膀胱穿刺造瘘。做好导尿管、膀胱造瘘管的护理。

(3)遵医嘱应用抗生素,预防感染。

(4)积极做好尿道修补、吻合或尿道会师复位术的术前准备。

(5)心理护理:关怀、安慰患者,做好解释工作,消除恐惧心理。

2. 术后护理

(1)留置导尿管的护理:导尿管一般留置 7～14 天拔除,若行尿道修补或吻合后,可适当延长 1～2 周。尿道会师复位术后留置的导尿管,须持续牵引 2 周,再留置 1～2 周后拔除。

(2)尿外渗引流的护理:尿外渗部位切开引流者,需保持引流通畅,观察引流物的量和性状,及时更换敷料保持清洁,引流物于 2～3 天后可拔除。

(3)尿道扩张的护理:尿道损伤最常见的并发症是尿道狭窄,应鼓励患者定期行尿道扩张,以预防尿道狭窄。一般拔除尿管后先每周扩张 1 次尿道,持续 1 个月,以后根据损伤的部位、严重程度决定。

3. 健康指导　讲解尿道狭窄的原因及行尿道扩张的意义,让患者坚持行尿道扩张。对于尿道狭窄晚期的患者,指导患者于 3～6 个月后来院施行尿道修补术。

（五）护理评价

患者焦虑程度是否减轻；排尿功能是否恢复；有无发生感染及是否得到及时处理。

案例 10-2 分析

1. 肾损伤主要的病理分型　肾挫伤、肾部分裂伤、肾全层裂伤、肾蒂损伤。
2. 病情观察　观察患者的生命体征变化、腹部疼痛的变化、腹部肿块的变化、尿液颜色的变化。尿常规及血常规的变化。
3. 非手术的护理措施
(1) 做好心理护理。
(2) 绝对卧床休息 2～4 周，防止继发性出血，一般待血尿消失后方可下床活动。
(3) 迅速建立静脉输液通道，遵医嘱及时输液、输血、止血等抗休克措施。
(4) 护理中遵守无菌操作原则，遵医嘱用无肾毒性的抗生素，预防感染。
(5) 严密观察病情变化，按时测量生命体征，尤其是伤后 2 天内每 1～2 小时测量记录一次，必要时 15～30 分钟检查一次，直到病情平稳；密切观察血尿次数、尿色的变化；观察患者疼痛部位和程度及肾区肿块情况，了解出血、尿外渗的发展趋势；动态测量血中红细胞、血红蛋白和红细胞比容，以了解失血程度；注意腰腹部有无压痛包块、腹膜刺激征，了解有无并发感染。

第 5 节　尿石症患者的护理

案例 10-3

患者，男，35 岁。反复左侧腰部胀痛 3 年，伴运动后加重，无肉眼血尿。今晨运动后突然左腰部疼痛，阵发性加重 1 小时来院就诊。患者自诉左侧腰部阵发性绞痛，伴向左下腹、会阴部放射痛，伴恶心、呕吐。查体：T 37.0℃，P 95 次/分，R 18 次/分，Bp 125/85mmHg。神志清楚，痛苦面容，左肾区无隆起，有压痛、叩击痛，无腹膜刺激征，输尿管走形区及膀胱区无压痛。肾脏 B 超示：左肾多发结石伴肾积水，结石最大直径为 2cm，血尿素氮及肌酐无异常，尿常规示 RBC（＋＋＋）。入院诊断：左肾结石，左肾积水。

问题：1. 对该患者应采用什么治疗方案？
2. 若采用上述治疗方案应如何进行护理？

尿石症是泌尿外科常见疾病之一。尿路结石的形成较为复杂，目前认为是多种因素综合作用的结果，可能与尿路感染、尿路梗阻、代谢异常、饮食结构和长期卧床脱钙等因素有关。结石对泌尿道的病理影响主要是梗阻、感染和直接损伤。

尿路结石的成分以草酸盐结石最常见，磷酸盐、尿酸盐、碳酸盐结石次之，胱胺酸结石少见，其中草酸钙结石、磷酸钙结石、碳酸钙结石 X 线下显影，纯尿酸结石、胱胺酸结石因含钙少，X 线下不显影。

（一）护理评估

1. 致病因素

(1) 不良饮食习惯：长期饮水少、高草酸饮食（菠菜、番茄等）、高嘌呤饮食（花生、动物内脏）等易形成尿路结石。
(2) 相关疾病史：如甲状旁腺功能亢进的患者、痛风的患者、长期卧床的患者、泌尿系统感染的患者等容易患尿路结石。

（3）地区差异性：长江以南地区比以北的地区更容易发生结石。

2. 身心状况

（1）肾、输尿管结石：

考点：肾绞痛的特点

1）症状评估：①疼痛：肾盂内不易活动的较大结石，一般仅表现为患侧上腹或腰部隐痛；较小结石停留在肾盂输尿管交界处时易发生梗阻，出现肾绞痛。典型的表现为突发性的阵发性腰腹部剧痛，并沿输尿管走形区放射至同侧下腹部、大腿内侧或外生殖器。患者同时伴面色苍白、大汗淋漓、辗转不安、恶心、呕吐。②血尿：多为镜下血尿。活动后疼痛伴血尿是肾、输尿管结石的特征性表现。③其他表现：输尿管膀胱壁段结石或合并感染时可引起膀胱刺激征，若并发肾盂肾炎或肾积脓时，还可出现寒战、高热等全身症状。

2）护理体检：观察患者腹部压痛及肾区叩痛的情况；观察患者生命体征，有无寒战、高热。

（2）膀胱结石：

考点：膀胱结石的典型症状

1）症状评估：①常见症状是下腹部疼痛、排尿困难和血尿。②典型症状为正常排尿时排尿突然中断，并伴剧烈疼痛，常有放射痛，改变体位后可继续排尿。③男孩常用手牵拉阴茎，改变体位后疼痛能缓解，可继续排尿，常伴终末血尿和膀胱刺激症状，结石嵌顿于膀胱颈部，可发生急性尿潴留。

2）护理体检：直肠指诊可触及较大结石。

（3）尿道结石

1）症状评估：典型表现为会阴部急性疼痛后出现排尿困难或急性尿潴留。前尿道结石可通过触诊发现，后尿道结石直肠指检可触及。

2）护理体检：通过触诊及直肠指诊能否发现结石。

3）心理状态：泌尿系统结石造成患者出现肾绞痛、排尿困难或排尿中断时，患者常烦躁不安，表现出不同程度的焦虑或恐惧。

3. 实验室及辅助检查

（1）实验室检查：血和尿中钙、磷酸和尿酸等测定及尿液 pH 值测定，有助分析结石的成分。尿常规可见有红细胞，感染时可有脓细胞。

（2）影像检查：95％以上的结石在 X 线平片上可显影，X 线不显影的结石可通过 CT 检查发现。也可通过 B 超检查结石的情况。

（3）膀胱镜检查：膀胱结石最可靠的检查方法是膀胱镜，既可以诊断也可以治疗。

（二）护理问题

1. 疼痛 与结石的刺激、尿路梗阻合并感染有关。

2. 排尿异常 与尿路梗阻、感染有关。

3. 有感染的危险 与尿路梗阻、黏膜损伤、细菌入侵等有关。

4. 潜在并发症 出血、感染等。

（三）护理目标

患者疼痛缓解，排尿恢复正常；无出血、感染等并发症或已经得到及时发现和治疗。

（四）护理措施

1. 非手术治疗及术前护理

（1）心理护理：关怀、安慰患者，要做好解释工作，调整好患者的心态，配合手术治疗。

（2）解痉止痛：肾绞痛发作时，遵医嘱应用阿托品和哌替啶止痛，亦可使用黄体酮缓解肾绞痛。同时遵医嘱应用抗生素预防感染治疗。膀胱结石患者宜侧卧位排尿，以减轻疼痛。

（3）促进排石：鼓励患者多饮水，每日饮水量为 3000ml 以上，并适量运动促进排石。也可口服溶石药物配合排石。

（4）调节尿液 pH：遵医嘱口服碳酸氢钠、枸橼酸钾碱化尿液，利于尿酸结石、胱氨酸结石预防及治疗；口服氯化铵酸化尿液，利于磷酸盐结石的溶解。

（5）药物治疗：用枸橼酸钾治疗含钙结石，用别嘌呤醇治疗尿酸结石。

（6）体外冲击波碎石术（ESWL）的护理：通过 X 线或 B 超定位结石，将冲击波聚焦后作用于结石，将结石击碎排出。适用于结石下方无梗阻的肾、输尿管结石。

1）碎石前护理：碎石前检查患者出凝血时间，了解凝血功能，手术前 3 日禁忌摄入易产气的食物（肉、蛋等），手术前晚口服缓泻剂，手术晨禁食禁饮。告诉患者在碎石过程中定位的重要性，不可移动体位，配合碎石治疗。

2）碎石中护理：遵医嘱使用镇静止痛药；根据 B 超或 X 线定位系统的要求，固定好患者的体位，每轰击 200 次，进行校正定位，以提高碎石疗效；治疗小儿肾结石时，应用泡沫塑料板置于背部肋缘以上保护肺脏；治疗输尿管末端结石时，可用泡沫塑料板置于耻骨缘以下保护外生殖器。

3）碎石后护理：碎石后常见的并发症是血尿、肾绞痛。告诉患者术后需卧床休息，多饮水，每日至少 3000ml 以上。肾绞痛者可遵医嘱使用阿托品和哌替啶解痉止痛；指导患者适当活动利于排石，每次排尿用纱布过滤尿液，收集结石碎渣做成分分析。常规术后口服抗生素预防感染。有轻微血尿者可不予处理，多饮水即可。嘱患者定期摄尿路 X 线平片，了解排石情况，若需再次碎石，两次 ESWL 间隔时间不少于 1 周。

2. 术后护理

（1）肾、膀胱结石开放性手术后的护理原则和措施同肾、膀胱损伤手术后的护理。

（2）经内镜取石或碎石术后，嘱患者卧床休息，直至血尿消失。鼓励患者多饮水，增加尿量；遵医嘱使用抗生素预防感染；严密观察病情变化，防止发生出血、穿孔、感染、输尿管狭窄等并发症；做好导尿管及各种引流管的护理。

（3）肾盂造瘘管的护理：经皮肾镜取石术或开放性肾切开取石术后常安置肾盂造瘘管利于尿液的引流，护理时应注意保持造瘘口处敷料清洁干燥，妥善固定并保持引流通畅，观察引流物的量和性状。若引流不畅应低压冲洗，每次冲洗量不得超过 5ml。每日更换一次引流瓶（袋）。造瘘管一般留置 10 天以上，拔管前应试夹管观察 2～3 天，无发热、腰痛、漏尿及排尿困难等情况，可拔管。拔管后，造瘘口盖无菌敷料，患者取健侧卧位，以免漏尿。嘱患者多饮水，冲洗尿路。

3. 健康指导　告知患者多饮水，尤其强调夜间饮水，保证成人 24 小时尿量在 2000ml 以上。根据结石成分调节饮食，含钙结石的患者，应限制钙及草酸丰富的食物的摄入，如牛奶、坚果、菠菜、浓茶等；尿酸结石的患者，应少吃富含高嘌呤类的食物如动物内脏、豆类等。

（五）护理评价

患者疼痛是否减轻；患者是否发生出血、感染等或出血、感染等得到及时发现与处理。

案例10-3分析

1. 患者诊断为左肾结石,结石直径最大为2cm,治疗方案首选ESWL。

2. 体外冲击波碎石护理

(1) 碎石前护理:碎石前检查凝血常规,了解凝血功能。术前3日禁忌摄入易产气的食物,术前晚服缓泻剂,术晨禁食禁饮,以减少肠道积气;告诉患者在碎石过程中定位的重要性,不可移动体位,配合碎石治疗。

(2) 碎石中护理:使用哌替啶镇静止痛;根据B超或X线定位系统定位要求,安置并固定好患者的体位;每轰击200次,通过B超或X线观察结石是否粉碎,并校正定位,以提高碎石疗效。

(3) 碎石后护理:治疗后常见并发症是血尿、肾绞痛。要求患者术后卧床休息,多饮水。出现肾绞痛可遵医嘱使用阿托品和哌替啶解痉止痛;血尿一般经1~2日自行消失,不需特殊处理。每次排尿用纱布过滤尿液,收集结石碎渣做成分分析,并嘱患者定期摄尿路X线平片,了解排石情况;若需再次碎石,两次ESWL间隔时间不少于1周。

第6节　泌尿系统结核患者的护理

案例10-4

患者,女,32岁。反复尿频、尿急、尿痛1个月,尿液呈淘米水样,经抗生素治疗不见好转,伴有右侧腰痛及午后低热,既往有肺结核病史。

问题:1. 该患者诊断为什么病?

　　　2. 该病主要的检查是什么?

泌尿系统结核多继发于肺结核,结核杆菌经血液循环感染肾脏,引起肾结核,从而引起输尿管、膀胱和尿道结核。结核杆菌经血液循环到达肾脏,首先在双侧肾皮质形成多发性微结核病灶,若机体抵抗力强,多不出现临床症状而自行愈合,称为病理肾结核。若机体抵抗力弱,则结核杆菌侵入肾盏引起临床症状,称为临床肾结核。结核杆菌随尿液流出,可引起膀胱结核,亦可致对侧输尿管狭窄,对侧肾积水。同样结核杆菌经后尿道可致男性生殖系统结核。

(一) 护理评估

1. 致病因素　泌尿系统结核多见于20~40岁的男性青壮年,既往多有肺结核病史,体质虚弱、营养不良。

2. 身心状况

考点:肾结核的特点

(1) 症状评估:①膀胱刺激症状:泌尿系统结核最早出现的表现为尿频,夜间尤明显,继而出现尿急、尿痛。当引起膀胱结核时,症状更明显。后期膀胱挛缩时,可出现尿失禁。②血尿、脓尿:血尿以终末血尿多见,为膀胱结核溃疡出血引起。部分患者病肾排出干酪样物质,为脓尿,呈淘米水样。③肾区疼痛及肿块:当结核干酪样物质或血块堵塞输尿管时,可出现肾绞痛。当出现肾积脓或肾积水时,可出现腰部肿块和腰痛。④全身症状:患者早期全身表现多不明显,晚期或伴有其他部位活动性结核病变时,可出现结核中毒症状(消瘦、乏力、发热、盗汗、食欲减退等)。肾功能严重损害时,可表现尿毒症。

(2) 护理体检:观察患者有无腰部肿块;观察患者有无结核中毒体征。

(3) 心理状态:泌尿系结核往往病程长,易反复,迁延难愈,患者可出现焦虑、烦躁等情绪。

3. 辅助检查

（1）尿液检查：尿液呈酸性，尿中红细胞、脓细胞增多，尿结核分枝杆菌培养阳性率达80%～90%。

（2）影像学检查：尿路 X 线平片可了解病灶钙化情况。排泄性尿路造影可见肾盏、肾盂、输尿管虫蚀样破坏和肾空洞样改变；B 超、CT 可了解肾脏形态、大小及有无积脓、积水。

（3）膀胱镜检查：可见膀胱黏膜病变，必要时可取材活检。

（二）护理问题

1. 焦虑与恐惧　与疼痛、血尿及病情迁延不愈有关。

2. 营养失调：低于机体需要量　与结核病慢性消耗有关。

3. 排尿异常　与结核性膀胱炎有关。

4. 知识缺乏　缺乏治疗结核病与康复治疗的相关知识。

5. 潜在并发症　术后感染、术后出血、肾衰等。

（三）护理目标

患者焦虑与恐惧减轻，排尿恢复正常；机体抵抗力增强，营养改善。了解泌尿系结核的相关知识，并发症得到及时发现和控制。

（四）护理措施

1. 非手术治疗及术前护理

（1）心理护理：关怀安慰患者，向患者解释治疗泌尿系结核的长期性，主动配合治疗。

（2）加强患者的营养，给予高蛋白、高热量、高维生素易消化饮食。适当体育运动，增强体质。

（3）药物治疗的护理：长期应用抗结核药物时，需定期复查尿常规、尿细菌学、B 超和肝肾功能等，观察疗效的同时早期发现药物的副作用。若出现听神经损害、肝肾功下降等不良反应时，及时报告医生。

（4）全肾切除者术前应服用抗结核药物 2 周以上，肾部分切除者术前需用药 3～6 个月。

2. 术后护理

（1）病情观察：观察患者的生命体征及引流情况，一侧肾切除术后，重点观察记录另一侧肾脏是否具有良好的代偿功能，准确记录 24 小时的尿量，特别是第一次排尿的时间、尿量及性状。

（2）参照肾损伤术后的护理，观察有无术后出血、感染等并发症发生。术后继续抗结核治疗 3～6 个月，以免复发与扩散。

（3）合理应用抗菌药物预防感染的发生。

3. 健康指导　术后继续应用抗结核药物 3～6 个月；定期复查尿常规，每月 1～2 次，每 3～6 个月做泌尿系造影检查 1 次，观察疗效及防止结核复发。告知患者慎用或禁用对肾脏有害的药物。注意休息，增强抵抗力，加强营养。

（五）护理评价

患者焦虑与恐惧是否减轻；排尿功能是否恢复；并发症是否得到及时发现与治疗。

案例 10-4 分析

1. 诊断　肾结核。

2. 辅助检查

（1）实验室检查：尿常规检查示尿液呈酸性，尿中红细胞、脓细胞增多，尿结核分支杆菌培养阳性率80%～90%。

（2）影像学检查：尿路X线平片可了解病灶钙化情况。排泄性尿路造影可见肾盏、肾盂、输尿管虫蚀样破坏和肾空洞样改变；B超、CT可了解肾脏形态、大小及有无积脓、积水。

（3）膀胱镜检查：可见膀胱黏膜病变，必要时可取材活检。

第7节　良性前列腺增生患者的护理

案例10-5

患者，男，60岁。近几年出现排尿次数增多，尤以夜间为重，最近2个月症状加重，出现排尿等待、费力、尿线变细，时有尿流中断的现象，昨晚饮酒后突然不能排尿，下腹部胀痛来院急诊。查体：下腹部胀满呈半球状，有压痛，有尿意，叩诊浊音。行B超检查提示前列腺增生、尿潴留。

问题：1. 该患者首选的处理方法是什么？

2. 该病的主要症状有哪些？

良性前列腺增生（BPH）简称前列腺增生，是老年男性的常见病。前列腺腺体由中央带、移行带和外周带组成，前列腺增生先开始于围绕后尿道部位的腺体，腺体增生使前列腺段尿道弯曲、伸长，造成排尿困难。中叶增生可突入膀胱，造成膀胱出口梗阻，引起排尿困难。长期排尿困难，膀胱内压力升高，膀胱壁出现小梁、小室及假性憩室，严重者出现肾积水，继发尿路感染和结石。

（一）护理评估

考点：前列腺增生的原因

1. 致病因素　良性前列腺增生好发于50岁以上的老年人，病因尚不清楚，普遍认为老龄及有功能的睾丸是前列腺增生两个最重要的原因。受凉、寒冷、劳累、饮酒及进食辛辣食物等可加重病情。

2. 身心状况

考点：最早症状及典型表现

（1）症状评估：①尿频：是前列腺增生出现最早的症状，尤以夜间尿频为甚。早期尿频由于前列腺充血刺激所致，后期是由于梗阻加重，膀胱残余尿增加引起。②排尿困难：进行性排尿困难是前列腺增生最典型的表现。随着病情的发展，患者可出现排尿等待、迟缓、费力、尿线细、排尿不尽及尿滴沥等表现。膀胱残余尿增多，造成尿潴留，当膀胱过度充盈时，可发生充盈性尿失禁。③其他：前列腺增生合并感染或结石时可出现膀胱刺激症状；因长期腹内压增加，可诱发腹股沟疝、内痔等。

（2）护理体检：直肠指检是重要的检查方法，大多数患者可触及增大的前列腺腺体，表面光滑、质韧，有弹性，中央沟变浅或消失。

（3）心理状态：患者因长期排尿困难，反复尿潴留甚至尿失禁，常表现不同程度的焦虑或恐惧。

3. 辅助检查

（1）实验室检查：血常规、尿常规、肾功能检查了解肾功能受损情况及是否合并感染。

（2）影像学检查：经腹壁或直肠B超检查可诊断前列腺大小、形态和残余尿量。

（3）尿流动力学检查：可以评估梗阻的程度。要求排尿量在150～200ml，若最大尿流率<10ml/s则提示尿路梗阻严重，常是手术指征之一。

（二）护理问题

1. **焦虑与恐惧**　与反复排尿困难及尿失禁有关。
2. **排尿异常**　与尿路梗阻有关。
3. **有感染的危险**　与前列腺增生留置导尿管有关。
4. **潜在并发症**　术后出血。

（三）护理目标

患者解除尿路梗阻，排尿恢复正常。未发生并发症或得到及时发现和控制，无感染发生；患者焦虑与恐惧的心理消除。

（四）护理措施

1. 非手术治疗及手术前护理

（1）心理护理：关怀、安慰患者，向患者解释有关前列腺增生的知识，争得患者的积极配合，稳定患者的情绪。

（2）急性尿潴留患者的护理：最简单有效的方法是导尿，积极配合医生施行导尿术。导尿管不能插入时可行耻骨上膀胱穿刺或耻骨上膀胱造瘘术，导尿或造瘘期间做好相关护理工作。

（3）饮食护理：进食高营养易消化的食物，辅以粗纤维食物，防止便秘。忌酒及辛辣食物。

（4）药物治疗护理：遵医嘱给患者服用 α 受体阻滞剂和 5α 还原酶抑制剂改善排尿症状。合并尿路感染者，遵医嘱使用抗生素。

（5）需要做手术者常规做好术前准备。

2. 术后护理

（1）观察病情：术后密切观察患者的生命体征，对施行经尿道前列腺电切术（TURP）的患者警惕 TUR 综合征的发生。　**考点：**术后护理的重点

（2）饮食护理：术后胃肠功能恢复后嘱患者多饮水，摄取高蛋白、易消化、高纤维素食物，保证大便通畅。

（3）治疗配合：

1）术后出血：是手术后护理的重点。通常采用气囊导尿管压迫前列腺窝，达到止血作用。一般维持牵引 8～10 小时，在术后 10 天左右拔除。

2）持续膀胱冲洗：经尿道前列腺电切术或经膀胱前列腺摘除术后，常采用三腔气囊导尿管接密闭式膀胱冲洗，防止凝血块形成和感染。气囊导尿管一般于术后 10 天左右拔除。

3）用药护理：遵医嘱应用抗生素预防感染，遵医嘱应用止血剂。

3. 健康指导

（1）鼓励患者多饮水，勤排尿，禁忌烟酒及辛辣等刺激性食物。保持大便通畅，避免用力排便。术后 2～3 周内，避免剧烈运动、久坐，以免腹内压增加，引起出血。

（2）告知患者，尿频、尿急及尿失禁可持续到术后数月甚至 1 年。指导患者做提肛运动，协助尿道括约肌的功能恢复。

（3）对长期膀胱造瘘的患者，指导患者定期更换造瘘管及学会引流管的自我护理。

（五）护理评价

患者焦虑程度是否减轻；排尿是否恢复正常。患者有无发生感染。患者并发症得到预防或及时发现治疗。

案例10-5分析

1. 首选的处理方法是插导尿管导尿。

2. 主要症状

1) 尿频：是前列腺增生出现最早的症状，尤以夜间尿频为甚。早期尿频由于前列腺充血刺激所致，后期是由于梗阻加重，膀胱残余尿增加引起。

2) 排尿困难：进行性排尿困难是前列腺增生最典型的表现。随着病情的发展，患者可出现排尿等待、迟缓、费力、尿线细、排尿不尽及尿滴沥等表现。膀胱残余尿增多，造成尿潴留，当膀胱过度充盈时，可发生充盈性尿失禁。

3) 其他：前列腺增生合并感染或结石时可出现膀胱刺激症状；因长期腹内压增加，可诱发腹股沟疝、内痔等。

第8节　肾衰竭患者的护理

案例10-6

患者，男，45岁。因反复水肿10年，伴乏力、头晕、食欲减退半年，加重1周入院。10年来常于劳累后出现双眼睑及下肢水肿，休息后可缓解，未在意。曾到医院检查，诊断为"慢性肾炎"。半年来，患者出现乏力、头晕、食欲减退、体重下降。1周前，过度劳累后上述症状加重，伴恶心、尿量减少。护理体检：Bp 160/100mmHg，神志清楚，面色晦暗，颜面水肿、苍白，双下肢凹陷性水肿，心、肺、腹未见异常。辅助检查：血液检查：Hb 70g/L，血钾6mmol/L，血钙1.87mmol/L；尿常规检查：尿蛋白（＋＋＋），尿RBC 18个/HP；肾功能检查：Ccr 8ml/min，Scr 900μmol/L。入院诊断"慢性肾衰竭"。

问题：1. 该患者的肾功能处于临床分期的哪一期？

2. 病情加重的诱因是什么？

3. 主要的护理问题是什么？

4. 饮食护理的主要内容有哪些？

一、急性肾衰竭患者的护理

急性肾衰竭（ARF）是指由各种原因引起的肾功能急性损害，主要表现氮质血症、水电解质、酸碱平衡失调及全身各系统并发症。急性肾衰竭往往伴有其他器官的功能障碍而构成多器官功能不全综合征，病情复杂、危重，病死率较高。

（一）护理评估

1. 致病因素　广义的急性肾衰竭分为肾前性、肾性和肾后性三类。狭义的肾衰竭是指急性肾小管坏死。

考点：急性肾衰常见原因

（1）肾前性：各种原因导致患者有效血容量减少、肾血液灌注压力不足致使肾功能损害者均属于肾前性因素，如严重外伤大出血、休克、严重脓毒症、心脏疾病等。

（2）肾性：肾实质急性损害所引起的进行性肾衰竭。常见原因有：血清过敏反应、氨基糖苷类抗生素、重金属、急进性肾小球肾炎、大面积深度烧伤、挤压伤等造成急性肾小管坏死。

（3）肾后性：见于双侧肾输尿管或孤立肾输尿管完全性梗阻所导致的肾功能急剧下降。常见原因如结石、肿瘤、血块或坏死肾组织引起尿路急性梗阻。

2. 身体状况　急性肾小管坏死是肾性急性肾衰竭最常见的类型，临床表现包括原发疾病的表现、急性肾衰竭引起的代谢紊乱及并发症三个方面。典型病程分为起始期、维持期、恢复期。

（1）起始期：指肾前性氮质血症至肾小管坏死之前这一阶段。此期常存在损害肾脏的因素，导致严重肾缺血，但尚未发生明显的肾实质损伤，临床上主要表现为原发病的症状和体征，如及时治疗可避免进一步发展。此期历时短，为数小时至 1～2 天。

（2）维持期：又称少尿期，一般为 7～14 天。此期随着肾功能减退，可出现尿毒症表现。

1）水、电解质和酸碱平衡失调表现：①尿的改变：多数患者出现少尿，每天尿量少于 400ml。但有少部分患者每天尿量超过 400ml，称为非少尿型急性肾衰竭。②高钾血症：患者少尿或无尿时，钾离子排出受限所致。高血钾是少尿期最重要的电解质失调，是急性肾衰竭死亡的常见原因之一。患者可出现心律失常，甚至心搏骤停。③低钠血症：主要是由于水潴留引起稀释性低钠血症。④代谢性酸中毒：急性肾衰时酸性代谢产物不能排出，肾小管功能损害致排酸保碱功能明显下降。患者可表现为呼吸深而快，带有酮味，面部潮红，嗜睡及神志不清等表现。考点：少尿期主要表现

2）并发症的表现：①呼吸系统：除肺部感染的症状外，因血容量过多可出现咳嗽、咳痰、胸闷、呼吸困难。②循环系统：可出现高血压、心力衰竭、肺水肿、心律失常及心肌病变表现。③消化系统：表现为食欲不振、恶心、呕吐、腹胀、腹泻，严重者出现消化道出血。④神经系统：出现意识障碍、躁动、谵妄、抽搐、昏迷等尿毒症脑病症状。⑤其他：可出现感染、出血倾向和轻度贫血表现。

（3）恢复期：尿量逐渐增多，每天尿量可达 3000～5000ml，一般持续 1～3 周，因为肾功能尚未完全恢复，血中尿素氮、肌酐和血钾浓度可继续上升。当肾功能逐渐恢复，尿量大幅度增加后，可出现低血钠、低血钾、脱水现象。应密切观察和监护。

3. 心理状态　急性肾衰竭病情进展快，病情复杂，患者可能出现焦虑与恐惧。

4. 辅助检查

（1）血液检查：可有轻、中度贫血，血尿素氮和肌酐呈进行性升高，电解质和酸碱平衡失调。

（2）尿液检查：尿蛋白（＋）～（＋＋），镜下见到棕色管型提示急性肾小管坏死，对诊断急性肾衰有意义。

（3）影像学检查：有助于了解肾脏的大小、形态，血管及尿路有无梗阻；了解肾血流量和肾小管功能。

（二）护理问题

1. 体液过多　与肾功能损害、水钠潴留有关。

2. 营养失调：低于机体需要量　与饮食摄入少、蛋白丢失过多有关。

3. 焦虑与恐惧　与本病预后不良、病程长有关。

4. 潜在并发症　水、电解质和酸碱平衡失调、感染、多器官衰竭等。

（三）护理目标

患者焦虑程度减轻，情绪稳定，无恐惧焦虑；能保持足够的营养物质摄入，身体营养状况改善，免疫功能正常，无感染发生。患者体液逐渐达到平衡，水肿减轻或消退。

（四）护理措施

1. 生活护理　加强营养，少尿期应限制水、盐、钾、磷和蛋白质的摄入，供给足够的热量，不能进食者通过静脉途径补充营养。注意补充维生素。

2. 心理护理　加强与患者交流，给予关爱和支持，向患者解释本病经过积极治疗是可以得到控制的。使患者保持良好的心态，树立战胜疾病的信心。

3. 配合治疗　少尿期治疗原则是维持内环境的稳定。多尿期治疗重点是维持水、电解质和酸碱平衡，控制氮质血症，补充蛋白质，治疗原发病及防治并发症。

（1）少尿期限制水分和电解质：量出为入，严格记录24小时出入量，包括尿液、大便、引流物、呕吐物量和异常出汗量。患者每天摄取水量应少于1000ml。

（2）纠正水、电解质失衡：高血钾是少尿期最主要的死亡原因。应将血钾控制在6mmol/L以下，禁止使用含钾的食物和药物、禁输库存血，可以静注钙剂和碳酸氢钠，口服钠型或钙型离子交换树脂与钾交换，使钾排出体外，必要时使用透析疗法。

（3）维持营养供给热量：宜采用低蛋白、高热量、高维生素饮食，补充适量的碳水化合物能减少蛋白质分解代谢，维持机体正常的营养状况和代谢功能。

（4）纠正酸中毒：可使用5％碳酸氢钠静滴纠正酸中毒。

（5）控制感染：感染是急性肾小管坏死的常见病因和死亡原因。预防和治疗感染是减缓急性肾衰竭发展的重要措施。正确选用合理的无肾毒性的抗生素。

（6）血液净化：是纠正电解质紊乱和代谢性酸中毒最有效的手段。常用的方法有血液透析和腹膜透析。透析治疗可替代部分肾的排泄功能，清除体内有毒物质。

4. 健康指导　告知患者应积极治疗原发病、纠正促使肾功能恶化的因素。严格遵医嘱用药，避免使用肾毒性较大的药物。做好病情观察，记录每日的尿量、血压、体重等。加强锻炼，增强机体抵抗力，减少感染的发生。

（五）护理评价

患者焦虑恐惧程度是否减轻；身体营养状况有无改善或能否维持基本代谢平衡；体液是否维持平衡、肾功能检测是否在正常范围。

二、慢性肾衰竭患者的护理

考点：慢性肾衰竭概念、分期

慢性肾衰竭（简称肾衰）是指各种慢性肾脏疾病，随着病情恶化，肾单位进行性破坏，表现为代谢产物潴留，水、电解质、酸碱平衡失调以及某些内分泌功能异常的一组临床综合征。慢性肾衰竭的发生机制尚不完全清楚，可能与健存肾单位日益减少，健存肾单位内肾小球毛细血管发生高灌注、高压力和高滤过，导致肾小球硬化、肾小球通透性增加及矫枉失衡等有关。我国根据内生肌酐清除率将慢性肾衰竭分为4期（表10-1）。

表10-1　慢性肾衰竭分期

分期	肾功能代偿期	肾功能失代偿期	肾衰竭期	尿毒症期
内生肌酐清除率(Ccr,ml/min)	50～80	20～50	10～20	＜10
血肌酐(Scr,μmol/L)	133～177	186～442	451～707	≥707

（一）护理评估

1. 致病因素　以慢性肾炎最常见。

（1）原发性肾脏疾病：慢性肾炎、慢性肾盂肾炎、肾结核等。

（2）继发性肾脏疾病：高血压肾病、糖尿病肾病、系统性红斑狼疮及尿路慢性梗阻等。

（3）遗传性肾脏疾病：多囊肾等。

2. 身心状况　早期仅表现为基础疾病的症状,晚期表现为各系统器官功能失调的症状。

（1）水、电解质和酸碱平衡失调（表 10-2）。

表 10-2　水、电解质和酸碱平衡失调类型及原因

紊乱类型	原因
水肿或脱水	肾脏的调节适应能力减退
	水的摄入过量→水肿,甚至水中毒
	严格限制水摄入,又不能减少水排泄→脱水
低钠或高钠血症	过多限制钠的摄入,而肾脏持续丢钠时→低钠血症
	过多补充钠→高钠血症
低钾或高钾血症	当患者饮食减少或呕吐、腹泻时→低钾血症
	晚期由于因尿量减少、酸中毒、使用保钾利尿剂等→高钾血症
高磷血症	肾排磷减少→血磷增高
低钙血症	血磷升高（血磷和血钙的乘积是个常数）→血钙降低
	血磷升高（肠道内磷酸根增多和食物中钙结合形成不溶解的磷酸钙）→肠对钙的吸收减少
	肾实质破坏→1,25-二羟维生素 D_3 减少→肠对钙的吸收减少
代谢性酸中毒	肾小球滤过率降低,肾脏排酸保碱功能障碍

考点: 慢性肾衰竭出现高磷低钙的原因

（2）各系统表现：

1）心血管系统表现：①高血压：与水钠潴留、肾素活性增高有关。②心力衰竭：是慢性肾衰竭最常见的死亡原因,多与水钠潴留、高血压有关。③患者可出现尿毒症性心肌炎、心包炎及动脉粥样硬化等。

2）呼吸系统表现：出现尿毒症性肺炎、肺水肿、胸膜炎等。

3）血液系统表现：①贫血：大多数慢性肾衰竭患者均有贫血。主要与促红细胞生成素缺乏、缺铁、营养不良、出血等因素有关。②出血倾向：与血小板功能降低有关。

4）消化系统表现：食欲不振为肾衰最常见的早期表现,还可出现恶心、呕吐,呼气有尿味。

5）神经、肌肉系统表现：有头痛、头晕、烦躁不安,理解力和记忆力减退,嗜睡、昏迷,周围神经病变如肢端袜套样分布的感觉丧失、肢体麻木、下肢疼痛、无力等。

6）肾性骨营养不良：简称肾性骨病,包括骨质软化症、纤维性骨炎、骨质疏松和骨硬化症等。

7）皮肤表现：皮肤瘙痒、干燥、脱屑。常出现尿毒症面容,表现为面色萎黄、色素沉着、面部水肿,与贫血、尿素霜的沉积等有关。

8）感染：最常见的感染为肺部感染和尿路感染,为慢性肾衰竭主要死因之一,其发生与机体免疫功能低下、白细胞功能异常有关。

9）内分泌功能紊乱：女性有闭经、不孕等,男性有性欲缺乏或阳痿等。

（3）心理状态：慢性肾衰患者的预后差,治疗费用昂贵,腹膜透析和血液透析有一定的损伤,易导致患者产生悲观、绝望情绪。

3. 辅助检查

（1）血常规：有正细胞正色素性贫血，合并感染时白细胞总数和中性粒细胞比例增高。

（2）尿常规：有蛋白尿、血尿、颗粒管型、蜡样管型等，其中蜡样管型对慢性肾衰有诊断意义。

（3）血生化检查：有内生肌酐清除率降低，血肌酐、血尿素氮和血尿酸升高，血钙降低、血磷升高及酸中毒等。

（二）护理问题

1. 体液过多　与肾小球滤过率降低，水钠潴留有关。

2. 营养失调：低于机体需要量　与饮食摄入少、蛋白丢失过多有关。

3. 有皮肤完整性受损的危险　与皮肤瘙痒、水肿有关。

4. 绝望　与病程长，治疗效果差，治疗费用高有关。

5. 潜在并发症　水、电解质和酸碱平衡失调、感染、多器官衰竭等。

（三）护理目标

患者焦虑程度减轻，情绪稳定；能保持足够的营养物质摄入，身体营养状况改善或维持基本平衡。患者体液逐渐达到平衡，水肿减轻或消退；住院期间不发生感染。

（四）护理措施

1. 生活护理

（1）饮食护理：总的原则是高热量（125.6～146.5kJ/kg）、高维生素、高钙、低磷和优质低蛋白［一般为 0.6～0.8g/(kg·d)］饮食，控制水钠的摄入。慢性肾衰患者在饮食上应特别注意蛋白质的摄入量及成分的控制。应根据患者的肾小球滤过率（GFR）来调整蛋白质的摄入量，当 GFR＞50ml/min 时，不必严格限制蛋白质的摄入；当 GFR＜50ml/min 时，要限制蛋白质摄入［0.4～0.6g/(kg·d)］，摄入蛋白质中要以动物蛋白为主，尽量少摄入植物蛋白。低蛋白饮食可减轻肾小球内高压力、高灌注及高滤过状态，延缓肾小球的硬化。④患者有恶心、呕吐时嘱其少食多餐，晚间睡前饮水 1～2 次，以免夜间脱水使血尿素氮相对增高。

（2）休息与体位：慢性肾衰竭患者代偿期可起床活动，但应避免劳累和受凉；失代偿期患者应卧床休息。

2. 心理护理　加强与患者交流，给予关爱和支持，向患者解释本病经过积极治疗是可以得到控制的。使患者保持良好的心态，树立战胜疾病的信心。

3. 配合治疗　关键是治疗原发病和纠正促使肾衰竭恶化的因素。

（1）防治原发病：及时治疗原发病，可防止健存肾单位继续受到破坏，延缓慢性肾衰竭的发展。

（2）饮食治疗：是慢性肾衰竭的基本治疗措施之一。采取优质低蛋白、高热量饮食，控制磷、脂肪的摄入。

（3）应用必需氨基酸：为避免低蛋白饮食带来的营养不良，可适量应用必需氨基酸。用药过程中应注意滴速。

（4）对症治疗：①控制高血压：首选药物是血管紧张素转换酶抑制剂（ACEI）和血管紧张素Ⅱ受体阻滞剂（ARB）。透析前血压应＜130/80mmHg，透析时应＜140/90mmHg。②纠正贫血：重组促红细胞生成素是治疗肾性贫血的特效药，同时要补充铁剂和叶酸。使用重组促红细胞生成素时，要注意患者有无头痛、高血压及癫痫发作等。③纠正酸中毒：应用碳酸氢钠口服或静滴，静滴时滴速不能过快。④治疗肾性骨营养不良：应用骨化三醇或甲状腺次全切除术等。

(5) 替代治疗:①透析治疗:常用的方法有血液透析和腹膜透析。透析治疗可替代部分肾的排泄功能,清除体内有毒物质。但不能替代肾内分泌和代谢功能。②肾移植:慢性肾衰竭患者保守治疗无效时可考虑做肾移植。肾移植后需长期使用免疫抑制剂以防出现排斥反应。

4. 病情观察 定期观察患者营养状况。检测血清电解质的变化,有无高血钾、低钙症状。注意皮肤有无出血及尿素霜,有无尿毒症面容。定期测量体重,准确记录 24 小时出入量。观察有无呼吸道、尿路和皮肤感染和心力衰竭等并发症。

5. 健康指导 告知患者坚持治疗原发病,纠正促使肾衰竭恶化的因素;严格遵医嘱用药,避免使用肾毒性较大的药物。严格遵从饮食治疗原则。注意个人卫生,皮肤瘙痒时切勿用力搔抓,以免引起感染。透析的患者要坚持长期透析治疗。做好病情观察,记录每日的尿量、血压、体重等。

(五) 护理评价

患者焦虑程度是否减轻;身体营养状况有无改善或能否维持基本代谢平衡;体液是否逐步达到平衡、水肿是否减轻或消退。

案例 10-6 分析

1. 患者肾功能检查 Ccr 为 8ml/min($<$10ml/min),Scr 为 900μmol/L($>$707μmol/L),为尿毒症期。

2. 主要诱因是过度劳累。

3. 主要护理问题

(1) 体液过多:与肾小球滤过率降低,水钠潴留有关。

(2) 营养失调:低于机体需要量:与饮食摄入少、蛋白丢失过多有关。

(3) 活动无耐力:与贫血、水肿有关。

(4) 知识缺乏:缺乏有关避免肾功能恶化因素的知识。

(5) 潜在并发症:心脏骤停(高血钾)、高血压脑病、多器官衰竭等。

4. 饮食护理要点

(1) 控制水钠的摄入,该患者有水肿、高血压,摄入液体量是前一天的尿量加 500ml。钠$<$3g/d。

(2) 患者有低血钙和高血钾,应予高钙饮食,严格控制磷和钾的摄入。

(3) 保证足够的热量,减少蛋白质的分解。

(4) 控制蛋白质摄入,该患者处于尿毒症期,蛋白质的摄入量应严格控制在[0.4~0.6g/(kg·d)],主要以优质蛋白为主。

如何治疗尿毒症?

1. **血液透析(HD,简称血透)** 是借助人工半透膜、溶质浓度梯度及静水压,促使血液中的某些物质通过半透膜进入透析液中而排出体外。

2. **腹膜透析(PD,简称腹透)** 是一种以人体腹膜为半透膜,通过腹透管将透析液注入腹腔并保留一定时间,透析液与血液通过腹膜进行物质交换,然后借助虹吸作用将交换过的透析液排出。

3. **肾脏移植** 在 ABO 血型配型和 HLA(人类白细胞抗原)配型合适的基础上,利用健康人的异体肾进行移植,替代患者毁损的肾脏。肾脏移植是目前最理想的治疗方法。

小结

泌尿系统疾病常见症状有水肿、高血压、尿路刺激征。肾盂肾炎主要是由细菌引起肾盂、肾盏和肾实质感染性的炎症，以大肠埃希菌最多见，最常见的感染途径是上行感染。尿路梗阻引起尿流不畅是最主要的易感因素。尿涂片镜检细菌是一种快速诊断细菌尿的方法，尿路感染的确诊必须依靠尿细菌定量培养，急性肾盂肾炎抗菌疗程通常为2周，多饮水勤排尿是最简便而有效的预防尿路感染的措施。慢性肾炎是与免疫变态反应有关的一组肾小球疾病，最终将发展成慢性肾衰竭。主要临床表现有蛋白尿、血尿、水肿和高血压，其中蛋白尿是必有的表现。治疗原则是延缓和防止肾功能进行性恶化；护理的重点是健康指导，饮食护理及导致病情恶化的各种诱因。泌尿系统损伤主要由外伤引起，最常见的是肾损伤，一般的肾损伤可以用保守治疗，绝对卧床休息2～4周即可。主要的护理是观察患者血尿变化及腰腹部肿块的变化。尿道损伤最主要的是患者的预后问题，防止发生尿道狭窄，护理指导中要告知患者按时到医院行尿道扩张。尿路结石症根据不同部位的结石注意选择不同的治疗方法，如体外冲击波碎石治疗、内镜治疗等，术后的护理中注意调理患者的饮食及应用相关的药物预防结石的复发，告知患者按时回院复查。急性肾衰是由多种原因造成的比较危重的疾病，如不及时治疗可能危及患者生命，护理措施中根据不同的临床分期给予不同的护理。慢性肾衰竭是指各种慢性肾脏疾病，随着病情恶化，表现为代谢产物潴留，水、电解质和酸碱平衡失调以及某些内分泌功能异常的一组临床综合征。根据内生肌酐清除率将慢性肾衰分为4期。引起慢性肾衰最常见的原因是慢性肾炎。主要临床表现有水、电解质和酸碱平衡紊乱和各系统症状。饮食原则是高热量、高维生素、高钙、低磷及优质低蛋白，控制水钠的摄入。慢性肾衰竭的治疗重点是：饮食治疗、应用必需氨基酸和对症治疗。饮食治疗是慢性肾衰竭的基本治疗措施之一。

自测题

A₁型题

1. 尿毒症少尿期患者忌输库存血，主要是为防止引起（　　）
   A. 出血倾向
   B. 输血反应
   C. 血尿素氮升高
   D. 血钙降低
   E. 血钾升高

2. 慢性肾炎的错误保健指导是（　　）
   A. 不宜妊娠
   B. 长期低盐饮食
   C. 防止受凉
   D. 避免过度疲劳
   E. 避免应用对肾脏有害的药物

3. 骨盆骨折时，造成男性尿道损伤多伤及（　　）
   A. 阴茎部
   B. 球部
   C. 前列腺部
   D. 膜部
   E. 前列腺部和悬垂部

4. 肾损伤后非手术治疗卧床的时间为（　　）
   A. 8～10天
   B. 10～12天
   C. 12～14天
   D. 14～21天
   E. 7天

5. 腹膜外膀胱破裂时，其血肿及尿液外渗范围在

（　　）
   A. 阴茎
   B. 下腹壁
   C. 阴囊
   D. 膀胱周围
   E. 会阴

6. 肾及输尿管结石的主要症状（　　）
   A. 疼痛、血尿
   B. 疼痛、无尿
   C. 脓尿
   D. 休克
   E. 无痛性血尿

7. 肾结石手术后护理错误的是（　　）
   A. 术后48小时内取平卧位
   B. 鼓励早期离床活动
   C. 维持引流管通畅
   D. 引流袋放置要低于肾脏
   E. 多喝水

8. 肾实质切开取石后应特别注意的护理措施是（　　）
   A. 卧床休息
   B. 出血的观察
   C. 记录每次排尿时间

D. 定时观察 T、P、Bp

E. 尿漏的观察

9. 多饮水可预防尿路结石,其机制是(　　)

　　A. 缓解尿流梗阻

　　B. 使结石溶解

　　C. 冲洗及稀释尿液的作用

　　D. 纠正尿液晶体与胶体的紊乱

　　E. 增加尿中晶体聚合抑制物质

10. 肾结核最早出现的症状是(　　)

　　A. 尿频　　　　　　B. 血尿

　　C. 低热　　　　　　D. 肾区疼痛

　　E. 消瘦

11. 肾结核的主要传播途径是(　　)

　　A. 呼吸道　　　　　B. 消化道

　　C. 直接蔓延　　　　D. 血循环

　　E. 淋巴道

12. 泌尿系结核常见症状除下列哪项除外(　　)

　　A. 膀胱刺激症状　　B. 血尿

　　C. 脓尿　　　　　　D. 低热

　　E. 呕吐

13. 前列腺增生症最早出现的症状是(　　)

　　A. 排尿费力　　　　B. 夜间尿频

　　C. 急性尿潴留　　　D. 尿失禁

　　E. 血尿

14. 老年男性患者出现进行性排尿困难,常见于(　　)

　　A. 前列腺癌　　　　B. 尿道狭窄

　　C. 膀胱结石　　　　D. 前列腺增生

　　E. 包茎

15. 老年前列腺增生患者突发急性尿潴留首要处理是(　　)

　　A. 针刺

　　B. 肌肉注射氨甲酰胆碱

　　C. 耻骨上膀胱造瘘

　　D. 膀胱穿刺

　　E. 试行导尿并留置导尿管

16. 急性肾衰时紧急处理的是(　　)

　　A. 高钾血症　　　　B. 水中毒

　　C. 酸中毒　　　　　D. 感染

　　E. 低钠血症

17. 患者腰部绞痛后突然无尿常提示(　　)

　　A. 肾后性肾衰　　　B. 肾前性肾衰

　　C. 肾性肾衰　　　　D. 多器官功能不全

　　E. 心衰

18. 急性肾衰发生的主要原因是(　　)

　　A. 肾小管细胞变性坏死

　　B. 肾小球滤过率下降

　　C. 代谢性碱中毒

　　D. 低钾血症

　　E. 水中毒

19. 急性肾衰少尿期最主要的死亡原因是(　　)

　　A. 低钠血症　　　　B. 高磷血症

　　C. 高钾血症　　　　D. 高镁血症

　　E. 水中毒

20. 尿毒症患者必有的临床表现为(　　)

　　A. 皮肤尿素霜沉着

　　B. 口腔内有尿味或金属味

　　C. 纤维素性胸膜炎

　　D. 纤维素性心包炎

　　E. 贫血

21. 慢性肾衰患者发生少尿、高钾血症时的护理措施不当的是(　　)

　　A. 观察血钾报告和心电图变化

　　B. 忌输库血

　　C. 可适当输新鲜血

　　D. 采血钾标本时采血部位要扎紧

　　E. 忌食含钾高的食物和药物

22. 慢性肾衰竭后期患者,一旦出现下列哪种情况提示病情严重(　　)

　　A. 少尿、高血钾　　B. 中度贫血

　　C. 呼气有尿臭味　　D. 水肿、低钠血症

　　E. 乏力、食欲减退

23. 慢性肾衰竭患者需严格记录出入量是因为患者有(　　)

　　A. 脱水　　　　　　B. 失水或水过多

　　C. 低钾血症　　　　D. 水肿

　　E. 低钙血症

24. 慢性肾衰竭最常见的病因为(　　)

　　A. 慢性肾小球肾炎　B. 慢性肾盂肾炎

　　C. 慢性尿路梗阻　　D. 肾结核

　　E. 高血压并肾动脉硬化

25. 尿毒症最早出现的症状是(　　)

　　A. 厌食、恶心、呕吐　B. 嗜睡、定向力障碍

　　C. 咳嗽、胸痛　　　D. 皮肤黏膜出血

　　E. 血压升高

26. 尿毒症患者饮食护理正确的是(　　)

　　A. 忌盐　　　　　　B. 限水

C. 限钾　　　　　　　D. 低热量

E. 补钙

27. 慢性肾炎患者给予低蛋白低磷饮食治疗目的是（　　）

　　A. 减轻肾性水肿　　B. 控制高血压

　　C. 预防低钾血症　　D. 预防高钠血症

　　E. 减轻肾小球内高压、高灌注及高滤过状态

28. 慢性肾衰竭患者的饮食原则，不妥的一项是（　　）

　　A. 高热量　　　　　B. 优质低蛋白

　　C. 高钙　　　　　　D. 高磷

　　E. 高维生素

29. 尿毒症患者皮肤护理中下列哪项是错误的（　　）

　　A. 勤用温水擦洗　　B. 奇痒时涂擦酒精

　　C. 忌用碱性肥皂　　D. 勤换内衣内裤

　　E. 预防压疮

30. 慢性肾衰竭患者的内生肌酐清除率为多少时提示进入尿毒症期（　　）

　　A. <10ml/min　　　B. <20ml/min

　　C. <25ml/min　　　D. <30ml/min

　　E. <50ml/min

31. 对慢性肾炎的评估不包括的内容是（　　）

　　A. 高血压　　　　　B. 水肿

　　C. 蛋白尿、血尿　　D. 肾功能减退

　　E. 膀胱刺激征

32. 尿路感染最常见致病菌是（　　）

　　A. 变形杆菌　　　　B. 副大肠埃希菌

　　C. 大肠埃希菌　　　D. 粪链球菌

　　E. 葡萄球菌

33. 下列哪一项对诊断尿路感染最有意义（　　）

　　A. 尿频、尿急、尿痛

　　B. 畏寒、发热、头痛

　　C. 清洁中段尿培养细菌计数≥10^5/ml

　　D. 清洁中段尿白细胞>5个/HP

　　E. 血白细胞总数升高

34. 急性肾盂肾炎正确的治疗措施是（　　）

　　A. 口服环丙沙星3天

　　B. 口服磺胺药7天

　　C. 根据细菌药物敏感试验选用有效的抗生素治疗2周

　　D. 联合应用2种以上抗生素进行治疗

　　E. 应用中药治疗

A_2 型题

35. 患者，男，41岁。从脚手架跌下撞击会阴部，感到疼痛伴尿道出血，不能排尿，随即出现会阴、阴囊、阴茎、下腹壁青紫、肿胀，损伤部位可能是（　　）

　　A. 尿道阴茎部　　　B. 后尿道

　　C. 尿道球部　　　　D. 尿道膜部

　　E. 尿道前列腺部

36. 患者，女，42岁。右输尿管上段结石约1.2cm×0.8cm大小，伴右肾轻度积水，经3个月非手术治疗后，摄片提示结石位置无变动，其治疗原则应为（　　）

　　A. 继续非手术治疗　　B. 局部理疗

　　C. 体外冲击波碎石　　D. 输尿管切开取石

　　E. 经膀胱镜行输尿管套石

37. 尿毒症患者血肌酐明显增高，近周来夜间尿量增多，晨起时恶心、呕吐，为减轻晨间呕吐，最有效的护理措施是（　　）

　　A. 加强晨间口腔护理　　B. 饮食少量多餐

　　C. 避免刺激性食物　　　D. 睡前饮水

　　E. 减少晚餐进食量

38. 某患者，患慢性肾炎已3年，目前尿蛋白（＋＋），血压和肾功能正常，其饮食应限制（　　）

　　A. 总热量　　　　　B. 钙

　　C. 钠　　　　　　　D. 糖

　　E. 蛋白质

39. 某患者，60岁。因慢性肾衰竭入院治疗后出现抽搐，可能原因是（　　）

　　A. 心力衰竭　　　　B. 代谢性酸中毒

　　C. 低钾血症　　　　D. 血氨升高

　　E. 低钙血症

A_3/A_4 型题

（40～43题共用题干）

　　一位65岁男性患者，进行性排尿困难3年，夜尿3～5次，肛门指检前列腺6cm×5cm，中央沟消失，无压痛。

40. 最可能的诊断是（　　）

　　A. 神经源性膀胱　　B. 尿道狭窄

　　C. 膀胱肿瘤　　　　D. 前列腺增生

　　E. 膀胱结石

41. 患者有时夜间睡着后有尿液从尿道流出，此应为（　　）

　　A. 真性尿失禁　　　B. 充盈性尿失禁

C. 压力性尿失禁　　　D. 急迫性尿失禁

E. 尿瘘

42. 若此患者发生急性尿潴留,最常用的方法是
（　　）

A. 留置导尿

B. 耻骨上膀胱穿刺抽吸尿液

C. 诱导排尿

D. 膀胱造瘘

E. 开放手术

43. 若该患者血 BUN 86mmol/L,Cr 1023μmol/L,
此患者并发（　　）

A. 感染　　　　　　B. 肾性肾衰

C. 肾前性肾衰　　　D. 肾后性肾衰

E. 肾中毒

（44、45 题共用题干）

患者,女,48 岁,慢性肾炎 8 年,高血压 3 年。
近 1 个月来食欲下降,精神委靡,疲乏,且常鼻出

血。1 天前排出柏油样便。门诊检查肾功能:血肌
酐 790μmol/L,血尿素氮 8.8mmol/L。

44. 该患者最可能的诊断是（　　）

A. 肾功能不全代偿期

B. 肾功能不全失代偿期

C. 肾衰竭期

D. 尿毒症期

E. 胃癌

45. 下列疗法可替代肾排泄各种毒物的是（　　）

A. 治疗原发病

B. 饮食治疗

C. 必需氨基酸的应用

D. 对症治疗

E. 透析治疗

（张志萍　王旭振　孙晓丽）

实 训 指 导

实习1　水电解质及酸碱失衡患者的护理

【实习要求】

1. 熟悉水钠代谢失衡、低钾血症、代谢性酸中毒患者的护理评估,根据护理评估,能够提出主要护理问题,并初步拟定液体疗法的护理计划。

2. 熟悉静脉输液常用的各种液体的性质和用途。

3. 熟悉脱水患者补液量的计算,静脉补液原则。

【实习方法】

本实验安排在实验室进行,主要采用病例讨论、角色扮演、教师演示和总结的方式完成。

1. 教师展示典型病例,可采取文字、口头描述、图片、录像等结合的方式,向学生提出以下问题:

(1) 对该患者进行护理评估的内容有哪些?

(2) 该患者主要的医疗诊断和护理问题是什么?

(3) 对该患者应采取哪些护理措施?

(4) 为该患者制订一个补液方案。

2. 学生每4~6人一组,就上述问题进行自由讨论,并每组派出代表对讨论结果进行汇报,其他小组成员进行补充。

3. 学生以角色扮演的方式展示输液过程中护士、患者、家属之间的沟通,输液反应的观察、开展避免并发症的健康教育。

4. 教师示教各种常用液体,学生能正确识别并说出其性质和用途。

5. 教师总结点评讨论中存在的问题。

6. 教师布置另一病例作为课后作业,要求写出护理评估、护理问题、制订补液计划。

(曾　健)

实习2　手术室护理工作

【实习要求】

1. 正确刷手、穿无菌手术衣、戴手套保证手术无菌。

2. 能识别各种手术器械和巾单。掌握手术器械台的铺置、器械的摆放,手术中的配合。

3. 正确安置患者的手术体位,保证患者安全与舒适和手术的顺利操作,便于麻醉及监测。

【实习方法】

1. 组织观看电教片。

2. 教师集中示教手术人员的无菌准备。学生在外科手术实验室模拟器械护士消毒洗手、穿手术衣、戴手套。

3. 正确辨认各种手术器械、敷料和巾单。分组练习,3 人/组,分别扮演器械护士、巡回护士和手术医师,模拟练习手术无菌器械台的铺置、器械的摆放,手术中的配合。

4. 学生 3 人/组,1 人模拟患者躺在手术台上,2 人模拟护士进行手术患者体位安置。

5. 学生按组互评,教师点评。每位学生写一份实习报告。

(周雅清)

实习 3　外科感染和损伤患者的护理

【实习要求】

1. 了解外科化脓性感染、破伤风、创伤、烧伤患者的护理评估。

2. 熟悉外科化脓性感染、破伤风、创伤、烧伤患者的护理问题。

3. 掌握外科化脓性感染、破伤风、创伤、烧伤患者的护理措施。

【实习方法】

1. 外科化脓性感染、创伤、烧伤患者的护理可安排在有关外科病房进行。破伤风病例较少,可安排病例讨论和观看录像。

2. 学生以 8~10 人为小组,在带教老师指导下,依据护理程序接触患者。

3. 由 1 名学生代表与患者或家属交谈,收集临床资料。外科化脓感染患者了解其致病因素,并理论联系实际,找出和印证护理问题,观察和体会护理评估中阳性症状和护理体征,了解和记录医院实施的护理措施,对该患者进行护理评价。损伤患者注意询问受伤的原因、致伤因子的性质等,受伤后局部和全身的症状、体征有什么。同时注意了解患者的心理状态、辅助检查结果。

4. 各小组将搜集到的资料,进行组内充分讨论,整理、归纳后提出完整目标,拟定护理措施,再集中各小组一起,进行小组之间交流。

5. 教师总结、评价、矫正存在的问题。

6. 课后学生撰写外科化脓性感染、创伤、烧伤患者的护理评估要点、常见护理问题、护理措施及本次实习的心得体会。

(曾　健)

实习 4　慢性支气管炎、阻塞性肺气肿和慢性肺源性
心脏病患者的护理

【实习要求】

1. 了解慢性支气管炎、阻塞性肺气肿和肺源性心脏病患者护理评估内容。

2. 熟悉慢性支气管炎、阻塞性肺气肿和肺源性心脏病患者护理问题及医护合作内容。

3. 掌握慢性支气管炎、阻塞性肺气肿和肺源性心脏病患者护理措施。

4. 表现出对患者的尊重、爱护、有耐心和责任心。

【实习方法】

1. 本实习安排在呼吸内科病房,教师事先选定好若干患者,也可观看录像或病例讨论。

2. 学生分小组，每组 6～10 人。事先阅读指定患者的病例资料，明确交谈的目的，拟定交谈路线。

3. 采集资料：与患者交谈，交谈重点是患病后的身心感受，目前最关心的问题，对护理和医疗的要求。进行必要的护理体检，如观察患者有无营养不良、发绀、杵状指等；做胸部视诊、触诊、叩诊、听诊等。

4. 护理宣教：在床边向患者讲解慢性支气管炎、阻塞性肺气肿和肺源性心脏病的发病原因，症状加重的诱发因素等，指导患者如何避免诱因，进行呼吸功能的训练。

5. 小组内讨论搜集到的资料，提出护理问题及医护合作内容，拟定护理措施，并与患者的护理病例进行比较。

6. 若为观看录像或病例讨论，应在观看结束或阅读病例资料后，进行小组讨论。

7. 小组间交流，教师总结、讲评。

8. 课后学生撰写实验报告。

（张志萍）

实习5 肺结核患者的护理

【实习要求】

1. 了解肺结核患者护理评估内容和方法。

2. 熟悉肺结核患者护理问题及医护合作内容。

3. 掌握肺结核患者护理措施及自我防护措施。

4. 表现出对患者的尊重、爱护、有耐心和责任心。

……的护理问题、护理……事先选定好若干患者，也可观看录像或病……罩，接触患者后要彻底洗手。

2. 学生分小组，每组 6～10 人。事先阅读指定患者的病历资料。明确交谈的目的。拟定交谈路线。

3. 由 1 名代表与患者交谈，交谈重点是患病后的身心感受，目前最关心的问题，对护理和医疗的要求。进行必要的护理体检，如观察患者有无营养不良、发绀等；做胸部视诊、触诊、叩诊、听诊等。

4. 在床头向患者讲解肺结核的知识，使其了解只有坚持规律、全程化疗才能完全恢复健康。要患者树立信心，有个良好的心境，就能早日康复。

5. 小组内讨论搜集到的资料，提出护理问题及医护合作内容，拟定护理措施，并与患者的护理病例进行比较。

6. 若为观看录像或病例讨论，应在观看结束或阅读病例资料后，进行小组讨论。

7. 小组间交流，教师总结、讲评。

8. 课后学生撰写肺结核病患者的重点、常见护理问题和护理措施，交教师批改。

（张志萍）

实习 6　胸部损伤和脓胸患者的护理

【实习要求】

1. 了解气胸、血胸、肋骨骨折、脓胸致病因素。

2. 熟悉护理问题、护理目标、护理评估的内容。

3. 掌握气胸、肋骨骨折患者的护理措施(含健康指导)。

【实习方法】

1. 本实习安排在综合医院胸外科病房或骨专科医院骨伤科病房见习。

教师应事先选定好气胸、血胸、肋骨骨折、脓胸患者,并与医院胸科协商,安排学生参观胸穿或胸腔闭式引流的准备和操作等。

(1)学生分成若干小组,先查看教师指定患者的病历资料,各小组确定组内各同学需了解的问题后,再接触患者。

(2)由组里选 1 名代表,根据组内问题与患者或亲属交谈。了解气胸、血胸、肋骨骨折、脓胸患者的致病因素,并理论联系实际,找出和印证护理问题,观察和体会护理评估中阳性症状和护理体征,了解和记录医院采取的护理措施,对该患者进行护理评价。

(3)各小组将搜集到的原始资料,进行组内充分讨论,整理、归纳后提出完整的护理问题、护理目标,拟定护理措施,再集中各小组一起,进行小组之间交流。

2. 若为观看气胸、血胸、肋骨骨折、脓胸录像或病例讨论,在观看结束或阅读病例资料后,应组织学生分小组讨论,再进行小组间交流。

3. 教师总结、讲评,使学生得到明确的结论。

(庞远雄)

实习 7　消化性溃疡患者的护理

【实习要求】

1. 了解消化性溃疡患者的护理评估内容,并对所收集的资料进行分析和整理。

2. 熟悉消化性溃疡患者的护理问题。

3. 掌握消化性溃疡患者的护理措施,尤其是缓解疼痛的护理措施。重点是药物应用护理、并发症护理及术后护理。

4. 强调对消化性溃疡患者的护理要爱护尊重,对患者的关心要体贴周到,展现出良好的护士职业素质和行为习惯。

【实习方法】

1. 本实习安排在消化内科病房,教师事先选定好若干患者,也可看录像或病例讨论。

2. 学生分小组,每组 6～10 人。事先阅读指定患者的病历资料,明确交谈的目的,拟定交谈思路。

3. 与患者交谈,进行必要的护理资料的采集,如询问患者的生活、饮食习惯,常服用哪些药物,有哪些应激和心理因素,家族遗传等情况。侧重做好胃镜检查的护理体检。与患者沟通、了解其患病后的身心感受，目前最关心的问题，对护理和医疗的要求。

4. 在床头向患者讲消化性溃疡的发病原因，症状加重的诱因等，指导患者如何避免这些因素。

5. 整理搜集到的资料，提出护理问题，拟定护理措施，并与患者的护理病历进行比较。

6. 若为观看录像或病例讨论，可安排课前小组讨论，课堂上分组反馈并接受其他同学和老师的修正意见。

7. 小组之间交流各自讨论的知识要点，教师做归纳性的总结、讲评。

8. 每个学生都要认真如实书写一份实习报告。

（隋　霄）

实习8　肝硬化患者的护理

【实习要求】

1. 学会运用护理程序的方法，采集、分析和整理肝硬化患者的病历资料，熟练掌握护理计划的制订并完成护理任务。

2. 学会向患者和家属介绍森斯塔肯-布莱克莫尔管压迫止血、腹腔穿刺抽腹水、消化道内镜检查术等操作的目的、过程及配合，熟练掌握用物准备、操作过程及护理配合。

3. 在情景或模拟训练中能够与指导教师或小组同学密切配合，表现出认真、细致、严谨的工作作风及对患者关爱的态度，体现"以患者为中心"的护理理念。

【实习方法】

1. 有条件者教师可根据所学内容联系到医院的普外科病房或者消化内科病房见习。

临床见习程序：带教老师在病房选定肝硬化患者若干例→每6位学生一组→带教老师介绍患者基本情况、病情轻重及所要注意的问题→各小组对教师指定的肝硬化患者进行护理评估，教师巡回指导→返回教室分组讨论，制订护理计划，明确护理任务→小组间交流，教师点评→学生交见习报告。

教师可制订统一的临床见习评价表对学生的临床的见习情况进行考核评价。

2. 教师选若干典型肝硬化病例（或视频、课件）。组织学生分组讨论，教师进行答疑指导。

病例讨论程序：教师选择临床典型病例作为学生病历讨论的情景→每6位学生一组，明确病例讨论目的，复习相关疾病护理理论知识→对病例资料进行分析、归类，并审视其完整性，完善病例资料→分组讨论病例资料，初步确定护理问题，制定护理措施及健康指导计划→教师巡回指导→小组间交流，教师点评→学生交见习报告。

教师可制订统一的病例讨论评分表对学生的病例讨论情况进行考核评价。

情景1

患者，男，55岁。乏力、食欲减退、腹胀不适10个月，今日因食辣椒和烤馒头片后，觉得上腹不适，伴恶心，并有便意如厕，排出柏油样便约600ml，并呕鲜血约500ml，当即晕倒，家人急送入我院，急查Hb 48g/L，收入院。既往有乙肝病史，无烟酒嗜好，否认血吸虫疫水接触史。查体：T 37℃，P 120次/分，R 22次/分，Bp 90/60mmHg，营养差，慢性肝病病容，神志清楚，巩膜无黄染，面颊可见蜘蛛痣2个，无颈静脉怒张，心肺未见异常。腹部膨隆，腹壁静脉可见，移动性浊音（＋），肝掌，两下肢轻度凹陷性水肿。

问题：

（1）该患者目前主要护理问题有哪些？

（2）应采取哪些护理措施？

（3）如何对该患者进行健康教育？

情景 2

患者，男，45 岁，因腹胀、尿少、下肢肿胀 1 年入院。患者与 1 年前无明显诱因出现腹胀、乏力、食欲减退，尿量减少，并逐渐出现双下肢水肿，以后腹腔部逐渐膨隆，既往有 8 年乙型肝炎病史。查体：T 36.7℃，P 90 次/分，R 18 次/分，Bp 100/70mmHg，神志清楚，少语，精神弱，定时定向力正常，计算力差，巩膜黄染，前胸可见散在的 3 个蜘蛛痣，腹部高度膨隆，腹壁可见怒张的浅静脉，移动性浊音（＋），双下肢中度凹陷性水肿。心肺检查正常。实验室及其他检查：HbsAg（＋），黄疸指数 21U，谷丙转氨酶＜40U，碱性磷酸酶 42U，白蛋白 31g/L，球蛋白 45g/L，白/球蛋白比值为 0.68：1。腹膜腔穿刺液检查为漏出液。入院初步诊断：肝硬化。

问题：

（1）分析当前的护理任务。

（2）运用所学知识通过制订针对性的护理计划完成各项护理任务。

情景 3

该患者入院第 3 天排便后，突然出现上腹部剧烈疼痛，呕出鲜红色血液约 800ml，P 134 次/分，Bp 80/60mmHg，经药物及森斯塔肯-布莱克莫尔管治疗后，呕血停止，入院 6 天后逐渐出现烦躁不安，说话语无伦次，随后昏迷。

问题：

（1）请分析病情变化，该患者怎么了？其呕血的原因是什么？

（2）目前主要的护理任务及护理措施是什么？

（3）对患者及其家属进行健康指导的内容有哪些？

（饶建军）

实习 9　急性化脓性腹膜炎患者的护理

【实习要求】

1. 了解急性化脓性腹膜炎的护理评估内容，并对所收集的资料进行分析和整理。

2. 熟悉急性化脓性腹膜炎患者的护理问题。

3. 掌握急性化脓性腹膜炎患者的护理措施，尤其是诊断性腹腔穿刺护理。重点是胃肠减压护理、腹腔引流护理。

4. 强调对急性化脓性腹膜炎患者的护理要爱护尊重，对患者的关心要体贴周到，展现出良好的护士职业素质和行为习惯。

【实习方法】

1. 本实习安排在普外科病房，教师事先选定好若干患者，也可看录像或病例讨论。

2. 学生分小组，每组 6～10 人。事先阅读指定患者的病历资料，明确交谈的目的，拟定交谈思路。

3. 与患者交谈，进行必要的护理资料的采集，如询问患者以往是否存在腹腔内原发病灶,是否有腹腔内脏器穿孔、破裂、炎症或手术污染。侧重做好胃肠减压、腹腔引流护理。与患者沟通、了解其患病后的身心感受,目前其最关心的问题,对护理和医疗的要求。

4. 在床头向患者讲消化性溃疡的发病原因,症状加重的诱因等,指导患者如何避免这些因素。

5. 组员整理搜集到的资料,提出护理问题,拟定护理措施,并与患者的护理病历进行比较。

6. 若为观看录像或病例讨论,可安排课前小组讨论,课堂上分组反馈并接受其他同学和老师的修正意见。

7. 小组之间交流各有讨论的知识要点,教师做归纳性的总结、讲评。

8. 每个学生都要认真如实书写一份实习报告。

（隋　霄）

实习 10　常见外科急腹症患者的护理

【实习要求】

1. 了解不同的外科急腹症护理评估内容,并对所收集的资料进行分析和整理。

2. 熟悉不同外科急腹症患者的护理问题。

3. 掌握不同的外科急腹症患者的护理措施,尤其是急救护理。重点是术前、术后护理。

4. 强调对不同的外科急腹症患者护理要爱护尊重,对患者的关心要体贴周到,展现出良好的护士职业素质和行为习惯。

【实习方法】

1. 本实习安排在普外科病房,教师事先选定好若干患者,也可看录像或病例讨论。

2. 学生分小组,每组 6～10 人。事先阅读指定患者的病历资料,明确交谈的目的,拟定交谈思路。

3. 与患者交谈,进行必要的护理资料的采集,如询问患者腹痛的部位,发病前饮食情况,既往疾病史,有无不当运动史。侧重做好病情观察,胃肠减压,术前、术后护理。与患者沟通、了解其患病后的身心感受,目前其最关心的问题,对护理和医疗的要求。

4. 在床头向患者讲不同的外科急腹症发病原因,症状加重的诱因等,指导患者如何避免这些因素。

5. 整理搜集到的资料,提出护理问题,拟定护理措施,并与患者的护理病历进行比较。

6. 若为观看录像或病例讨论,集中展示学习成果,其他同学及教师补充、纠正。

7. 小组之间交流各自讨论的知识要点,教师做归纳性的总结、讲评。

8. 每个学生都要认真如实书写一份实习报告。

（隋　霄）

实习 11　心力衰竭患者的护理

【实习要求】

1. 了解心力衰竭患者护理评估内容,并对所收集的资料进行分析和整理。

2. 熟悉心力衰竭患者的护理问题。

3. 掌握心力衰竭患者的护理措施,尤其配合治疗原则(强心、利尿、扩血管)的护理措施。重点是洋地黄的用药护理(洋地黄的适应证、禁忌证、毒性反应、中毒抢救原则)。

4. 强调对心力衰竭患者护理要谨慎细心,对患者的关心要周到体贴,展现出良好的医德医风和良好个人素质。

【实习方法】

1. 本实习安排在循环内科病房,教师事先选定好若干患者,也可看录像或病例讨论。

2. 学生分小组,每组 6～10 人。事先阅读指定患者的病历资料,明确交谈的目的,拟定交谈思路。

3. 与患者交谈,进行必要的护理资料的采集,如询问患者的生活习惯和饮食习惯,既往有哪些心脏病病史,家族情况。侧重做心脏听诊的护理体检。与患者沟通、了解其患病后的身心感受,目前其最关心的问题,对护理和医疗的要求。

4. 在床头向患者讲解心力衰竭的发病原因,症状加重的诱发因素等,指导患者如何避免这些因素。

5. 整理搜集到的资料,提出护理问题,拟定护理措施,并与患者的护理病历进行比较。

6. 若为观看录像或病例讨论,应在观看结束或阅读病例资料后,进行小组讨论。

7. 小组之间交流各小组讨论的知识要点,教师做归纳性的总结、讲评。

8. 每个学生都要认真如实书写一份实习报告。

(张英男)

实习 12　冠状动脉粥样硬化性心脏病患者的护理

【实习要求】

1. 了解冠心病患者护理评估内容,并对所收集的资料进行分析和整理。

2. 熟悉冠心病患者护理问题及合作性内容。

3. 掌握冠心病患者护理措施,尤其心电监护及溶栓治疗的配合护理。

4. 对患者尊重和关心,体现出良好的医德和团结协作精神。

【实习方法】

1. 本实习安排在循环内科病房,教师事先选定好若干患者,也可看录像或病例讨论。

2. 学生分小组,每组 6～10 人。事先阅读指定的患者的病历资料,明确交谈的目的,拟定交谈思路。

3. 与患者交谈,进行必要的护理资料的采集,如询问患者有无不良生活习惯和饮食习惯,有无高血压、高血糖既往史及家族史。做相关的视诊、触诊、叩诊、听诊等护理体检。与患者沟通其患病后的身心感受,目前最关心的问题,对护理和医疗的要求。

4. 在床头向患者讲解冠心病的发病原因,症状加重的诱发因素等,指导患者如何避免这些因素。

5. 整理搜集到的资料,提出护理问题,拟定护理措施,并与患者的护理病例进行比较。练习阅读分析典型冠心病的心电图改变,识别是否并发心律失常。讨论溶栓治疗的用药及不良反应的护理。

6. 若为观看录像,应在观看结束后进行小组讨论。

7. 小组之间交流各小组讨论的知识要点,教师做归纳性的总结、讲评。

8. 每个学生都要认真如实书写一份实习报告。

（张英男）

实习 13　原发性高血压患者的护理

【实习要求】

1. 学生通过临床见习或病例讨论,熟悉对原发性高血压患者进行护理评估的内容和方法。

2. 熟悉原发性高血压患者的护理问题。

3. 掌握原发性高血压患者的护理措施。

4. 坚持以患者为中心,体现出关心、爱护患者的良好医德,认真、细致、严谨的工作作风。

【实习方法】

1. 临床见习

(1) 教师在内科病房选定原发性高血压患者若干例。

(2) 学生分小组,每组 6～10 人。

(3) 学生在带教老师的指导下对患者进行护理评估,向患者及知情者询问健康史、然后对患者进行护理体检、阅读检查报告单。

(4) 分小组讨论患者的病情,对收集的资料进行综合的分析,列出护理问题和护理措施。

(5) 每位学生根据讨论的内容写出护理病历。

(6) 课堂交流、讨论,或由教师批改,归纳总结、反馈矫正。

2. 病例讨论　教师选若干典型原发性高血压病例(或视频、课件),组织学生分组讨论,教师进行答疑指导。

患者,男,50 岁。8 年前发现"高血压"后一直服用"降压片"治疗,但经常忘记服药,在工作紧张、疲劳时常有头痛、耳鸣、胸闷等不适。最近工作繁忙,经常陪客户吃饭,饮酒较多,睡眠不足。2 天前突然感剧烈头痛、视力模糊、心悸、气促,在当地诊所诊治(具体不详),效果不明显,于今日入院。患者平素嗜好烟、酒。护理体检:身高 176cm,体重 82kg,体温 36.5℃,脉搏 130 次/分,呼吸 20 次/分,血压 180/135mmHg,意识清楚,焦虑不安,两肺底可闻及湿啰音,心尖冲动位于左侧第 6 肋间锁骨中线外 1cm,心率 130 次/分,心律齐,心尖部可闻及舒张期奔马律。

问题:

(1)最可能的临床诊断是什么?

(2)提护理诊断,制定护理措施。

（吴　慧）

实习 14　泌尿系损伤患者的护理

【实习要求】

1. 了解泌尿系损伤患者护理评估内容。

2.熟悉泌尿系损伤患者护理问题及医护合作内容。

3.掌握泌尿系损伤患者护理措施。

4.表现出对患者的尊重、爱护、有耐心和责任心。

【实习方法】

1.本实习安排在泌尿外科病房,教师事先选定好若干患者,也可观看录像或病例讨论。

2.学生分小组,每组6～10人。事先阅读指定患者的病历资料,明确交谈的目的,拟定交谈路线。

3.与患者交谈,交谈重点是患病后的身心感受,目前最关心的问题,对护理和医疗的要求。进行必要的护理体检等。

4.在床边向患者讲解泌尿系损伤的发病原因,症状加重的诱发因素等,指导患者如何避免诱因。

5.小组内讨论搜集到的资料,提出护理问题及医护合作内容,拟定护理措施,并与患者的护理病例进行比较。

6.若为观看录像或病例讨论,应在观看结束或阅读病例资料后,进行小组讨论。

7.小组间交流,教师总结、讲评。

8.课后学生撰写实验报告。

（王旭振）

实习 15　尿石症患者的护理

【实习要求】

1.了解尿石症患者护理评估内容。

2.熟悉尿石症患者护理问题。

3.掌握尿石症患者护理措施。

4.表现出对患者的尊重、爱护、有耐心和责任心。

【实习方法】

1.本实习安排在泌尿外科病房,教师事先选定好若干患者,也可观看录像或病例讨论。

2.学生分小组,每组6～10人。事先阅读指定患者的病历资料,明确交谈的目的,拟定交谈路线。

3.与患者交谈,交谈重点是患病后的身心感受,目前最关心的问题,对护理和医疗的要求。进行必要的护理体检等。

4.在床边向患者讲解尿石症的发病原因,症状加重的诱发因素等,指导患者如何避免诱因。

5.小组内讨论搜集到的资料,提出护理问题及医护合作内容,拟定护理措施,并与患者的护理病例进行比较。

6.若为观看录像或病例讨论,应在观看结束或阅读病例资料后,进行小组讨论。

7.小组间交流,教师总结、讲评。

8.课后学生撰写实验报告。

（王旭振）

实习 16   良性前列腺增生患者的护理

【实习要求】

1. 了解良性前列腺增生患者护理评估内容。

2. 熟悉良性前列腺增生患者护理问题及医护合作内容。

3. 掌握良性前列腺增生患者护理措施。

4. 表现出对患者的尊重、爱护、有耐心和责任心。

【实习方法】

1. 本实习安排在泌尿外科病房，教师事先选定好若干患者，也可观看录像或病例讨论。

2. 学生分小组，每组 6～10 人。事先阅读指定患者的病历资料，明确交谈的目的，拟定交谈路线。

3. 与患者交谈，交谈重点是患病后的身心感受，目前最关心的问题，对护理和医疗的要求。进行必要的护理体检等。

4. 在床头向患者讲解良性前列腺增生的发病原因，症状加重的诱发因素等，指导患者如何避免诱因。

5. 小组内讨论搜集到的资料，提出护理问题及医护合作内容，拟定护理措施，并与患者的护理病例进行比较。

6. 若为观看录像或病例讨论，应在观看结束或阅读病例资料后，进行小组讨论。

7. 小组间交流，教师总结、讲评。

8. 课后学生撰写实验报告。

（王旭振）

实习 17   急性肾衰竭患者的护理

【实习要求】

1. 了解急性肾衰竭患者护理评估内容。

2. 熟悉急性肾衰竭患者护理问题及医护合作内容。

3. 掌握急性肾衰竭患者护理措施。

4. 表现出对患者的尊重、爱护、有耐心和责任心。

【实习方法】

1. 本实习安排在泌尿外科病房，教师事先选定好若干患者，也可观看录像或病例讨论。

2. 学生分小组，每组 6～10 人。事先阅读指定患者的病历资料，明确交谈的目的，拟定交谈路线。

3. 与患者交谈，交谈重点是患病后的身心感受，目前最关心的问题，对护理和医疗的要求。进行必要的护理体检等。

4. 在床头向患者讲解急性肾衰竭的发病原因，症状加重的诱发因素等，指导患者如何避免诱因。

5. 小组内讨论搜集到的资料，提出护理问题及医护合作内容，拟定护理措施，并与患者的护理病例进行比较。

6. 若为观看录像或病例讨论,应在观看结束或阅读病例资料后,进行小组讨论。

7. 小组间交流,教师总结、讲评。

8. 课后学生撰写实验报告。

（王旭振）

实习 18　慢性肾衰竭患者的护理

【实习要求】

1. 了解慢性肾衰竭患者护理评估内容。

2. 熟悉慢性肾衰竭患者护理问题及医护合作内容。

3. 掌握慢性肾衰竭患者护理措施。

4. 表现出对患者的尊重、爱护、有耐心和责任心。

【实习方法】

1. 本实习安排在肾内科病房,教师事先选定好若干患者,也可观看录像或病例讨论。

2. 学生分小组,每组 6～10 人。事先阅读指定患者的病历资料,明确交谈的目的,拟定交谈路线。

3. 与患者交谈,采集资料交谈重点是患病后的身心感受,目前最关心的问题,对护理和医疗的要求。进行必要的护理体检等。

4. 在床头向患者讲解慢性肾衰竭的发病原因,症状加重的诱发因素等,指导患者如何避免诱因。

5. 小组内讨论搜集到的资料,提出护理问题及医护合作内容,拟定护理措施,并与患者的护理病例进行比较。

6. 若为观看录像或病例讨论,应在观看结束或阅读病例资料后,进行小组讨论。

7. 小组间交流,教师总结、讲评。

8. 课后学生撰写实验报告。

（张志萍）

成人护理(上册)教学大纲

一、课程性质和任务

　　成人护理是中等职业学校护理专业的一门主干专业课程,是关于认识疾病、预防疾病以及为成人提供护理服务、促进健康、增进健康的科学。其主要任务是使学生树立"以人的健康为中心"的护理理念,掌握成人常见疾病及其护理的基本理论、基本知识和基本技能,能运用护理程序,对成人常见疾病进行整体护理,为护理对象提供减轻痛苦、促进健康、保持健康的服务。

二、课程教学目标

(一)知识教学目标

1. 了解常见病的概念、治疗原则和健康指导的内容。
2. 理解常见病患者的护理评估、护理问题,掌握其护理措施。
3. 理解常见急危重症患者的急救原则。

(二)能力培养目标

1. 具有对护理对象进行护理评估和参与应用护理程序、实施整体护理的能力。
2. 在老师指导下,能对急危重症患者进行初步应急处理和配合抢救。
3. 具有对成人常见病患者的病情变化和治疗反应进行观察和初步分析的能力。
4. 具有实施常用护理操作技术和常用手术护理配合的能力。

(三)思想教育目标

1. 通过认识疾病对人的身心危害以及护理对象维持和促进其健康的护理需求,进一步认识和珍爱生命,初步养成自觉地关心、爱护、尊重护理对象,全心全意为护理对象服务的观念与行为意识。
2. 通过学习与实践,养成自觉按照护理程序工作的观念和认真、热情、主动地执行护理措施的工作意识。
3. 通过学习与实践,建立与其他人员配合工作的团队意识,培养协作精神。

三、教学内容和要求

教学内容	教学要求			教学内容	教学要求		
	了解	理解	掌握		了解	理解	掌握
一、绪论				二、休克患者的护理			
(一)成人护理的内容	√			1. 护理评估		√	
(二)成人护理的教学目的、要求和学习方法		√		2. 护理问题		√	
				3. 护理目标		√	
(三)临床护士的基本素质		√		4. 护理措施	√		

教学内容	教学要求			教学内容	教学要求		
	了解	理解	掌握		了解	理解	掌握
5. 护理评价			✓	(二)全身麻醉及护理		✓	
三、水、电解质及酸碱平衡失调患者的护理				(三)椎管内麻醉及护理			
(一)体液的正常代谢				1. 概述		✓	
1.体液分布		✓		2. 蛛网膜下隙麻醉及护理		✓	
2.水平衡		✓		3. 硬膜外隙麻醉及护理	✓		
3.电解质和渗透压		✓		(四)局部麻醉及护理		✓	
4.酸碱平衡		✓		六、外科感染和损伤患者的护理			
(二)水和钠失衡患者的护理		✓		(一)外科感染患者的护理			
(三)钾代谢平衡失调患者的护理		✓		化脓性感染患者的护理			
(四)酸碱平衡失调患者的护理		✓		1. 护理评估		✓	
四、围术期患者的护理及手术室护理工作				2. 护理问题		✓	
(一)手术前期患者的护理				3. 护理目标	✓		
1. 护理评估		✓		4. 护理措施			✓
2. 护理问题		✓		5. 护理评价	✓		
3. 护理目标	✓			附1 浅部组织和器官化脓性感染患者的护理			
4. 护理措施			✓	1. 护理评估	✓		
5. 护理评价	✓			2. 护理措施			✓
(二)手术后期患者的护理				附2 全身性感染患者的护理			
1. 护理评估		✓		1. 护理评估	✓		
2. 护理问题		✓		2. 护理问题		✓	
3. 护理目标	✓			3. 护理措施			✓
4. 护理措施			✓	破伤风患者的护理			
5. 护理评价	✓			1. 护理评估		✓	
(三)手术室护理工作				2. 护理问题		✓	
1. 手术室设置与管理		✓		3. 护理目标	✓		
2. 手术物品的准备及消毒		✓		4. 护理措施			✓
3. 手术人员的准备		✓		5. 护理评价	✓		
4. 患者的准备			✓	气性坏疽患者的护理			
5. 手术室的无菌操作原则及术中配合		✓		1. 护理评估		✓	
五、麻醉患者的护理				2. 护理问题		✓	
(一)概述及麻醉前准备		✓		3. 护理措施			✓
				(二)损伤患者的护理			
				1. 护理评估		✓	

教学内容	了解	理解	掌握	教学内容	了解	理解	掌握
2. 护理问题		√		4. 护理措施			√
3. 护理目标	√			5. 护理评价	√		
4. 护理措施			√	九、循环系统疾病患者的护理			
5. 护理评价	√			1. 护理评估		√	
七、呼吸系统疾病患者的护理				2. 护理问题		√	
1. 护理评估		√		3. 护理目标	√		
2. 护理问题		√		4. 护理措施			√
3. 护理目标	√			5. 护理评价	√		
4. 护理措施			√	十、泌尿及男性生殖系统疾病患者的护理			
5. 护理评价	√			1. 护理评估		√	
八、消化系统疾病患者的护理				2. 护理问题		√	
1. 护理评估		√		3. 护理目标	√		
2. 护理问题		√		4. 护理措施			√
3. 护理目标	√			5. 护理评价	√		

四、教学大纲说明

（一）适用对象与参考学时

本教学大纲可供护理、助产等专业使用，总学时为 80 学时，其中理论教学 62 学时，实践教学 18 学时。

（二）教学要求

1. 本大纲对理论知识的教学要求分为三个层次。

（1）了解：知道"是什么"。能够记住学过的知识要点。

（2）理解：懂得"为什么"。能领会概要的含义，并能解释知识点的内容。

（3）掌握：能够"应用"。分析知识的联系和区别，并能综合运用知识解决问题。

2. 对实习（实验）内容的要求仅有一个层次。即：

会：在老师的指导下，能正确地进行技术操作或实验；临床见习或病例讨论时，能根据收集到的患者资料，在分组讨论后，结合已学的理论知识，提出护理问题，制订护理措施。

（三）教学建议

1. 教学过程应采用现代教育技术、病例讨论、角色扮演和见习参观等多种教学方法，培养学生的主动性，训练其动手能力和人际沟通能力，注意理论联系实际，提高其工作能力和综合素质，形成良好的专业形象。

2. 教学评价可通过课堂提问、作业、讨论、平时测验、操作技能考核及考试等多种形式，对学生的认知、能力及态度进行综合评价，注意评价手段的多元化。

学时分配建议

章节	教学内容	学时数		
		理论	实践	合计
1	绪论	1	0	1
2	休克患者的护理	2	0	2
3	水、电解质及酸碱平衡失调患者的护理	3	1	4
4	围术期患者的护理及手术室护理工作	4	2	6
5	麻醉患者的护理	2	0	2
6	外科感染和损伤患者的护理	6	2	8
7	呼吸系统疾病患者的护理	14	5	19
8	消化系统疾病患者的护理	16	6	22
9	循环系统疾病患者的护理	14	6	20
10	泌尿及男性生殖系统疾病患者的护理	8	2	10
合计		70	24	94

主要参考文献

曹伟新，李乐之．外科护理学，第4版．北京：人民卫生出版社，2006
党世民．外科护理学．北京：人民卫生出版社，2011
护理学（士）与护士执业护考急救包．北京：人民军医出版社，2010
金中杰，林梅英．内科护理，第2版．北京：人民卫生出版社，2011
李丹，张蕲．成人护理．北京：人民卫生出版社，2006
李军改，杨玉南．外科护理学．北京：科学出版社，2010
鲁连桂．外科护理学．北京：人民卫生出版社，2007
陆再英，钟南山．内科学，第7版．北京：人民卫生出版社，2007
米振生，江乙．成人护理（上册），第2版．北京：科学出版社，2008
全国护士执业资格考试模拟试卷．北京：人民卫生出版社，2011
全国护士执业资格考试指导同步练习题集．北京：人民卫生出版社，2011
吴再德．外科学．北京：人民卫生出版社，2010
严鹏霄，王玉生．外科护理学．北京：人民卫生出版社，2008
尹仕红，王慧玲．成人护理（上册），第2版．北京：科学出版社，2008
张淑爱．健康评估．北京：人民卫生出版社，2008
张小来，李军，马淑贤．内科护理学（案例版）．北京：科学出版社，2007

自测题参考答案

第 2 章

1. D 2. B 3. A 4. B 5. E 6. B 7. B 8. C 9. A

第 3 章

1. D 2. C 3. A 4. B 5. A 6. A 7. A 8. D 9. E 10. B 11. A 12. C 13. C 14. B
15. D 16. B 17. E 18. C

第 4 章

1. B 2. B 3. C 4. B 5. C 6. A 7. B 8. B 9. E 10. B 11. E 12. C 13. B

第 5 章

1. E 2. D 3. A 4. B 5. D 6. C 7. B 8. C 9. D 10. A 11. B

第 6 章

1. A 2. D 3. A 4. A 5. C 6. C 7. D 8. C 9. D 10. B 11. A 12. B 13. A 14. B
15. C 16. E 17. D 18. E 19. B 20. D

第 7 章

1. A 2. E 3. C 4. B 5. C 6. B 7. D 8. B 9. B 10. C 11. A 12. A 13. A 14. D
15. E 16. A 17. C 18. B 19. D 20. D 21. A 22. D 23. E 24. E 25. B 26. C
27. E 28. E 29. A 30. D 31. A 32. B 33. C 34. C 35. D 36. E 37. E 38. C
39. C 40. D 41. D 42. E 43. B 44. D 45. C 46. E

第 8 章

1. B 2. A 3. B 4. D 5. D 6. A 7. D 8. B 9. C 10. D 11. A 12. B 13. E 14. D
15. D 16. B 17. C 18. B 19. D 20. E 21. B 22. E 23. B 24. D 25. A 26. A
27. C 28. A 29. C 30. A 31. C 32. C 33. E 34. C 35. A 36. B 37. B 38. C
39. C 40. E 41. B 42. D 43. A 44. D 45. C 46. C 47. E 48. A 49. C 50. D
51. A 52. B 53. E 54. B 55. C 56. D 57. D

第 9 章

1. D 2. A 3. B 4. B 5. C 6. A 7. B 8. C 9. E 10. A 11. B 12. C 13. D 14. C
15. E 16. B 17. C 18. E 19. C 20. A 21. D 22. B 23. B 24. D 25. A 26. C
27. E 28. D 29. C 30. B 31. B 32. B 33. C 34. E 35. B 36. A 37. C 38. A
39. A 40. C 41. B 42. A 43. B 44. C 45. D 46. E 47. D 48. C 49. D 50. D
51. E 52. C 53. B

第 10 章

1. E 2. B 3. D 4. C 5. D 6. A 7. B 8. B 9. C 10. A 11. C 12. E 13. B 14. D
15. E 16. A 17. A 18. A 19. C 20. E 21. D 22. A 23. B 24. A 25. A 26. E
27. E 28. D 29. B 30. A 31. E 32. C 33. C 34. C 35. C 36. C 37. D 38. E
39. E 40. D 41. B 42. A 43. D 44. D 45. E